面向 21 世纪高等医药院校教学改革系列配套教材

人体形态学
学习与应试指南

主　编　张金萍

副主编　刘文庆　张巧英

秘　书　冉　娜

编　者　（按姓名拼音为序）

　　　　刘文庆　冉　娜　张金萍　张巧英

ZHEJIANG UNIVERSITY PRESS
浙江大学出版社

图书在版编目(CIP)数据

人体形态学学习与应试指南 / 张金萍主编. —杭州
：浙江大学出版社，2012.9(2025.9重印)
ISBN 978-7-308-10273-5

Ⅰ.①人… Ⅱ.①张… Ⅲ.①人体形态学－医学院校
—教学参考资料 Ⅳ.①R32

中国版本图书馆CIP数据核字(2012)第166032号

人体形态学学习与应试指南

张金萍 主编

丛书策划	阮海潮(ruanhc@zju.edu.cn)
责任编辑	阮海潮
封面设计	刘依群
出版发行	浙江大学出版社
	(杭州市天目山路148号　邮政编码310007)
	(网址:http://www.zjupress.com)
排　版	大千时代(杭州)文化传媒有限公司
印　刷	浙江新华数码印务有限公司
开　本	787mm×1092mm　1/16
印　张	12.5
字　数	320千
版印次	2012年9月第1版　2025年9月第3次印刷
书　号	ISBN 978-7-308-10273-5
定　价	28.00元

前　言

　　本书为浙江省"十一五"重点教材建设项目《人体形态学》的配套教材。为进一步解决学生学习中的实际困难,配合《人体形态学》教材,我们编写了《人体形态学学习与应试指南》,目的是帮助学生对教材内容的全面复习与强化训练。本书适用于护理学专业及其他医学相关专业的在校生复习应试使用,可作为"护士执业资格考试"的参考书,也可作为专业教师备课、辅导、答疑和命题时参考。

　　本书按照《人体形态学》(第 1 版)的内容编排,共设 14 章。每章内容包括重、难点解析、练习题和参考答案,练习题包括选择题、填空题、名词解释、问答题四种题型,并附有参考答案。试题内容紧扣教学大纲,多角度复习教材内容。选择题型与护士执业资格考试相一致,增加了适用性,问答题增加了综合性和难度,指导学生有针对性地进行思考和理解。本书通过不同题型对需要掌握和熟悉的内容反复进行强化,并对重、难点内容和易混淆的概念进行解析。

　　本书由绍兴文理学院具有多年教学经验的老师编写而成。在本书编写过程中,尽管我们对每一道试题都进行了反复推敲、斟酌,但由于水平有限,难免有错误、疏漏和不妥之处,恳请广大师生和读者批评指正,以便再版时修正,并致以衷心的感谢。

张金萍

2012 年 8 月于绍兴

使用说明

　　本书为护理学(本科)专业教学改革系列教材《人体形态学》的配套教材。以教材为蓝本,是对教材内容的全面复习与强化训练,包括重、难点解析,选择题、填空题、名词解释、问答题四种题型,以章节为单位,并附有参考答案。

　　选择题按以下要求作答:

　　A1 型题:题干为一短句,每题有 A、B、C、D、E 五个备选答案,从中选择一个最佳答案。

　　A2 型题:题干为一病例,每题有 A、B、C、D、E 五个备选答案,从中选择一个最佳答案。

　　A3 型题:提供一个病例为共用题干,下设几个与病例有关的问题,每个问题有 A、B、C、D、E 五个备选答案,从中选择一个最佳答案。

　　B 型题:几道试题共用 A、B、C、D、E 五个备选答案,每道试题从中选择一个最佳答案,每个备选答案可选用一次,也可重复选用多次或一次不选。

　　X 型题:题干为一短句,每题有 A、B、C、D、E 五个备选答案,从中选择两个或两个以上正确答案,多选、少选、错选均不得分。

张金萍

2012 年 8 月于绍兴

目　　录

第一章　绪论 ……………………… (1)

　一、重、难点解析 ……………… (1)

　二、练习题 ……………………… (3)

　　(一)选择题 …………………… (3)

　　(二)填空题 …………………… (5)

　　(三)名词解释 ………………… (6)

　三、参考答案 …………………… (6)

第二章　细胞 ……………………… (7)

　一、重、难点解析 ……………… (7)

　二、练习题 ……………………… (8)

　　(一)选择题 …………………… (8)

　　(二)填空题 ………………… (12)

　　(三)名词解释 ……………… (12)

　　(四)问答题 ………………… (12)

　三、参考答案 ………………… (12)

第三章　基本组织 ……………… (14)

　一、重、难点解析 …………… (14)

　二、练习题 …………………… (20)

　　(一)选择题 ………………… (20)

　　(二)填空题 ………………… (30)

　　(三)名词解释 ……………… (31)

　　(四)问答题 ………………… (31)

　三、参考答案 ………………… (31)

第四章　组织病理学基础 ………… (35)

　一、重、难点解析 …………… (35)

　二、练习题 …………………… (40)

　　(一)选择题 ………………… (40)

　　(二)填空题 ………………… (47)

　　(三)名词解释 ……………… (48)

　　(四)问答题 ………………… (48)

　三、参考答案 ………………… (48)

第五章　运动系统 ……………… (52)

　一、重、难点解析 …………… (52)

　二、练习题 …………………… (60)

　　(一)选择题 ………………… (60)

　　(二)填空题 ………………… (66)

　　(三)名词解释 ……………… (67)

　　(四)问答题 ………………… (67)

　三、参考答案 ………………… (68)

第六章　脉管系统 ……………… (72)

　一、重、难点解析 …………… (72)

　二、练习题 …………………… (78)

　　(一)选择题 ………………… (78)

　　(二)填空题 ………………… (85)

　　(三)名词解释 ……………… (86)

　　(四)问答题 ………………… (86)

　三、参考答案 ………………… (87)

第七章　消化系统 ……………… (90)

　一、重、难点解析 …………… (90)

　二、练习题 …………………… (95)

　　(一)选择题 ………………… (95)

　　(二)填空题 ……………… (103)

　　(三)名词解释 …………… (103)

　　(四)问答题 ……………… (103)

　三、参考答案 …………………… (104)

第八章　呼吸系统…………………（108）

　　一、重、难点解析…………………（108）

　　二、练习题…………………………（111）

　　　　（一）选择题…………………（111）

　　　　（二）填空题…………………（115）

　　　　（三）名词解释…………………（115）

　　　　（四）问答题…………………（115）

　　三、参考答案………………………（115）

第九章　泌尿系统…………………（118）

　　一、重、难点解析…………………（118）

　　二、练习题…………………………（120）

　　　　（一）选择题…………………（120）

　　　　（二）填空题…………………（124）

　　　　（三）名词解释…………………（124）

　　　　（四）问答题…………………（124）

　　三、参考答案………………………（124）

第十章　生殖系统…………………（126）

　　一、重、难点解析…………………（126）

　　二、练习题…………………………（131）

　　　　（一）选择题…………………（131）

　　　　（二）填空题…………………（139）

　　　　（三）名词解释…………………（140）

　　　　（四）问答题…………………（140）

　　三、参考答案………………………（140）

第十一章　感觉器…………………（144）

　　一、重、难点解析…………………（144）

　　二、练习题…………………………（145）

　　　　（一）选择题…………………（145）

　　　　（二）填空题…………………（148）

　　　　（三）名词解释…………………（149）

　　　　（四）问答题…………………（149）

　　三、参考答案………………………（149）

第十二章　神经系统…………………（152）

　　一、重、难点解析…………………（152）

　　二、练习题…………………………（157）

　　　　（一）选择题…………………（157）

　　　　（二）填空题…………………（163）

　　　　（三）名词解释…………………（165）

　　　　（四）问答题…………………（165）

　　三、参考答案………………………（166）

第十三章　内分泌系统…………………（171）

　　一、重、难点解析…………………（171）

　　二、练习题…………………………（172）

　　　　（一）选择题…………………（172）

　　　　（二）填空题…………………（177）

　　　　（三）名词解释…………………（177）

　　　　（四）问答题…………………（177）

　　三、参考答案………………………（177）

第十四章　人体胚胎学概论………（180）

　　一、重、难点解析…………………（180）

　　二、练习题…………………………（183）

　　　　（一）选择题…………………（183）

　　　　（二）填空题…………………（187）

　　　　（三）名词解释…………………（188）

　　　　（四）问答题…………………（188）

　　三、参考答案………………………（188）

主要参考书目………………………（192）

第一章 绪 论

一、重、难点解析

(一)人体形态学的定义与研究内容

1. 定义 人体形态学是研究人体正常和异常形态结构、胚胎发生及其机理的一门学科。

2. 研究内容 细胞、组织、器官和系统。

(二)人体的组成

1. 细胞 是构成人体结构和功能的基本单位。

2. 组织 由许多形态相似和功能相近的细胞与细胞外基质(细胞间质)共同构成。人体的基本组织分为上皮组织、结缔组织、肌组织和神经组织。

3. 器官 几种不同的组织构成具有一定形态、完成一定功能的结构。如心、肝、脾、肺、肾、胃等。

4. 系统 许多功能相关的器官组合在一起,完成某一方面的功能,构成系统。人体有运动系统、消化系统、呼吸系统、泌尿系统、生殖系统、脉管系统、感觉器、神经系统和内分泌系统等。

(三)人体形态学的分类

按研究的结构大小和研究方法不同,将人体形态学分为大体形态学和显微形态学两部分。

1. 大体形态学 主要通过肉眼观察描述人体各器官的形态、结构及相互位置关系。

2. 显微形态学 主要通过显微镜研究人体的微细结构。

(四)人体形态学的研究技术

1. 大体形态学的研究技术

(1)人体标本制作技术 为了学习和研究正常人体的形态结构,需要把人的遗体制作成示教标本和陈列标本。首先进行固定,常用的固定液为10%甲醛(福尔马林)溶液,经血管灌注后,把标本浸泡在10%甲醛溶液中长期保存。

(2)管道铸型技术 是以人体内的管道(如血管、支气管、肝管、胰管等)作模具,将填充剂(高分子化合物)用注射器灌注到管道内,待管道内的填充剂硬化后,再利用高分子化合物耐酸、耐碱的特性,用酸或碱将其他组织腐蚀掉,留下的就是管道的铸型。用于研究器官的内部立体构筑。

(3)尸体解剖 尸体解剖是对人体进行大体形态结构研究的最直接手段。

(4)生物塑化技术 生物塑化是一种把组织保存得像活体一样的特殊技术。它通过一种真空过程,用硅橡胶、环氧树脂等活性高分子多聚物对生物标本进行渗透。塑化技术可以使标本的表面保持其原有的状态,并可在显微镜水平保存细胞的结构,塑化标本干燥、无味、耐用、易长久保存,便于学习。

2. 显微形态学的研究技术

(1)普通光学显微镜术　应用普通光学显微镜(简称光镜)观察人体微细结构是显微形态学研究的最基本方法。通常光镜可放大 1500 倍,分辨率为 $0.2\mu m$。石蜡切片术是经典常用的技术,其基本过程包括取材、固定、脱水透明、包埋、切片、染色等主要步骤。将包埋有组织的蜡块用切片机切成 $5\sim10\mu m$ 的薄片,贴于载玻片上。切片经脱蜡、染色、透明、封固后便可在镜下观察,所见结构称光镜结构。最常用的染色方法是苏木精和伊红染色,简称 HE 染色。

苏木精是碱性染料,可使细胞核以及细胞质内的核糖体染成紫蓝色;伊红是酸性染料,可使细胞质以及细胞外基质中的成分染成粉红色。对碱性染料亲和力强的称嗜碱性;对酸性染料亲和力强的称嗜酸性;对碱性染料和酸性染料亲和力都不强的称中性。

(2)电子显微镜技术　①透射电镜,透射电镜的分辨率为 0.2nm,用于观察细胞内部和细胞间质的超微结构。荧光屏或电子照片上图像呈黑或深灰色称电子密度高;反之呈浅灰色称电子密度低。②扫描电镜,主要用于观察细胞、组织和器官表面的立体结构。

(3)组织化学术　是通过化学反应原理显示组织、细胞内某种化学成分,进行定位、定性和定量的研究。如糖类(PAS)、脂类(油红 O、尼罗蓝、苏丹染料)、酶、核酸(福尔根反应)等与试剂发生化学反应,形成有色终产物。

(4)免疫组织化学术　主要是利用抗原与抗体特异性结合的原理,检测组织或细胞中的多肽和蛋白质等大分子。

(5)原位杂交术　是利用核酸分子杂交技术,通过检测细胞内的 mRNA 和 DNA 序列片段,原位研究细胞合成某种多肽或蛋白质的基因表达。

(6)体外培养技术　是将机体的活细胞、活组织置于培养基中,必需具备适宜的条件,如营养、氧气、二氧化碳、适度的渗透压、pH 值、温度和湿度。观察各种物理、化学和生物因素对组织或细胞的作用,探索和提示细胞生命活动规律和细胞的结构功能变化。

(五)人体形态学的基本术语

1. 标准姿势(解剖学姿势)　身体直立,两眼向正前方平视,上肢自然下垂于躯干的两侧,掌心向前,两足并拢,足尖向前。

2. 常用方位术语

(1)近颅者为上(颅侧),近足者为下(尾侧)。

(2)近腹者为前(腹侧),近背者为后(背侧)。

(3)对空腔器官,近内腔者为内,远内腔者为外。

(4)近正中矢状面为内侧,远正中矢状面为外侧。

(5)对四肢,距肢体附着部较近者为近侧,较远者为远侧。

(6)近皮肤者为浅,远离皮肤者为深。

3. 常用切面术语

(1)轴

①矢状轴:呈前后方向穿过人体的线段,与地面平行。

②冠状轴:呈左右方向穿过人体的线段,与地面平行。

③垂直轴:呈上下方向穿过人体的线段,与地面垂直。

（2）面

①矢状面：将人体分为左、右两部分的切面。通过正中线的为正中矢状面。

②冠状面（额状面）：将人体分为前、后两部分的切面。

③水平面（横切面）：将人体分为上、下两部分的切面。

二、练习题

(一)选择题

【A1 型题】

1. 人体结构和功能的基本单位是 　　　　　　　　　　　（　　）
    A. 大分子　　　　B. 细胞　　　　C. 组织　　　　D. 器官　　　　E. DNA
2. 最常用的光镜技术是 　　　　　　　　　　　　　　　（　　）
    A. 冰冻切片术　　B. 石蜡切片术　C. 涂片术　　　D. 铺片术　　　E. 磨片术
3. 下列关于组织的描述，哪项正确 　　　　　　　　　　（　　）
    A. 细胞和细胞外基质　　　　　　B. 纤维和基质　　　　　　C. 细胞和纤维
    D. 细胞外基质和体液　　　　　　E. 细胞和组织液
4. 电镜照片上呈黑或灰色，习惯称该结构 　　　　　　　（　　）
    A. 电子密度高　　　　　　　　　　B. 电子密度低
    C. 复染色　　　　　　　　　　　　D. 冷冻复型
    E. 以上都不是
5. 下列关于染色的描述，哪项错误 　　　　　　　　　　（　　）
    A. 组织细胞成分易于被碱性染料着色称为嗜碱性
    B. 组织细胞成分易于被酸性染料着色称为嗜酸性
    C. 组织细胞成分若对碱性和酸性染料亲和力都不强称为中性
    D. 电镜照片上呈黑或深灰色称该结构电子密度高
    E. 电镜照片上呈浅灰色称该结构电子密度高
6. 关于组织学染色的描述，哪项正确 　　　　　　　　　（　　）
    A. 有些生物标本是无色透明，难以在镜下观察，故要对组织切片染色
    B. 最常用的是酸性苏木精和碱性伊红染色法，简称 HE 染色
    C. 酸性苏木精可将细胞核染为蓝色，碱性伊红可将细胞质染为蓝色
    D. 碱性苏木精可将细胞质染为红色，酸性伊红可将细胞核染为蓝色
    E. 碱性苏木精可将细胞核染为蓝色，酸性伊红可将细胞质染成粉红色
7. 光镜的分辨率为 　　　　　　　　　　　　　　　　　（　　）
    A. 0.2μm　　　B. 2μm　　　C. 0.2nm　　　D. 2nm　　　E. 0.3μm
8. 电镜的分辨率为 　　　　　　　　　　　　　　　　　（　　）
    A. 0.2μm　　　B. 2μm　　　C. 0.2nm　　　D. 2nm　　　E. 0.3μm
9. 左右方向，与矢状轴呈直角交叉的轴是 　　　　　　　（　　）
    A. 矢状轴　　　B. 冠状轴　　　C. 垂直轴　　　D. 横轴　　　E. 纵轴
10. 将人体纵切分为左右两半所形成的切面是 　　　　　（　　）
    A. 水平面　　　B. 冠状面　　　C. 矢状面　　　D. 横切面　　　E. 额状面

11. 下列关于人体结构或器官的描述,以哪种姿势为标准　　　　　　　　　　　　（　　）
　　A. 立正姿势　　　　　　　　B. 俯卧姿势　　　　　　　C. 仰卧姿势
　　D. 解剖学姿势　　　　　　　E. 侧卧姿势
12. 以人体正中矢状切面为标准的方位术语是　　　　　　　　　　　　　　　　（　　）
　　A. 近侧和远侧　　　　　　　　　　B. 内和外
　　C. 颅侧和尾侧　　　　　　　　　　D. 腹侧和背侧
　　E. 内侧和外侧

【B 型题】

备选答案(第 13～17 题)
　　A. 嗜银性　　　　B. 亲银性　　　　C. 嗜酸性　　　　D. 嗜碱性　　　　E. 异染性
13. 细胞能够将硝酸银还原称　　　　　　　　　　　　　　　　　　　　　　　（　　）
14. 细胞银染时,加入还原剂,可使银盐还原沉淀呈黑色称　　　　　　　　　　（　　）
15. 蓝色碱性染料将组织中的糖胺多糖染成紫红色的色变现象称　　　　　　　（　　）
16. 细胞内的物质被苏木精染成蓝色称其具有　　　　　　　　　　　　　　　（　　）
17. 细胞内的物质被伊红染成红色称其具有　　　　　　　　　　　　　　　　（　　）

备选答案(18～21 题)
　　A. 0.1nm　　　　B. 5μm　　　　C. 50nm　　　　D. 0.2nm　　　　E. 0.2μm
18. 光镜的最高分辨能力可达　　　　　　　　　　　　　　　　　　　　　　（　　）
19. 透射电镜的分辨能力可达　　　　　　　　　　　　　　　　　　　　　　（　　）
20. 一般光学显微镜技术切片的厚度为　　　　　　　　　　　　　　　　　　（　　）
21. 透射电子显微镜技术切片的厚度为　　　　　　　　　　　　　　　　　　（　　）

备选答案(第 22～26 题)
　　A. 苏木精　　　　B. 伊红　　　　C. 甲苯胺蓝　　　　D. 乙醇　　　　E. 石蜡
22. 脱水剂是　　　　　　　　　　　　　　　　　　　　　　　　　　　　　（　　）
23. 异染性染料是　　　　　　　　　　　　　　　　　　　　　　　　　　　（　　）
24. 碱性染料是　　　　　　　　　　　　　　　　　　　　　　　　　　　　（　　）
25. 酸性染料是　　　　　　　　　　　　　　　　　　　　　　　　　　　　（　　）
26. 包埋剂是　　　　　　　　　　　　　　　　　　　　　　　　　　　　　（　　）

备选答案(第 27～31 题)
　　A. 矢状面　　　　B. 正中矢状面　　　C. 冠状面　　　　D. 水平面　　　　E. 纵切面
27. 与其器官长轴相平行的切面是　　　　　　　　　　　　　　　　　　　　（　　）
28. 将人体分为左右两部分的切面是　　　　　　　　　　　　　　　　　　　（　　）
29. 将人体分为左右相等两部分的切面是　　　　　　　　　　　　　　　　　（　　）
30. 将人体分为前后两部分的切面是　　　　　　　　　　　　　　　　　　　（　　）
31. 将人体分为上下两部分的切面是　　　　　　　　　　　　　　　　　　　（　　）

【X型题】

32. 人体形态学的研究内容包括　　　　　　　　　　　　　　　　　　　　　（　　）
    A. 分子　　　　　B. 细胞　　　　　C. 组织　　　　　D. 器官　　　　　E. 系统

33. 对苏木精亲和力强的结构有　　　　　　　　　　　　　　　　　　　　　（　　）
    A. 细胞膜　　　　B. 细胞质　　　　C. 细胞核　　　　D. 嗜碱性颗粒　E. 脂滴

34. 能被苏木精染成紫蓝色的结构是　　　　　　　　　　　　　　　　　　　（　　）
    A. 细胞质内的核糖体　　　　　　B. 高尔基复合体　　　　　C. 细胞核
    D. 粗面内质网　　　　　　　　　E. 滑面内质网

35. 细胞质嗜碱性常是因为其中含有丰富的　　　　　　　　　　　　　　　　（　　）
    A. 粗面内质网　　　　　　　　　B. 滑面内质网
    C. 游离核糖体　　　　　　　　　D. 溶酶体
    E. 高尔基复合体

36. 对伊红亲和力强的结构有　　　　　　　　　　　　　　　　　　　　　　（　　）
    A. 细胞膜　　　　B. 细胞质　　　　C. 细胞核　　　D. 嗜酸性颗粒　E. 糖原

37. 能被伊红染成红色的结构是　　　　　　　　　　　　　　　　　　　　　（　　）
    A. 细胞质　　　　　　　　　　　B. 细胞外基质
    C. 细胞核　　　　　　　　　　　D. 核糖体
    E. 粗面内质网

38. 透射电镜术中通常使用的固定剂有　　　　　　　　　　　　　　　　　　（　　）
    A. 甲醛　　　　　B. 多聚甲醛　　　C. 戊二醛　　　D. 酒精　　　　　E. 锇酸

39. 正确的人体形态学标准姿势（解剖学姿势）是　　　　　　　　　　　　　（　　）
    A. 两眼平视　　　　　　　　　　B. 身体直立
    C. 手掌向内侧　　　　　　　　　D. 两足并拢
    E. 足尖向前

40. 矢状轴　　　　　　　　　　　　　　　　　　　　　　　　　　　　　　（　　）
    A. 与冠状轴垂直　　　　　　　　B. 与垂直轴垂直
    C. 前后方向平行于地面　　　　　D. 是关节收和展的轴
    E. 与冠状面垂直

(二)填空题

1. 构成人体结构和功能的基本单位是_____。形态相似和功能相近的细胞与细胞外基质构成_____。人体组织分为 _____、_____、_____、_____。

2. 人体有_____、_____、_____、_____、_____、_____、_____和_____系统等。

3. 大体形态学的研究技术包括_____、_____、_____和_____。

4. 透射电子显微镜下所观察的结构称为_____。

5. 组织切片染色中,最常用的是_____和_____染色法,简称_____染色。前者为_____染料,可将细胞核染为紫蓝色;后者为_____染料,可将细胞质染成粉红色。组织细胞成分若被前者所染,称为_____;若与后者呈强亲合力,称为_____;若对两种染料均缺乏亲合力,则称为_____。

6.电镜标本中被金属所染部位在荧光屏上成像显得暗,称_____;反之,在荧光屏上显得明亮,称_____。

(三)名词解释

1.组织　　　　　　2.器官　　　　　　3.系统

4.嗜酸性　　　　　5.嗜碱性　　　　　6.超微结构

三、参考答案

(一)选择题

【A1 型题】

1.B　2.B　3.A　4.A　5.E　6.E　7.A　8.C　9.B　10.C

11.D　12.E

【B 型题】

13.B　14.A　15.E　16.D　17.C　18.E　19.D　20.B　21.C　22.D

23.C　24.A　25.B　26.E　27.E　28.A　29.B　30.C　31.D

【X 型题】

32.BCDE　　33.CD　　34.ACD　　35.AC　　36.BD　　37.AB　　38.CE

39.ABDE　　40.ABCDE

(二)填空题

1.细胞　组织　上皮组织　结缔组织　肌组织　神经组织

2.运动系统　消化系统　呼吸系统　泌尿系统　生殖系统　脉管系统　感觉器　神经系统　内分泌系统

3.人体标本制作技术　管道铸型技术　尸体解剖　生物塑化技术

4.超微结构

5.苏木精　伊红　HE　碱性　酸性　嗜碱性　嗜酸性　中性

6.电子密度高　电子密度低

(三)名词解释

1.组织:许多形态相似和功能相关的细胞和细胞外基质(细胞间质)共同构成。

2.器官:几种不同的组织构成具有一定形态、完成一定功能的结构称器官。

3.系统:许多功能相关的器官组合在一起,完成某一方面的功能,构成系统。

4.嗜酸性:组织细胞成分若与酸性染料呈强亲合力,称为嗜酸性。

5.嗜碱性:组织细胞成分若被碱性染料所染,称为嗜碱性。

6.超微结构:电子显微镜下所能观察分辨的结构称为超微结构。

(张金萍)

第二章　细　　胞

一、重、难点解析

(一)细胞膜

细胞膜是包裹于细胞外表面的一层薄膜,是细胞的一部分,也称质膜。细胞膜很薄,光镜下不能分辨。电镜下,细胞膜呈现两暗夹一明的三层结构,暗层为电子致密层(电子密度高),明层为电子透明层(电子密度低)。这种三层的膜结构是一切生物膜所具有的共同特性,称为单位膜,有人又称之为生物膜。细胞膜的化学成分主要是脂类、蛋白质及少量糖类。关于细胞膜的分子结构,目前公认的是"液态镶嵌模型"学说,其基本内容是:生物膜是以液态的脂质双分子层为基架,其中镶嵌着具有不同分子结构,从而具有不同生理功能的蛋白质。

(二)细胞质

细胞质由基质、细胞器和包含物组成。细胞器是散在分布于细胞质内的具有特定形态与功能的结构,主要包括核糖体、内质网、线粒体、高尔基复合体、中心体、溶酶体、微体、微丝、微管、中间丝。

1. 核糖体　又称核蛋白体,是细胞内合成蛋白质的细胞器,由核糖核酸(RNA)和蛋白质组成。

2. 内质网　是由一层单位膜围成的囊状或小管状膜管系统,并互相通连。可分为粗面内质网和滑面内质网。粗面内质网由平行排列的扁平囊和附着在囊膜外表面的核糖体构成,主要合成分泌性蛋白质。滑面内质网为单位膜围成的囊管状膜系统,表面光滑,无核糖体附着,参与脂类代谢,灭活生物活性物质及毒物,调节胞质内钙离子浓度等。

3. 线粒体　光镜下,呈线状或颗粒状。电镜下,由内外两层单位膜构成的椭圆形小体,外膜表面光滑,内膜内褶形成板状或管状结构,称线粒体嵴。线粒体的主要功能是为细胞提供能量。

4. 高尔基复合体　包括扁平囊、小泡和大泡三部分,其壁均由一层单位膜构成。扁平囊是高尔基复合体的最具特征性的部分,通常由 5~10 个相互通连的扁平囊叠摞排列而成,囊泡对着细胞表面的一面凹陷是成熟面,凸向细胞核的一面为生成面,小泡来自粗面内质网,数量较多,位于囊泡的生成面及其边缘;大泡由扁平囊出芽形成,数量较少,位于囊泡的成熟面。其主要功能是参与糖蛋白类的分泌颗粒及溶酶体的形成。

5. 溶酶体　由一层单位膜围成,是高尔基复合体扁平囊成熟面出芽形成的一些特殊的大泡,内含多种酸性水解酶,具有很强的分解消化能力。尚未执行消化功能的溶酶体为初级溶酶体;初级溶酶体与自噬体融合,即为自噬溶酶体,与异噬体融合即为异噬溶酶体,后两者统称次级溶酶体;参与消化的次级溶酶体内残存的不能被消化的物质形成终末溶酶体,又称残余体。

(三)细胞核

细胞核是细胞的代谢与遗传控制中心,对细胞生命活动起决定性作用。间期细胞核由核膜、染色质、核仁、核骨架和核基质组成。

1. **核膜**　是包围在核表面的界膜,由两层单位膜组成,两层膜之间的间隙称核周隙。外层核膜与内质网膜相延续,外表面附有核糖体,结构与粗面内质网相似。核膜上有核孔,是细胞核与细胞质之间进行物质交换的通道。

2. **染色质和染色体**　染色质是细胞间期细胞核内易被碱性染料着色的物质,包括常染色质和异染色质。光镜下细胞核内不着色而不可见的部分为常染色质;光镜下细胞核内可见被碱性染料深染的结构为异染色质。染色质的主要化学成分是 DNA 和蛋白质,两者组成颗粒状结构,称核小体,是染色质的基本结构单位。在细胞进行有丝分裂(或减数分裂)过程中,染色质螺旋盘曲聚缩成特殊结构的染色体。因此,染色质和染色体实际上是细胞周期中不同功能阶段的同一种物质。

DNA 分子的功能主要有两方面:①贮藏、复制和传递遗传信息;②控制细胞内蛋白质的合成。

人体细胞可分生殖细胞和体细胞两类。除成熟生殖细胞具有 23 条染色体的单倍体细胞外,人体体细胞是有 46 条(23 对)染色体的二倍体细胞,其中 44 条为常染色体,2 条为性染色体,男性为 XY,女性为 XX。每条染色体由两条并行排列的染色单体构成。

(四)细胞的增殖

一个细胞分裂成为两个新细胞的过程,称细胞增殖。细胞从一次分裂结束开始生长,到下一次分裂结束所经历的过程,称细胞增殖周期(细胞周期)。

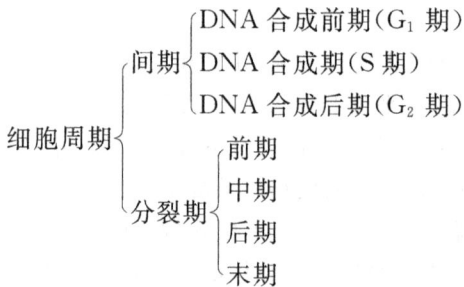

细胞周期
- 间期
  - DNA 合成前期(G_1 期)
  - DNA 合成期(S 期)
  - DNA 合成后期(G_2 期)
- 分裂期
  - 前期
  - 中期
  - 后期
  - 末期

二、练习题

(一)选择题

【A1 型题】

1. 人体细胞膜的厚度一般为　　　　　　　　　　　　　　　　　　　　　(　)
   - A. $60 \sim 100 \mu m$,光镜下可分辨
   - B. $60 \sim 100 nm$,光镜下可分辨
   - C. $6 \sim 10 \mu m$,光镜下可分辨
   - D. $6 \sim 10 nm$,光镜下可分辨
   - E. $6 \sim 10 nm$,光镜下不可分辨

2. 构成细胞膜基本骨架的物质是　　　　　　　　　　　　　　　　　　　(　)
   - A. 蛋白质
   - B. 糖类
   - C. 脂质双层分子
   - D. 维生素
   - E. 以上都不是

3. "液态镶嵌模型"学说认为细胞膜的分子结构为　　　　　　　　　　（　　）

　　A. 内、外各一层脂类分子,中间为一层蛋白质和表面的多糖分子

　　B. 内、外各一层蛋白质,中间为一层脂类分子和表面的多糖分子

　　C. 双层脂类分子、镶嵌其中的蛋白质分子

　　D. 外侧两层为蛋白质,内层为脂类分子和表面的多糖分子

　　E. 外侧两层为脂类分子,内层为蛋白质分子和表面的多糖分子

4. 在合成分泌性蛋白质旺盛的细胞中,常含有　　　　　　　　　　　（　　）

　　A. 发达的高尔基复合体和丰富的线粒体

　　B. 发达的高尔基复合体和丰富的粗面内质网

　　C. 发达的高尔基复合体和丰富的滑面内质网

　　D. 大量的核糖体和丰富的线粒体

　　E. 丰富的滑面内质网和溶酶体

5. 不同于核内 DNA 分子的细胞器是　　　　　　　　　　　　　　（　　）

　　A. 内质网　　　　B. 溶酶体　　　　C. 线粒体　　　　D. 中心体　　　　E. 微管

6. 酶原颗粒的形成与哪种细胞器有关　　　　　　　　　　　　　（　　）

　　A. 溶酶体　　　　　　　　B. 线粒体　　　　　　　　C. 高尔基复合体

　　D. 核糖体　　　　　　　　E. 滑面内质网

7. 核糖体的主要化学成分是　　　　　　　　　　　　　　　　　（　　）

　　A. 核糖核酸和多糖　　　　　　　B. 糖蛋白

　　C. 脱氧核糖核酸和蛋白质　　　　D. 核糖核酸和蛋白质

　　E. 以上都不是

8. 具有解毒功能的细胞器是　　　　　　　　　　　　　　　　　（　　）

　　A. 溶酶体　　　　B. 高尔基复合体　　C. 线粒体　　　　D. 内质网　　　　E. 核糖体

9. 含大量水解酶的结构是　　　　　　　　　　　　　　　　　　（　　）

　　A. 高尔基复合体　　B. 微体　　　　C. 线粒体　　　　D. 中心体　　　　E. 溶酶体

10. 若细胞内滑面内质网丰富,则表明　　　　　　　　　　　　　（　　）

　　A. 合成分泌性蛋白质功能旺盛　　　B. 合成脱氧核糖核酸功能旺盛

　　C. 合成类固醇激素功能旺盛　　　　D. 合成溶酶体酶功能旺盛

　　E. 合成粘多糖功能旺盛

11. 不属于细胞内包含物的是　　　　　　　　　　　　　　　　　（　　）

　　A. 糖原颗粒　　　B. 分泌颗粒　　C. 脂滴　　　　D. 色素颗粒　　　E. 溶酶体

12. 与维持细胞形态无关的结构是　　　　　　　　　　　　　　　（　　）

　　A. 微体　　　　　　　　　B. 微丝　　　　　　　　　C. 中间丝

　　D. 微管　　　　　　　　　E. 以上都有关

13. 高尔基复合体的小泡来自　　　　　　　　　　　　　　　　　（　　）

　　A. 高尔基复合体成熟面　　　　　B. 粗面内质网

　　C. 细胞核　　　　　　　　　　　D. 高尔基复合体生成面

　　E. 细胞膜

14. 由两层单位膜围成的细胞器是　　　　　　　　　　　　　　　（　　）

    A. 高尔基复合体   B. 溶酶体   C. 线粒体

    D. 微体   E. 以上都不是

15. 溶酶体不具有的功能是　　　　　　　　　　　　　　　　　（　　）

    A. 细胞外物质的消化   B. 细胞内物质的消化

    C. 细胞的免疫   D. 细胞的防御

    E. 细胞的分泌

16. 遗传物质存在于哪种结构中　　　　　　　　　　　　　　　（　　）

    A. 核仁及染色质   B. 核仁及核液   C. 核膜及核液

    D. 染色质或染色体   E. 核膜及核仁

17. 人体正常染色体数目为　　　　　　　　　　　　　　　　　（　　）

    A. 44 对常染色体,一对性染色体   B. 22 对常染色体,一对性染色体

    C. 22 对常染色体,一对 Y 染色体   D. 23 对常染色体,一对 X 染色体

    E. 23 对常染色体,一对性染色体

18. 在细胞分裂间期,光镜下可见细胞核内的嗜碱性物质是　　　（　　）

    A. 常染色质   B. 常染色质和异染色质 C. 异染色质

    D. 异染色体   E. 常染色体

【B 型题】

备选答案(第 19～23 题)

    A. 核膜   B. 核孔   C. 核仁   D. 核基质   E. 染色质

19. 细胞核与细胞质之间进行物质交换的通道　　　　　　　　（　　）

20. 细胞核中各种酶、无机盐和水存在于　　　　　　　　　　　（　　）

21. 细胞中的 DNA 主要存在于　　　　　　　　　　　　　　　（　　）

22. 由脂质双层为主体形成的结构是　　　　　　　　　　　　　（　　）

23. 由 RNA 和蛋白质组成的结构是　　　　　　　　　　　　　（　　）

备选答案(第 24～27 题)

    A. DNA   B. 内质网   C. 核糖体   D. RNA   E. 溶酶体

24. 蛋白质生物合成的场所是　　　　　　　　　　　　　　　　（　　）

25. 可与蛋白质结合形成染色体的是　　　　　　　　　　　　　（　　）

26. 可与蛋白质结合形成核糖体的是　　　　　　　　　　　　　（　　）

27. 与消化功能有关的细胞器是　　　　　　　　　　　　　　　（　　）

备选答案(第 28～32 题)

    A. 核小体   B. 核膜   C. 核基质   D. 核仁   E. 染色质

28. 由两层膜构成、具有多孔结构的是　　　　　　　　　　　　（　　）

29. 为透明的胶状物质,可作为细胞核执行多种生理活动所必需的内环境　（　　）

30. 在间期核中可被碱性染料着色的结构是　　　　　　　　　　（　　）

31. 其外侧附着有核糖体并可与粗面内质网相连的是　　　　　　（　　）

32. 组成染色质和染色体的最基本结构单位是　　　　　　　　　（　　）

备选答案(第33~35题)

  A. 合成蛋白质   B. 合成脂质   C. 合成多糖

  D. 合成DNA   E. 合成RNA

33. 滑面内质网的功能是   (   )

34. 粗面内质网的功能是   (   )

35. 高尔基复合体的功能是   (   )

备选答案(第36~40题)

  A. G_1 期   B. S 期   C. G_2 期

  D. M 期   E. 细胞周期

36. 分裂间期和分裂期合称为   (   )

37. 具有核增大、DNA含量增加1倍特点的时期为   (   )

38. 染色体出现的时期为   (   )

39. 有丝分裂完成后到DNA合成之前的时期   (   )

40. 从DNA复制完成到有丝分裂开始前时期   (   )

【X型题】

41. 属于细胞器结构的是   (   )

  A. 线粒体   B. 核糖体   C. 溶酶体

  D. 内质网   E. 分泌颗粒

42. 有关线粒体结构的描述正确的是   (   )

  A. 在电镜下由内、外两层单位膜构成的椭圆形小体   (   )

  B. 是为细胞提供能量的"动力站"

  C. 其形态和数目随细胞种类不同而异

  D. 光镜下呈杆状、线状或颗粒状

  E. 是蛋白质合成的场所

43. 关于溶酶体的描述正确的是   (   )

  A. 由单层膜包围

  B. 初级溶酶体与自噬体融合称次级溶酶体

  C. 含多种酸性水解酶

  D. 残余物积存在细胞内形成脂褐素

  E. 是细胞内的消化器

44. 内膜系统包括的细胞器为   (   )

  A. 内质网   B. 高尔基复合体   C. 溶酶体

  D. 线粒体   E. 细胞膜

45. 有核糖体附着的结构是   (   )

  A. 溶酶体   B. 核膜   C. 滑面内质网

  D. 粗面内质网   E. 高尔基复合体

46. 下列哪些疾病的发病机制与溶酶体有一定关系   (   )

  A. 糖尿病   B. 肿瘤   C. 肝炎   D. 冠心病   E. 矽肺

47. 微体的标志酶是   （   ）
    A. 酸性磷酸水解酶   B. 氧化酶   C. 过氧化氢酶
    D. 糖基转移酶   E. 核酸酶
48. 关于细胞骨架的描述正确的是   （   ）
    A. 由微管、微丝组成   B. 由微管、中间丝和微丝组成
    C. 与细胞形态的维持有关   D. 与细胞及其局部的运动有关
    E. 与细胞内吞作用有关

(二)填空题

1. 细胞是一切生物体_____和_____的_____。
2. "液态镶嵌模型"学说认为细胞膜是由_____分子和镶嵌其中的_____分子所构成。
3. 散在分布于细胞质中并且具有特定形态与功能的结构称_____。它们主要包括_____、_____、_____、_____、_____。
4. 内质网可分为_____和_____。前者的功能主要是合成_____。后者主要参与_____、_____、_____等功能。
5. 为细胞提供能量的细胞器为_____,参与溶酶体形成的细胞器主要是_____。
6. 在电镜下,细胞膜分为内、中、外三层结构。_____、_____两层为深暗、高电子密度层,_____为明亮、低电子密度层。这三层结构是一切生物的细胞膜所具有的共同特性,称之为_____。
7. 在细胞分裂间期,_____分子的螺旋化程度不同,螺旋紧密的部分呈颗粒状或团块状,光镜下可着色称_____,而螺旋松散伸长的部分则在光镜下不着色,称_____。
8. 在细胞_____期,染色质的 DNA 分子的双股螺旋全部旋紧、变粗、变短,成为粗棒状的_____。
9. 人类细胞的分裂方式有两种,即_____和_____。

(三)名词解释

1. 单位膜   2. 细胞器   3. 异染色质

(四)问答题

1. 试述内质网的分类、电镜结构和主要功能。
2. 试述高尔基复合体的电镜结构和功能。

三、参考答案

(一)选择题

【A1 型题】

1. E   2. C   3. C   4. B   5. C   6. C   7. D   8. D   9. E   10. C
11. E   12. A   13. B   14. C   15. C   16. D   17. B   18. C

【B 型题】

19. B   20. D   21. E   22. A   23. C   24. C   25. A   26. D   27. E   28. B
29. C   30. E   31. B   32. A   33. B   34. A   35. C   36. E   37. B   38. D

39. A　40. C

【X 型题】

41. ABCD　42. ABCD　43. ABCDE　44. ABCD　45. BD　46. BCE

47. BC　48. BCDE

(二)填空题

1. 结构　功能　基本单位

2. 双层脂类　蛋白质

3. 细胞器　线粒体　高尔基复合体　核糖体　内质网　溶酶体

4. 粗面内质网　滑面内质网　分泌性蛋白质　类固醇激素合成　脂类合成　糖代谢

5. 线粒体　高尔基复合体

6. 内　外　中间　单位膜

7. 脱氧核糖核酸　异染色质　常染色质

8. 分裂　染色体

9. 有丝分裂　减数分裂

(三)名词解释

1. 单位膜:即细胞膜,在电镜下可分为内、中、外三层结构,内、外两层为高电子密度层、深暗;中间为低电子密度层,明亮。这种三层膜的结构是一切生物膜所具有的共同特性,称为单位膜。

2. 细胞器:分布在细胞质内,具有特定形态与功能的结构称细胞器,主要包括线粒体、核糖体、内质网、高尔基复合体、溶酶体、中心体、微丝、微管、中间丝及微体。

3. 异染色质:是指在细胞分裂间期,光镜下可见的细胞核内被碱性染料深染的细丝状或团块状结构,其主要化学成分是蛋白质和 DNA。

(四)问答题

1. 电镜下,内质网是由一层单位膜围成的囊状或小管状膜管系统。根据其表面有无核糖体附着可分为粗面内质网和滑面内质网。粗面内质网表面有大量核糖体附着。粗面内质网往往与核外膜相连,网腔与核周隙相通。主要合成分泌性蛋白质,通过胞吐作用排出于细胞外。滑面内质网表面无核糖体附着。主要参与脂类代谢,灭活生物活性物质及毒物,调节胞质内钙离子浓度等。

2. 电镜下,高尔基复合体是由扁平囊、小泡和大泡构成的膜性细胞器。扁平囊是高尔基复合体的主体部分,具有极性。通常由 5～10 个相互通连的扁平囊叠摞排列而成,囊泡对着细胞表面的一面凹陷是成熟面,凸向细胞核的一面为生成面,小泡来自粗面内质网,数量较多,位于囊泡的生成面及其边缘;大泡由扁平囊出芽形成,数量较少,位于囊泡的成熟面。

高尔基复合体的主要功能:对来自粗面内质网的蛋白质具有浓缩、加工、修饰和糖化作用;是细胞内蛋白质运输分泌的中转站,粗面内质网合成的分泌蛋白质由高尔基复合体排出细胞外。

(张金萍)

第三章　基本组织

一、重、难点解析

组织是由细胞和细胞外基质(细胞间质)组成的群体结构,是构成人体各器官的基本成分。人体组织按其形态结构和功能特点可分为上皮组织、结缔组织、肌组织和神经组织,称基本组织。

(一)上皮组织

1. 上皮组织的结构特点　①细胞多,细胞间质少,细胞排列紧密呈层状或膜状。②上皮细胞有明显的极性,即朝向体表或器官的腔面,称游离面,与其相对的朝向深部结缔组织的一面,称基底面。基底面附着于基膜与其深面的结缔组织相连接。③上皮组织一般无血管,所需营养由结缔组织的毛细血管透过基膜供给。④上皮组织内有丰富的神经末梢。

2. 分类和功能　依据其形态结构和功能的不同,上皮可分为被覆上皮和腺上皮两大类。被覆上皮被覆于体表或衬于体内各种管、腔及囊的内表面,具有保护、吸收、分泌和排泄等功能;腺上皮是构成腺的主要成分,具有分泌功能。

3. 被覆上皮

(1)分类、结构特点、分布和功能(表 3-1)

表 3-1　被覆上皮的类型、结构特点、主要分布及功能

分　类	结构特点	主要分布	功　能
单层扁平上皮	由一层扁平细胞构成,核扁圆,位于细胞中央	心血管及淋巴管腔面称内皮;胸膜、心包膜、腹膜表面称间皮	润滑
单层立方上皮	由一层立方形细胞构成,核圆,位于细胞中央	肾小管、甲状腺滤泡等	分泌和吸收
单层柱状上皮	由一层棱柱状形细胞构成,核椭圆,位于细胞近基底部	胃、肠黏膜、胆囊、子宫内膜等	保护、吸收和分泌
假复层纤毛柱状上皮	由一层形态多样、高矮不一的细胞构成,但细胞的基底部均附着于基膜,柱状细胞游离面有纤毛	气管、支气管黏膜	保护、分泌、排出尘粒等附着物
复层扁平上皮	由多层细胞构成,表层细胞层呈扁平形,中间层细胞层多边形,基底部细胞呈矮柱状	角化:皮肤表皮 未角化:口腔、食道及阴道黏膜等	保护、耐摩擦
变移上皮	细胞层次、形态随功能状态不同而发生变化	肾盂、输尿管、膀胱等黏膜	保护,可适应器官的胀缩

（2）上皮组织的特殊结构

游离面
{ 微绒毛：由细胞膜和细胞质向游离面伸出的微细指状突起，细而短，内含纵行的微丝。可扩大细胞吸收面积
纤　毛：由细胞膜和细胞质向游离面伸出的较粗长的突起，其内有纵行排列的微管。具有节律性定向摆动的能力 }

侧面
{ 紧密连接：封闭细胞间隙阻止细胞外物质进入，具有屏障作用
中间连接：具有加强细胞连接和保护细胞形状的作用
桥　粒：是一种最牢固的细胞连接
缝隙连接：传递化学信息，调节细胞的功能 }

基底面
{ 基　膜：是上皮细胞基底面与深部结缔组织之间的薄膜。电镜下，基膜分基板和网板。基膜的功能除具有支持、连接和固定作用外，还具有半透膜性质，便于上皮细胞与结缔组织之间进行物质交换
质膜内褶：是上皮细胞基底面的细胞膜折向细胞质所形成的许多内褶，内褶间含有与其平行的长杆状线粒体。质膜内褶扩大了细胞基底部的表面积，有利于水和电解质的迅速转运
半桥粒：为桥粒结构的一半。主要作用是将上皮细胞固着在基膜上 }

（二）结缔组织

1. 结缔组织的、分类及功能

（1）结构特点　①细胞少，但种类多，散在间质中，无极性分布；②细胞间质多，由基质和纤维构成；③不直接与外界环境接触，因而称为内环境组织；④都由间充质分化形成。

（2）分类（表 3-2）

表 3-2　结缔组织分类

类	型	细　　胞	基质状态	纤　　　维	分　　布
固有结缔组织	疏松结缔组织	成纤维细胞、巨噬细胞、肥大细胞、浆细胞、脂肪细胞、未分化的间充质细胞、白细胞	胶状	胶原纤维、弹性纤维、网状纤维	细胞之间、组织之间、器官之间和器官内
	致密结缔组织	成纤维细胞	胶状	胶原纤维、弹性纤维	皮肤真皮、器官被膜、肌腱及韧带
	脂肪组织	脂肪细胞	胶状	胶原纤维、弹性纤维、网状纤维	皮下组织、肠系膜和黄骨髓等
	网状组织	网状细胞	胶状	网状纤维	淋巴组织、淋巴结、脾、骨髓
软骨组织		软骨细胞	固态	胶原原纤维、弹性纤维、胶原纤维	气管、肋软骨、会厌、椎间盘等
骨组织		骨细胞	固态、坚硬	胶原纤维	骨骼
血液		血细胞	液态	纤维蛋白原（相当于纤维）	心及血管内

（3）功能　具有支持、连接、运输、营养、保护、修复和防御等功能。

2. 疏松结缔组织　又称蜂窝组织，由多种细胞和大量细胞间质构成。广泛分布于全身各种细胞、组织和器官之间，具有防御、保护、营养、运输和创伤修复等功能。

(1)细胞(表 3-3)

表 3-3　疏松结缔组织的主要细胞结构特点与功能

细　胞	形态结构特点			功　能
	胞体	细胞质	细胞核	
成纤维细胞	多突扁平形,边缘不清	弱嗜碱性	位于细胞中央,较大,呈卵圆形,染色浅,核仁明显	合成纤维和基质
巨噬细胞	圆形或不规则形、有突起	嗜酸性	较小,染色较深	变形运动和吞噬;参与免疫反应;分泌生物活性物质
浆细胞	圆形或椭圆形	强嗜碱性	圆形,常偏于细胞一侧,染色质多聚集在核周并向核中心成辐射状排列,形似车轮状	合成和分泌免疫球蛋白(抗体),参与体液免疫
肥大细胞	较大,呈圆形或椭圆形	内含粗大的嗜碱性颗粒,具有异染性、易溶于水	核小而圆,染色深,位于细胞中央	抗凝血,参与过敏反应

(2)细胞间质

细胞间质
纤维
胶原纤维:新鲜时呈白色,又称白纤维。韧性大,抗拉力强
弹性纤维:新鲜时呈黄色,又称黄纤维。弹性大
网状纤维:又称嗜银纤维。有韧性
基质:是由生物大分子构成的无色透明的无定形胶状物,有一定黏性。主要成分为蛋白多糖和水,其中以透明质酸含量最多
组织液:由毛细血管动脉端渗入基质内的液体,称组织液。有利于血液与细胞进行物质交换,是细胞生存的内环境

3. 软骨　根据其软骨基质中所含纤维成分的不同,软骨可分为透明软骨、弹性软骨和纤维软骨(表 3-4)。

表 3-4　三种软骨的结构特点及分布

类　型	纤　维	分　布
透明软骨	胶原原纤维,纤维和基质折光率一致,故 HE 染色片上不易分辨	肋软骨、关节软骨、呼吸道内的软骨等处
弹性软骨	大量弹性纤维交织成网	耳廓、咽喉及会厌等处
纤维软骨	大量平行或交叉排列的胶原纤维束	椎间盘、耻骨联合及关节盘等处

4. 血液　血液是一种液状、特殊的结缔组织,由血细胞和血浆组成。血细胞包括红细胞、白细胞和血小板。血浆是流动的液体,相当于细胞间质,约占血液容积的 55%,其中约 90%是水,其余为血浆蛋白(包括白蛋白、球蛋白、纤维蛋白原等)及其他可溶性物质。血液从血管流出后,其内的纤维蛋白原转变为纤维蛋白,并参与血液的凝固。血液凝固后所析出的淡黄色清明液体,称血清,血清中不含纤维蛋白原。临床上将血细胞的形态、数量、比例和血红蛋白含量的测定称为血象。用 Wright 或 Giemsa 染色法染血涂片,是最常用的观察血细胞形态的方法。

(1)血细胞的分类和正常值

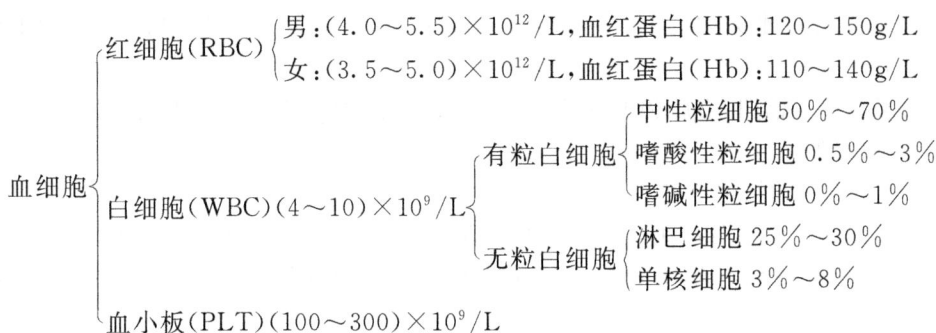

血细胞
- 红细胞(RBC)
  - 男:$(4.0\sim5.5)\times10^{12}$/L,血红蛋白(Hb):120~150g/L
  - 女:$(3.5\sim5.0)\times10^{12}$/L,血红蛋白(Hb):110~140g/L
- 白细胞(WBC)$(4\sim10)\times10^{9}$/L
  - 有粒白细胞
    - 中性粒细胞50%~70%
    - 嗜酸性粒细胞0.5%~3%
    - 嗜碱性粒细胞0%~1%
  - 无粒白细胞
    - 淋巴细胞25%~30%
    - 单核细胞3%~8%
- 血小板(PLT)$(100\sim300)\times10^{9}$/L

(2)各种血细胞的形态结构特点和功能

①红细胞:呈双凹圆盘状,直径约$7.5\mu m$,中央较薄,周缘较厚。成熟红细胞无细胞核和细胞器,胞质内充满血红蛋白。血红蛋白具有结合与运输O_2和CO_2的功能。

红细胞的平均寿命约120天。与此同时,每天有大量新生红细胞从骨髓进入血液。这些未完全成熟的红细胞内尚残留部分核糖体,用煌焦油蓝染色呈细网状,称网织红细胞。在成人,网织红细胞占红细胞总数的0.5%~1.5%。骨髓造血功能发生障碍的病人,网织红细胞计数降低。如果贫血患者的网织红细胞计数增加,说明与治疗有关。故网织红细胞的计数可作为贫血等血液病的诊断、疗效判断及预后的指标之一。

②白细胞:是有核的球形细胞,一般较红细胞大。白细胞能做变形运动,穿过血管壁,进入周围组织,发挥防御和免疫功能。根据白细胞胞质内有无特殊颗粒,可将其分为有粒白细胞和无粒白细胞(表3-5)。

表3-5　各种白细胞的形态结构特点和功能

名　称		形态结构特点		功　能
		胞质	细胞核	
有粒白细胞	中性粒细胞	含许多细小颗粒,分布均匀,紫蓝色的为嗜天青颗粒(20%);淡红色的为特殊颗粒(80%)	杆状或分2~5叶	吞噬细菌
	嗜酸性粒细胞	含粗大均匀的鲜红色嗜酸性颗粒	多分为2叶	吞噬抗原抗体复合物;减轻过敏反应;杀灭寄生虫
	嗜碱性粒细胞	含大小不等、分布不匀的嗜碱性颗粒	分叶或呈"S"形或不规则形	抗凝血;参与过敏反应
无粒白细胞	淋巴细胞	很少,嗜碱性,染成天蓝色,含少量嗜天青颗粒	圆形,一侧常有浅凹,着色深	参与免疫反应
	单核细胞	较多,弱嗜碱性,染成灰蓝色,含许多嗜天青颗粒	肾形、马蹄铁形或不规则形	变形运动;吞噬

③血小板:是由骨髓内巨核细胞胞质脱落而成的胞质碎块,一般呈双凸盘状。血涂片标本中,血小板多成群分布,外形不规则,周围部染成浅蓝色,中央部有紫蓝色颗粒分布。血小板在凝血和止血过程中起着重要作用。

(三)肌组织

1. 肌组织的结构特点和分类

(1)结构特点　主要由细长呈纤维状的肌细胞(又称肌纤维)构成。肌细胞的细胞膜称肌膜,细胞质称肌浆,肌浆内的滑面内质网称肌浆网。肌浆中含有大量与肌纤维长轴平行排列的肌丝,它们是肌纤维舒缩的主要物质基础。

(2)分类　分骨骼肌、心肌和平滑肌。骨骼肌、心肌是横纹肌。骨骼肌为随意肌;心肌和平滑肌为不随意肌。

2. 骨骼肌纤维的结构特点

(1)光镜结构　骨骼肌纤维呈细长的圆柱形,细胞核呈扁椭圆形,位于肌膜下方,数量多。肌浆中有沿肌纤维长轴平行排列的明暗相间的肌原纤维。肌纤维具有明暗相间的横纹。

相邻两条 Z 线之间的一段肌原纤维称为肌节,是肌原纤维结构和功能的基本单位。每个肌节由 1/2 I 带＋A 带＋1/2 I 带组成。

(2)超微结构

①肌原纤维:由粗、细两种肌丝构成,沿肌原纤维的长轴排列。粗肌丝位于肌节中部,暗带中央,固定于 M 线。细肌丝位于肌节的两侧,一端附着于 Z 线,另一端伸至粗肌丝之间,并与之平行走行,其末端游离,止于 H 带的外侧。细肌丝构成 I 带,H 带仅有粗肌丝,H 带两侧的 A 带既有粗肌丝,又有细肌丝。

②横小管:又称 T 小管,位于明暗带交界处,是肌膜向肌浆内凹陷形成的管状结构。是兴奋传入肌纤维内部的通道。

③肌浆网:又称纵小管,在两横小管之间纵行互相分支吻合成网状的小管,近横小管两侧的肌浆网扩大呈扁囊状,称为终池。每条横小管与其两侧的终池组成三联体。肌浆网有贮存 Ca^{2+} 和调节肌浆中 Ca^{2+} 浓度的作用。

3. 心肌纤维的结构特点

①心肌纤维呈短柱状,有分支,相互连接成网状。②核 1～2 个,呈卵圆形,位于纤维的中央。③横纹不如骨骼肌纤维明显。④横小管较粗,位于 Z 线水平。⑤肌浆网稀疏,纵小管不发达,终池少而小,有二联体。⑥有闰盘,即心肌纤维之间的连接处。闰盘的横向部分为中间连接和桥粒,起着牢固的连接作用;纵向部分为缝隙连接,有利于细胞间化学信息的交流和电冲动的传导,使许多相连的心肌纤维在功能上成为一个整体,从而产生同步收缩或舒张。

4. 肌组织的增生与肥大

(1)增生　器官或组织内实质细胞数量增多称为增生。可分为生理性、病理性或代偿性、内分泌性等类型。

(2)肥大　细胞、组织或器官体积增大称为肥大。可分为生理性、病理性或代偿性、内分泌性等类型。

(四)神经组织

神经组织 $\left\{\begin{array}{l}\text{神经细胞(神经元):接受刺激,整合信息,传导冲动}\\\text{神经胶质细胞:支持、保护、营养和绝缘}\end{array}\right.$

1. 神经元的结构

每个神经元由胞体和突起两部分构成。胞体包括细胞膜、细胞质和细胞核;突起分树突和轴突。

（1）胞体　是神经元的营养和代谢中心，主要位于大脑和小脑的皮质、脑干和脊髓的灰质以及神经节内。

①细胞膜：为单位膜，具有感受刺激、处理信息、产生和传导神经冲动的功能。

②细胞质：在光镜下，其特征性结构为尼氏体和神经原纤维。尼氏体是强嗜碱性斑状或颗粒状结构。电镜下观察，尼氏体由发达的粗面内质网和游离核糖体构成。尼氏体具有活跃的合成蛋白质功能。神经原纤维为嗜银性的细丝状结构，交织成网。电镜下观察，神经原纤维由神经丝和微管组成。神经原纤维具有支持和运输的功能。

③细胞核：大而圆，位于细胞中央，染色质较细，呈颗粒状，主要为常染色质，故着色浅，核仁明显。

（2）树突　有一至数个，较粗短，形如树枝状，树突内的胞质结构与胞体相似，在其分支上有树突棘。树突的功能主要是接受刺激。

（3）轴突　只有一个，细而长。胞体发出轴突的部位称轴丘。轴突表面的胞膜称轴膜，轴突内的胞质称轴质（轴浆）。轴丘及轴突内无尼氏体，内有线粒体、神经丝和微管。轴突的功能主要是传导神经冲动。

2. 突触

（1）定义　神经元与神经元之间、或神经元与效应细胞（肌细胞、腺细胞）之间传递信息的部位称突触。

（2）分类　突触可分为电突触和化学突触两类。电突触实为缝隙连接，以电流作为信息载体。化学突触以神经递质作为传递信息的媒介，是最常见的一种连接方式。

（3）化学突触的结构　电镜下，化学突触由突触前成分、突触间隙和突触后成分 3 部分构成。突触前、后成分相对的细胞膜分别称突触前膜和突触后膜。

①突触前成分：为轴突终末的球状膨大，内含线粒体、微丝、微管和大量的突触小泡，突触小泡是突触前成分的特征性结构，内含神经递质。

②突触间隙：为突触前膜与突触后膜之间的狭小间隙。

③突触后成分：突触后膜上有特异性受体及离子通道。

当神经冲动沿轴膜传至突触前膜时，突触前膜上钙离子通道开放，细胞外 Ca^{2+} 进入突触前成分，促使突触小泡紧贴突触前膜，以出胞方式将神经递质释放到突触间隙内，神经递质与突触后膜上的特异性受体结合，从而改变了突触后膜对离子的通透性，使突触后神经元（或效应细胞）发生兴奋或抑制。

3. 神经胶质细胞

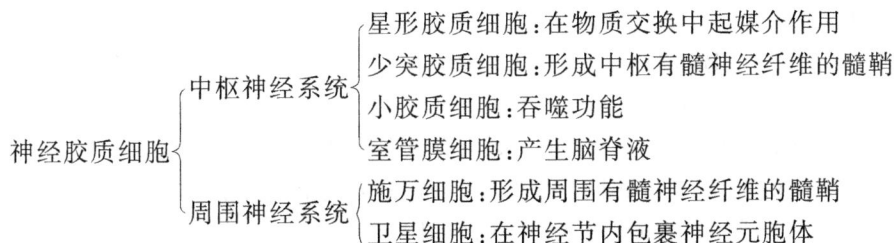

神经胶质细胞
{
中枢神经系统
{
星形胶质细胞：在物质交换中起媒介作用
少突胶质细胞：形成中枢有髓神经纤维的髓鞘
小胶质细胞：吞噬功能
室管膜细胞：产生脑脊液
}
周围神经系统
{
施万细胞：形成周围有髓神经纤维的髓鞘
卫星细胞：在神经节内包裹神经元胞体
}
}

4. 神经纤维

（1）定义　神经纤维由神经元的轴突或感觉神经元的长树突及包绕在其外面的神经胶质细胞构成。

(2)分类　　根据包裹轴突的神经胶质细胞是否形成髓鞘,可将其分为有髓神经纤维和无髓神经纤维两种。

5. 神经末梢

(1)定义　　神经末梢是周围神经纤维在组织或器官内的终末部分。

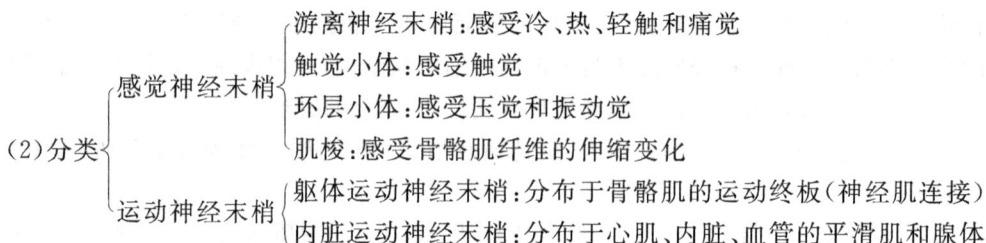

$$
(2)分类
\begin{cases}
感觉神经末梢
\begin{cases}
游离神经末梢:感受冷、热、轻触和痛觉 \\
触觉小体:感受触觉 \\
环层小体:感受压觉和振动觉 \\
肌梭:感受骨骼肌纤维的伸缩变化
\end{cases} \\
运动神经末梢
\begin{cases}
躯体运动神经末梢:分布于骨骼肌的运动终板(神经肌连接) \\
内脏运动神经末梢:分布于心肌、内脏、血管的平滑肌和腺体
\end{cases}
\end{cases}
$$

二、练习题

(一)选择题

【A1 型题】

1. 被覆上皮的分类依据是　　　　　　　　　　　　　　　　　　　　(　)

　　A. 在垂直切面上细胞的形状　　　　　　　B. 细胞的层数

　　C. 细胞的层数和细胞在垂直切面上的形状

　　D. 上皮的分布　　　　　　　　　　　　　E. 上皮的功能

2. 分布在胸膜、腹膜、心包膜表面的上皮是　　　　　　　　　　　　(　)

　　A. 内皮　　　　　B. 间皮　　　　　C. 真皮　　　　　D. 表皮　　　　　E. 腺上皮

3. 单层柱状上皮分布于　　　　　　　　　　　　　　　　　　　　　(　)

　　A. 血管　　　　　B. 胃　　　　　C. 食管　　　　　D. 气管　　　　　E. 皮肤

4. 假复层纤毛柱状上皮属单层上皮,是因为　　　　　　　　　　　　(　)

　　A. 有杯形细胞　　　　　　　　　　　　　B. 上皮细胞均为棱柱形

　　C. 有基膜和纤毛　　　　　　　　　　　　D. 细胞基底部均附在基膜上

　　E. 有梭形细胞

5. 人体中最耐摩擦的上皮是　　　　　　　　　　　　　　　　　　　(　)

　　A. 角化的复层扁平上皮　　　　　　　　　B. 变移上皮

　　C. 单层柱状上皮　　　　　　　　　　　　D. 单层扁平上皮

　　E. 单层立方上皮

6. 上皮细胞基底面的特化结构有　　　　　　　　　　　　　　　　　(　)

　　A. 质膜内褶　　　　B. 桥粒　　　　C. 细胞衣　　　　D. 微绒毛　　　　E. 纤毛

7. 关于纤毛的描述,错误的是　　　　　　　　　　　　　　　　　　(　)

　　A. 光镜下可以看到　　　　　　　　　　　B. 内有纵向排列的微管

　　C. 与微绒毛的直径、长度相同　　　　　　D. 按一定的方向节律性摆动

　　E. 分布在呼吸管道,有净化吸入空气的作用

8. 在细胞质膜内褶处,常见下列哪种结构　　　　　　　　　　　　　(　)

　　A. 粗面内质网　　　　　　　　　　　　　B. 滑面内质网

　　C. 高尔基复合体　　　　　　　　　　　　D. 长杆状线粒体

E. 微丝

9. 上皮细胞侧面不具有哪种细胞连接 （ ）

　　A. 中间连接　　　B. 桥粒　　　C. 半桥粒　　　D. 紧密连接　　　E. 缝隙连接

10. 下列哪种细胞在疏松结缔组织中数量最多 （ ）

　　A. 巨噬细胞　　　　　　　　B. 浆细胞　　　　　　　C. 肥大细胞

　　D. 脂肪细胞　　　　　　　　E. 成纤维细胞

11. 巨噬细胞来源于下列哪种细胞 （ ）

　　A. 成纤维细胞　B. 纤维细胞　　C. 单核细胞　　D. 淋巴细胞　　E. 浆细胞

12. 关于成纤维细胞特点的叙述,哪项错误 （ ）

　　A. 细胞扁平,多突起　　　　　B. 细胞核较大,着色浅,核仁明显

　　C. 细胞质内高尔基复合体发达　D. 细胞质内有丰富的滑面内质网

　　E. 能合成纤维和基质

13. 浆细胞胞质嗜碱性是由于 （ ）

　　A. 粗面内质网发达　　　　　　B. 含大量糖原

　　C. 含大量分泌颗粒　　　　　　D. 滑面内质网发达

　　E. 溶酶体多

14. 肥大细胞的胞质内充满 （ ）

　　A. 嗜酸性颗粒　　　　　　　　B. 嗜碱性颗粒

　　C. 异物颗粒　　　　　　　　　D. 嗜银性颗粒

　　E. 嗜铬性颗粒

15. 肥大细胞颗粒内含哪几种活性物质 （ ）

　　A. 肝素、组胺、白三烯

　　B. 肝素、嗜酸性粒细胞趋化因子、白三烯

　　C. 组胺、嗜酸性粒细胞趋化因子、白三烯

　　D. 肝素、组胺、嗜酸性粒细胞趋化因子

　　E. 肝素、组胺、嗜酸性粒细胞趋化因子和白三烯

16. 结构和功能相似的两种细胞是 （ ）

　　A. 嗜碱性粒细胞和嗜酸性粒细胞　　B. 中性粒细胞和浆细胞

　　C. 嗜碱性粒细胞和中性粒细胞　　　D. 浆细胞和巨噬细胞

　　E. 嗜碱性粒细胞和肥大细胞

17. 合成和分泌免疫球蛋白的细胞是 （ ）

　　A. 嗜碱性粒细胞　　　　　　　B. 嗜酸性粒细胞　　　　C. 成纤维细胞

　　D. 浆细胞　　　　　　　　　　E. 巨噬细胞

18. 下列哪种细胞由 B 淋巴细胞分化形成 （ ）

　　A. 成纤维细胞　　　　　　　　B. 纤维细胞　　　　　　C. 巨噬细胞

　　D. 肥大细胞　　　　　　　　　E. 浆细胞

19. 胞质中含有溶酶体最多的细胞是 （ ）

　　A. 间充质细胞　　　　　　　　B. 成纤维细胞　　　　　C. 肥大细胞

　　D. 浆细胞　　　　　　　　　　E. 巨噬细胞

20. 抽取血液抗凝后离心沉淀,血液分为三层,从上至下依次为　　　　　　　（　　）
    A. 血清,白细胞和血小板,红细胞
    B. 血清,红细胞,白细胞和血小板
    C. 血清,红细胞和血小板,白细胞
    D. 血浆,红细胞,白细胞和血小板
    E. 血浆,白细胞和血小板,红细胞

21. 观察血涂片常用的方法是　　　　　　　　　　　　　　　　　　　　　（　　）
    A. HE 染色法　　　　　　　　　　　B. PAS 染色法
    C. 甲苯胺蓝染色法　　　　　　　　　D. 镀银染色法
    E. Wright 染色法

22. 血涂片用煌焦油蓝染色,可显示网织红细胞中的　　　　　　　　　　　（　　）
    A. 残留的核染色质　　　　　　　　　B. 残留的溶酶体
    C. 残留的微体　　　　　　　　　　　D. 残留的核糖体
    E. 残留的内质网

23. 患过敏性疾病或寄生虫病时,血液中　　　　　　　　　　　　　　　　（　　）
    A. 中性粒细胞增多　　　　　　　　　B. 嗜酸性粒细胞增多
    C. 嗜碱性粒细胞增多　　　　　　　　D. 单核细胞增多
    E. 淋巴细胞增多

24. 吞噬、处理了大量细菌后,自身死亡成为脓细胞的是　　　　　　　　　（　　）
    A. 中性粒细胞　　　　　　　　B. 淋巴细胞　　　　　　C. 成纤维细胞
    D. 嗜酸性粒细胞　　　　　　　E. 肥大细胞

25. 区分有粒白细胞和无粒白细胞的根据是　　　　　　　　　　　　　　　（　　）
    A. 细胞大小
    B. 细胞核的形态
    C. 细胞有无吞噬功能
    D. 细胞内有无嗜天青颗粒
    E. 细胞内有无特殊颗粒

26. 区分三种有粒白细胞的根据是　　　　　　　　　　　　　　　　　　　（　　）
    A. 特殊颗粒的大小　　　　　　　　　B. 特殊颗粒的数量
    C. 特殊颗粒的染色性　　　　　　　　D. 有无嗜天青颗粒
    E. 嗜天青颗粒的染色性

27. 血液中数量最多和最少的白细胞分别是　　　　　　　　　　　　　　　（　　）
    A. 中性粒细胞和单核细胞　　　　　　B. 中性粒细胞和淋巴细胞
    C. 中性粒细胞和嗜酸性粒细胞　　　　D. 淋巴细胞和嗜碱性粒细胞
    E. 中性粒细胞和嗜碱性粒细胞

28. 分化为浆细胞的是　　　　　　　　　　　　　　　　　　　　　　　　（　　）
    A. T 细胞　　　　B. B 细胞　　　　C. NK 细胞　　　　D. 单核细胞　　　E. 巨噬细胞

29. 在外周血涂片中,最难找到的白细胞是　　　　　　　　　　　　　　　（　　）
    A. 中性粒细胞　　　　　　　　　　　B. 嗜酸性粒细胞

　　C. 嗜碱性粒细胞　　　　　　　　D. 单核细胞

　　E. 淋巴细胞

30. 骨骼肌纤维明暗相间的横纹是由于　　　　　　　　　　　　　　　　（　　）

　　A. 各条肌原纤维的明带和暗带都整齐地排列在同一平面上

　　B. 明带和暗带内的肌浆网含量不同

　　C. 明带和暗带内的糖原含量不同

　　D. 明带和暗带内的线粒体数量不同

　　E. 明带和暗带内的肌红蛋白含量不同

31. 关于骨骼肌纤维光镜结构的描述,哪项错误　　　　　　　　　　　　（　　）

　　A. 为长圆柱形的细胞

　　B. 有多个细胞核

　　C. 细胞核位于肌纤维中央

　　D. 肌原纤维顺肌纤维的长轴平行排列

　　E. 肌原纤维有明暗相间的横纹

32. 肌节的组成是　　　　　　　　　　　　　　　　　　　　　　　　（　　）

　　A.1/2 I 带+1/2 A 带　　　　　　　B.1/2 A 带+I 带+1/2 A 带

　　C.1/2 A 带+I 带+1/2 I 带　　　　D.1/2 I 带+A 带+1/2 A 带

　　E.1/2 I 带+A 带+1/2 I 带

33. 骨骼肌纤维内贮存 Ca^{2+} 的结构是　　　　　　　　　　　　　　（　　）

　　A. 肌浆　　　　B. 肌浆网　　　　C. 横小管　　　　D. 肌钙蛋白　　　E. 肌球蛋白

34. 心肌纤维通过哪种结构相互连接　　　　　　　　　　　　　　　　（　　）

　　A. 中间连接、桥粒、缝隙连接　　　B. 中间连接、桥粒、紧密连接

　　C. 连接复合体、桥粒、紧密连接　　D. 紧密连接、桥粒、缝隙连接

　　E. 紧密连接、中间连接、缝隙连接

35. 三联体是指　　　　　　　　　　　　　　　　　　　　　　　　　（　　）

　　A. 横小管及两侧的终池

　　B. 横小管及一侧的终池和纵小管

　　C. 纵小管及两侧的终池

　　D. 纵小管及两侧的横小管

　　E. 终池及两侧的横小管

36. 有关心肌纤维超微结构的描述,哪项错误　　　　　　　　　　　　（　　）

　　A. 无明显的肌原纤维　　　　　　　B. 横小管较粗

　　C. 纵小管稀疏　　　　　　　　　　D. 线粒体发达

　　E. 二联体位于 I 带与 A 带交界处

37. 神经元的胞体是细胞的营养中心,主要是胞体内富含　　　　　　　（　　）

　　A. 神经丝　　　　　　　　　B. 微管　　　　　　　　　C. 线粒体

　　D. 高尔基复合体　　　　　　E. 粗面内质网和游离核糖体

38. 神经元尼氏体分布在　　　　　　　　　　　　　　　　　　　　　（　　）

　　A. 整个神经元内　　　　　　B. 胞体内　　　　　　　　C. 胞体和树突内

　　D. 胞体和轴突内　　　　　　　　E. 树突和轴突内

39. 尼氏体在电镜下的结构是 （　　）
　　A. 粗面内质网和游离核糖体　　　B. 滑面内质网和游离核糖体
　　C. 粗面内质网和高尔基复合体　　D. 线粒体和游离核糖体
　　E. 高尔基复合体和游离核糖体

40. 神经元传导神经冲动是通过 （　　）
　　A. 轴膜　　　B. 神经膜　　　C. 神经内膜　　D. 微管　　　E. 神经丝

41. 在轴突运输中起重要作用的是 （　　）
　　A. 尼氏体　　　　　　　　B. 微管　　　　　　　C. 高尔基复合体
　　D. 线粒体　　　　　　　　E. 突触小泡

42. 具有吞噬功能的神经胶质细胞是 （　　）
　　A. 少突胶质细胞　　　　　　B. 室管膜细胞
　　C. 卫星细胞　　　　　　　　D. 小胶质细胞
　　E. 星形胶质细胞

43. 关于髓鞘的描述,哪项错误 （　　）
　　A. 中枢神经纤维的髓鞘由少突胶质细胞形成
　　B. 周围神经纤维的髓鞘由施万细胞形成
　　C. 髓鞘的化学成分主要是糖蛋白
　　D. 一个施万细胞形成一个结间体
　　E. 一个少突胶质细胞可包卷多个轴突

44. 神经原纤维的组成成分是 （　　）
　　A. 神经丝　　　　　　　　B. 中间丝　　　　　　　C. 微丝和微管
　　D. 神经丝和微管　　　　　E. 神经丝和微丝

【B 型题】

备选答案(第 45～48 题)
　　A. 单层柱状上皮　　　　　　B. 单层立方上皮　　　C. 内皮
　　D. 间皮　　　　　　　　　　E. 假复层纤毛柱状上皮

45. 分布于心脏和血管的腔面 （　　）
46. 分布于胸腹膜和心包膜 （　　）
47. 分布于胃肠管道的腔面 （　　）
48. 分布于呼吸管道的腔面 （　　）

备选答案(第 49～52 题)
　　A. 甲状腺滤泡上皮　　　　　　B. 呼吸道上皮
　　C. 皮肤的表皮　　　　　　　　D. 肾小管的上皮
　　E. 肾盂和肾盏的上皮

49. 能借助特殊结构清除细菌和黏液 （　　）
50. 表层细胞角化并不断脱落 （　　）
51. 质膜内褶发达,具有活跃的吸收功能 （　　）

52. 与深层组织的连接面凹凸不平　　　　　　　　　（　　）

备选答案(第53～57题)
    A. 紧密连接　　　　　　　　B. 中间连接　　　　　C. 桥粒
    D. 半桥粒　　　　　　　　　E. 缝隙连接

53. 复层扁平上皮中最常见的连接　　　　　　　　　（　　）
54. 能够传递化学信息　　　　　　　　　　　　　　（　.　）
55. 将复层扁平上皮固定于基膜上　　　　　　　　　（　　）
56. 靠近上皮细胞游离面,封闭细胞间隙　　　　　　（　　）
57. 连接区相邻细胞间有小管通连　　　　　　　　　（　　）

备选答案(第58～61题)
    A. 浆细胞　　　　　　　　　B. 成纤维细胞　　　　C. 巨噬细胞
    D. 纤维细胞　　　　　　　　E. 肥大细胞

58. 参与机体过敏反应的细胞是　　　　　　　　　　（　　）
59. 分泌免疫球蛋白的细胞是　　　　　　　　　　　（　　）
60. 可产生纤维和基质的细胞是　　　　　　　　　　（　　）
61. 处于功能静止状态的细胞是　　　　　　　　　　（　　）

备选答案(第62～65题)
    A. 单核细胞　　　　　　　　B. B 淋巴细胞　　　　C. 红细胞
    D. 嗜碱性粒细胞　　　　　　E. 巨噬细胞

62. 与产生免疫球蛋白有关的细胞是　　　　　　　　（　　）
63. 含有特殊颗粒的细胞是　　　　　　　　　　　　（　　）
64. 含有吞噬体的细胞是　　　　　　　　　　　　　（　　）
65. 含有血红蛋白的细胞是　　　　　　　　　　　　（　　）

备选答案(第66～70题)
    A. B 淋巴细胞　　　　　　　B. T 淋巴细胞　　　　C. 巨核细胞
    D. 嗜碱性粒细胞　　　　　　E. 中性粒细胞

66. 产生血小板的细胞是　　　　　　　　　　　　　（　　）
67. 吞噬细菌、异物的细胞是　　　　　　　　　　　（　　）
68. 参与机体体液免疫的细胞是　　　　　　　　　　（　　）
69. 参与机体细胞免疫的细胞是　　　　　　　　　　（　　）
70. 参与机体过敏反应的细胞是　　　　　　　　　　（　　）

备选答案(第71～74题)
    A. B 淋巴细胞　　　　　　　B. 中性粒细胞　　　　C. 嗜酸性粒细胞
    D. NK 淋巴细胞　　　　　　E. 单核细胞

71. 具有自然杀伤能力的细胞是 （　　）
72. 血液中最多的白细胞是 （　　）
73. 与过敏反应或寄生虫病有关的细胞是 （　　）
74. 巨噬细胞的前身细胞是 （　　）

备选答案(第75～78题)

A. 特殊细胞连接   B. 肌原纤维   C. 滑面内质网
D. 肌膜   E. 粗面内质网

75. 肌纤维内的肌浆网即 （　　）
76. 形成横小管 （　　）
77. 形成终池 （　　）
78. 闰盘为 （　　）

备选答案(第79～82题)

A. 缝隙连接   B. 横小管   C. 储存 Ca^{2+}
D. ATP 酶   E. 以上均无关

79. 心肌纤维连接处有 （　　）
80. 位于心肌纤维的 Z 线平面 （　　）
81. 肌浆网 （　　）
82. 相邻平滑肌纤维之间有 （　　）

备选答案(第83～86题)

A. 锥体细胞   B. 小胶质细胞   C. 星形胶质细胞
D. 少突胶质细胞   E. 施万细胞

83. 形成中枢神经系统有髓神经纤维的髓鞘 （　　）
84. 形成周围神经系统有髓神经纤维的髓鞘 （　　）
85. 参与形成血脑屏障 （　　）
86. 具有吞噬功能的细胞 （　　）

备选答案(第87～91题)

A. 神经原纤维   B. 轴丘   C. 尼氏体
D. 缝隙连接   E. 脂褐素

87. 位于神经元胞体与轴突连接处 （　　）
88. 作为神经元细胞骨架的是 （　　）
89. 电镜下是神经丝和微管 （　　）
90. 电镜下是粗面内质网和核糖体 （　　）
91. 电突触的结构基础是 （　　）

备选答案(第92～95题)

　　A. 肌梭　　　　　B. 树突棘　　　　C. 郎飞结　　　　D. 结间体　　　　E. 运动终板

92. 两个郎飞结之间的一段神经纤维称　　　　　　　　　　　　　　　　　　　　（　　　）

93. 是一种本体感受器　　　　　　　　　　　　　　　　　　　　　　　　　　　（　　　）

94. 有髓神经纤维传导神经冲动的部位　　　　　　　　　　　　　　　　　　　　（　　　）

95. 是支配骨骼肌的运动神经末梢　　　　　　　　　　　　　　　　　　　　　　（　　　）

【X 型题】

96. 关于上皮组织特点的描述,正确的是　　　　　　　　　　　　　　　　　　　（　　　）

　　A. 细胞排列密集,细胞外基质少

　　B. 覆盖于体表或衬于有腔器官的腔面

　　C. 上皮细胞可陷入结缔组织分化为腺

　　D. 上皮有极性,可分为游离面和基底面

　　E. 上皮组织内都有血管和神经分布

97. 单层扁平上皮分布于　　　　　　　　　　　　　　　　　　　　　　　　　　（　　　）

　　A. 肾小囊壁层　　　　　　　　　　　B. 心脏和血管腔面

　　C. 输尿管腔面　　　　　　　　　　　D. 输卵管腔面　　　　　E. 浆膜

98. 复层扁平上皮主要分布于　　　　　　　　　　　　　　　　　　　　　　　　（　　　）

　　A. 输精管腔面　　B. 皮肤表面　　C. 口腔腔面　　D. 食管腔面　　E. 阴道腔面

99. 变移上皮分布于　　　　　　　　　　　　　　　　　　　　　　　　　　　　（　　　）

　　A. 膀胱腔面　　　B. 输尿管腔面　　C. 输精管腔面　　D. 肾盏腔面　　E. 肾盂腔面

100. 上皮细胞基底面的特化结构有　　　　　　　　　　　　　　　　　　　　　（　　　）

　　A. 紧密连接　　B. 质膜内褶　　　C. 半桥粒　　　D. 桥粒　　　E. 基膜

101. 固有结缔组织包括　　　　　　　　　　　　　　　　　　　　　　　　　　（　　　）

　　A. 软骨组织　　　　　　　　　　　B. 骨组织　　　　　　　　C. 网状组织

　　D. 致密结缔组织　　　　　　　　　E. 疏松结缔组织

102. 疏松结缔组织的主要功能是　　　　　　　　　　　　　　　　　　　　　　（　　　）

　　A. 支持和连接　　　　　　　　　　B. 营养和防御　　　　　　C. 保护和修复

　　D. 吸收和分泌　　　　　　　　　　E. 体内微环境

103. 成纤维细胞合成以下哪些物质　　　　　　　　　　　　　　　　　　　　　（　　　）

　　A. 胶原纤维和网状纤维　　　　　　　　　　　　B. 弹性纤维

　　C. 结缔组织基质的蛋白多糖和糖蛋白　　　　　　D. 组织液

　　E. 免疫球蛋白

104. 产生纤维和基质的细胞是　　　　　　　　　　　　　　　　　　　　　　　（　　　）

　　A. 成纤维细胞　　　　　　　　　　B. 平滑肌细胞　　　　　　C. 软骨细胞

　　D. 成骨细胞　　　　　　　　　　　E. 间充质细胞

105. 浆细胞的特点是　　　　　　　　　　　　　　　　　　　　　　　　　　　（　　　）

　　A. 细胞圆形或卵圆形

　　B. 胞质嗜碱性,核旁有一浅染区

　　C. 核圆,偏心位,异染色质呈辐射状排列

　　D. 胞质内含丰富的粗面内质网和游离核糖体

E. 具有很强的分裂增殖能力

106. 浆细胞　　　　　　　　　　　　　　　　　　　（　　）
A. 多出现在慢性炎症部位
B. 异染色质呈块状,从核中心向核膜呈辐射状分布
C. 胞质丰富,呈嗜碱性
D. 胞质内含大量平行排列的粗面内质网
E. 合成分泌抗体

107. 肥大细胞　　　　　　　　　　　　　　　　　　　（　　）
A. 常沿小血管分布
B. 细胞核小而圆,染色深
C. 胞质内充满粗大的分泌颗粒,颗粒具有嗜碱性
D. 颗粒内含肝素、组胺和嗜酸性粒细胞趋化因子
E. 颗粒内含肝素、组胺和白三烯

108. 骨组织含有　　　　　　　　　　　　　　　　　　（　　）
A. 丰富的骨基质　　　　　B. 网状纤维　　　　　C. 胶原纤维
D. 弹性纤维　　　　　　　E. 骨盐

109. 哈弗系统包括　　　　　　　　　　　　　　　　　（　　）
A. 由 4～20 层同心圆排列的骨板
B. 各层骨板内和之间有骨细胞
C. 各层骨细胞的突起经骨小管穿越骨板相连接
D. 中轴有一中央管,内含骨膜组织、毛细血管和神经
E. 由环骨板围成

110. 骨祖细胞　　　　　　　　　　　　　　　　　　　（　　）
A. 位于骨外膜内层　　　　B. 位于骨内膜　　　　C. 位于软骨膜
D. 具有分裂能力,能分化成软骨细胞和成骨细胞　　E. 是骨组织的干细胞

111. 临床血象测定的常规内容是　　　　　　　　　　　（　　）
A. 血细胞的形态　　　　　B. 血细胞的数量和百分比
C. 血红蛋白的含量　　　　D. 血液比重和渗透压
E. 循环血容量

112. 网织红细胞　　　　　　　　　　　　　　　　　　（　　）
A. 是一种衰老的红细胞　　B. 在成人占红细胞总数的 0.5%～1.5%
C. 细胞内残留部分核糖体　D. 可评价骨髓的造血功能
E. 对贫血类疾病的诊断、预后有意义

113. 单核细胞和淋巴细胞的共同点是　　　　　　　　　（　　）
A. 胞质内均有嗜天青颗粒　B. 细胞核均不分叶
C. 数量均少于中性粒细胞　D. 均可穿出血管外并进一步分化
E. 功能完全相同

114. 关于嗜酸性粒细胞的描述,哪些正确　　　　　　　（　　）
A. 特殊颗粒嗜酸性,呈橘红色

B. 核常分为 2～3 叶

C. 嗜酸性颗粒是一种特殊的溶酶体

D. 具有趋化性,可变形运动

E. 释放组胺酶灭活组胺减轻过敏反应

115. 关于淋巴细胞的描述,哪些正确 （   ）

A. 细胞呈圆形或卵圆形

B. 细胞质含少量特殊颗粒

C. 可分为 T、B 和 NK 细胞三种类型

D. 参与细胞免疫

E. 参与体液免疫

116. 肌组织的特点有 （   ）

A. 主要由肌细胞组成　　　B. 肌细胞间含结缔组织、血管和神经

C. 肌细胞呈纤维形,故称肌纤维　　　D. 肌浆中有肌丝

E. 肌丝是肌细胞舒缩功能的主要物质基础

117. 构成骨骼肌三联体的是 （   ）

A. 横小管　　　　　　B. 纵小管　　　　　　C. 高尔基复合体

D. 终池　　　　　　　E. 粗面内质网

118. 肌纤维 A 带含 （   ）

A. 粗肌丝　　B. 细肌丝　　C. 中间丝　　D. H 带　　E. M 线

119. 与骨骼肌纤维相比,心肌纤维的特点是 （   ）

A. 有闰盘　　　　　　B. 肌浆网发达

C. 肌原纤维不明显　　　D. 二联体多,三联体少

E. 横小管较粗,位于 Z 线水平

120. 与神经胶质细胞相比,神经元细胞核的特点是 （   ）

A. 大而圆　　　　　　B. 位于胞体中央

C. 染色较浅　　　　　D. 核仁明显

E. 常染色质多

121. HE 染色切片中可见神经元的细胞体 （   ）

A. 胞体较大　　　　　B. 胞质内有尼氏体

C. 胞体周围有突起　　　D. 胞质内有神经原纤维

E. 胞核大而圆且核仁明显

122. 构成神经纤维的成分有 （   ）

A. 轴突　　　　　　　B. 髓鞘　　　　　　C. 施万细胞

D. 神经束膜　　　　　E. 假单极神经元的长树突

123. 电镜下观察化学突触 （   ）

A. 突触前成分内含突触小泡　　B. 突触小泡内含神经递质

C. 突触前成分内含粗面内质网　　D. 突触后膜上有特异性受体

E. 突触间隙宽约 15～30nm

124. 电镜下可见神经元轴突内有 （   ）

    A. 粗面内质网   B. 线粒体   C. 神经丝和微管

    D. 高尔基复合体   E. 突触小泡

(二)填空题

1. 被覆上皮主要被覆于_____或衬于体内_____的内表面。

2. 上皮细胞具有明显的_____,它们朝向身体的表面或有腔器官的腔面称_____,与游离面相对的朝向深部结缔组织的一面称_____。

3. 衬贴于心血管和淋巴管腔面的单层扁平上皮称_____,分布于胸膜、腹膜和心包膜表面的单层扁平上皮称_____。

4. 上皮组织内大都无_____,所需营养依靠_____内的血管提供。

5. 上皮细胞侧面的细胞连接,包括_____、_____、_____和_____。

6. 上皮细胞基底面的特化结构有_____、_____和_____。

7. 疏松结缔组织内的纤维有_____、_____和_____3种。

8. 浆细胞呈_____,核圆,多偏居细胞一侧,异染色质常成粗块状,从核中心向核被膜呈_____分布。胞质丰富,呈嗜_____性,核旁有一浅染区。电镜下,浆细胞胞质内含大量平行排列的_____,浅染区内有_____。浆细胞合成与分泌_____,即_____。

9. 肥大细胞胞质内充满粗大的嗜碱性颗粒,可被甲苯胺蓝染为紫色。颗粒内含_____、_____、_____等。胞质内还含有_____。

10. 软骨根据其基质内_____的不同,分成_____、_____和_____3种。

11. 观察血细胞形态的血涂片通常采用的是_____或_____染色法。

12. 红细胞在扫描电镜下呈_____,中央_____,周缘_____。成熟的红细胞无_____,也无任何_____,胞质内充满_____,使红细胞呈红色。

13. 根据白细胞胞质内有无特殊颗粒,可将其分为_____和_____。根据其特殊颗粒的染色性,前者又可分为_____、_____和_____三种;后者分为_____和_____两种。

14. 血小板是由骨髓内_____胞质脱落而成的胞质碎块,在_____过程中起着重要作用。

15. 肌细胞又称_____,其细胞膜称_____,细胞质称_____。

16. 骨骼肌纤维是_____形的细胞,有_____个细胞核,肌浆内有许多与细胞长轴平行排列的_____。

17. 在骨骼肌纤维中,相邻的两条 Z 线之间的一段_____称为肌节。每个肌节的组成是_____、_____和_____。

18. 横小管又称_____,是由_____向肌纤维内凹陷形成的小管,与肌纤维的长轴_____。

19. 骨骼肌横小管两侧的肌浆网膨大呈扁囊状,称_____。每条横小管及其两侧的_____共同构成_____。

20. 心肌纤维之间的连接结构称_____。在 HE 染色的标本中,呈_____或_____。电镜下,其横向连接部分有_____和_____;纵向连接部分有_____。

21. 神经组织由_____和_____组成,前者又称_____,是神经系统的

_____;后者具有_____、_____、_____和_____作用。

22. 神经元可分为_____、_____和_____三部分,其中_____是它的营养和代谢中心。

23. 突触是_____之间,或_____之间传递信息的部位,可分为_____和_____。以神经递质传递信息的突触称_____。电镜下,它由_____、_____和_____三部分组成。_____内含许多突触小泡,在突触小泡内含_____。

(三)名词解释

1. 微绒毛	2. 质膜内褶	3. 组织液
4. 趋化性	5. 血清	6. 血浆
7. 血象	8. 网织红细胞	9. 肌浆网
10. 肌节	11. 横小管	12. 三联体
13. 闰盘	14. 突触	15. 神经纤维

(四)问答题

1. 试述被覆上皮的结构特点和功能。

2. 简述假复层纤毛柱状上皮的结构特点和主要功能。

3. 简述肥大细胞的结构特点及其意义。

4. 试述中性粒细胞光镜下的形态结构特点和功能。

5. 为什么骨骼肌纤维会出现横纹?

6. 试比较骨骼肌、心肌和平滑肌的结构异同点。

7. 试述化学突触的超微结构和信息传递的过程。

三、参考答案

(一)选择题

【A1型题】

1. C	2. B	3. B	4. D	5. A	6. A	7. C	8. D	9. C	10. E
11. C	12. D	13. A	14. B	15. D	16. E	17. D	18. E	19. E	20. E
21. E	22. D	23. B	24. A	25. E	26. C	27. E	28. B	29. C	30. A
31. C	32. E	33. B	34. A	35. A	36. E	37. E	38. C	39. A	40. A
41. B	42. D	43. C	44. D						

【B型题】

45. C	46. D	47. A	48. E	49. B	50. C	51. D	52. C	53. C	54. E
55. D	56. A	57. E	58. E	59. A	60. B	61. D	62. B	63. D	64. E
65. C	66. C	67. E	68. A	69. B	70. D	71. D	72. B	73. C	74. E
75. C	76. D	77. C	78. A	79. A	80. B	81. C	82. A	83. D	84. E
85. C	86. B	87. B	88. A	89. A	90. C	91. D	92. D	93. A	94. C
95. E									

【X型题】

96. ABCD	97. ABE	98. BCDE	99. ABDE	100. BCE	101. CDE
102. ABCE	103. ABC	104. ABCD	105. ABCD	106. ABCDE	107. ABCD

108. ACE　　109. ABCD　110. ABCDE　111. ABC　　112. BCDE　113. ABCD
114. ABCDE　115. ACDE　116. ABCDE　117. AD　　118. ABDE　119. ACDE
120. ABCDE　121. ABCE　122. ABCE　　123. ABDE　124. BCE

(二)填空题

1. 体表　管、腔及囊

2. 极性　游离面　基底面

3. 内皮　间皮

4. 血管　结缔组织

5. 紧密连接　中间连接　桥粒　缝隙连接

6. 基膜　质膜内褶　半桥粒

7. 胶原纤维　弹性纤维　网状纤维

8. 卵圆形或圆形　辐射状　碱　粗面内质网　高尔基复合体　免疫球蛋白　抗体

9. 肝素　组胺　嗜酸性粒细胞趋化因子　白三烯

10. 纤维　透明软骨　弹性软骨　纤维软骨

11. Wright　Giemsa

12. 双凹圆盘状　较薄　较厚　细胞核　细胞器　血红蛋白

13. 有粒白细胞　无粒白细胞　中性粒细胞　嗜酸性粒细胞　嗜碱性粒细胞　单核细胞　淋巴细胞

14. 巨核细胞　凝血和止血

15. 肌纤维　肌膜　肌浆

16. 长圆柱　多　肌原纤维

17. 肌原纤维　1/2 明带　暗带　1/2 明带

18. T 小管　肌膜　垂直

19. 终池　终池　三联体

20. 闰盘　线状　阶梯状　中间连接　桥粒　缝隙连接

21. 神经细胞　神经胶质细胞　神经元　结构和功能单位　支持　营养　保护　绝缘

22. 胞体　树突　轴突　胞体

23. 神经元与神经元　神经元与效应细胞　化学突触　电突触　化学突触　突触前成分　突触间隙　突触后成分　突触前成分　神经递质

(三)名词解释

1. 微绒毛:上皮细胞游离面伸出的微细指状突起,光镜下称纹状缘或刷状缘。电镜下,表面为细胞膜,内为细胞质。微绒毛使细胞的表面积显著增大,有利于细胞的吸收功能。

2. 质膜内褶:是上皮细胞基底面的细胞膜折向胞质所形成的许多内褶,内褶与细胞基底面垂直,内褶间含有与其平行的长杆状线粒体。

3. 组织液:结缔组织基质中含有毛细血管动脉端渗出的液体,称组织液。

4. 趋化性:是指机体内某些细胞受到趋化因子的吸引而定向移动的特性。

5. 血清:血液凝固后所析出的淡黄色清明液体,称血清。

6. 血浆:血浆相当于细胞间质(细胞外基质),约占血液容积的 55%,其中 90% 是水,其余为血浆蛋白、脂蛋白、酶、激素、无机盐和多种营养代谢物质。

7. 血象:临床上将血细胞的形态、数量、比例和血红蛋白含量的测定称为血象。

8. 网织红细胞:为未完全成熟的红细胞,细胞内尚残留部分核糖体,用煌焦油蓝染色呈细网状。网织红细胞的计数对贫血等血液病的诊断、预后有重要的临床意义。

9. 肌浆网:是肌纤维内特化的滑面内质网,由横小管中部的纵小管和两端膨大的终池组成。

10. 肌节:相邻两条 Z 线之间的一段肌原纤维称为肌节,肌节是肌原纤维结构和功能的基本单位,是骨骼肌纤维收缩和舒张的结构基础。

每个肌节由 1/2 I 带＋A 带＋1/2 I 带组成,肌节是肌原纤维结构和功能的基本单位,是骨骼肌纤维收缩和舒张的结构基础。

11. 横小管:是肌纤维的肌膜向肌浆内凹陷形成的管状结构,环绕在每条肌原纤维周围,走向与肌纤维长轴垂直。横小管可将肌膜的兴奋迅速传向肌纤维内部。

12. 三联体:主要见于骨骼肌纤维内,由一条横小管及其两侧的终池组成。

13. 闰盘:是心肌纤维之间的连接结构。

14. 突触:是神经元与神经元之间,或神经元与效应细胞之间传递信息的部位。

15. 神经纤维:神经纤维由神经元的长轴突及包绕它的神经胶质细胞构成。

(四)问答题

1. 被覆上皮的结构特点:由上皮细胞紧密排列而成。上皮细胞有明显的极性,即细胞的不同表面在结构和功能上具有明显的差别,朝向身体表面或有腔器官腔面的称游离面,与游离面相对的朝向深部结缔组织的一面称基底面。上皮基底面附着于基膜上,并借此与结缔组织相连。上皮组织无血管,所需营养依靠结缔组织内的血管提供。

被覆上皮的功能:被覆上皮根据分布的部位不同,分别具有保护、吸收、分泌和排泄等功能。

2. 假复层纤毛柱状上皮由柱状细胞、梭形细胞、锥形细胞和杯状细胞组成。其中柱状细胞最多,表面有大量纤毛。这些细胞形态不同、高矮不一,核的位置不在同一水平上,但细胞基底部均附着于基膜上,只有柱状细胞和杯状细胞到达游离面,因此在垂直切面上观察貌似复层,实为单层。

主要分布在呼吸管道的腔面。杯状细胞分泌黏液,分布于上皮表面,可黏附吸入空气中的灰尘、细菌等颗粒状物质。柱状细胞游离面有许多纤毛,纤毛通过节律性摆动,将上皮表面的黏液及其所黏附的颗粒物质向咽部推送,形成痰液,引起咳嗽反射而被咳出,发挥净化空气的功能。

3. 肥大细胞体积较大,圆或卵圆形,胞核小而圆,染色深,位于中央。胞质内充满粗大的分泌颗粒,颗粒嗜碱性。可被甲苯胺蓝染为紫色。颗粒易溶于水,故 HE 染色看不到。颗粒内含肝素、组胺、嗜酸性粒细胞趋化因子等,胞质内含白三烯。当肥大细胞受刺激时,以胞吐方式大量释放颗粒内物质,导致过敏反应。

4. 中性粒细胞直径 $10\sim12\mu m$,核呈分叶状。一般 2～5 叶,正常人 2～3 叶居多。细胞质内有很多细小颗粒,分布均匀,其中紫蓝色的为嗜天青颗粒,约占颗粒总数的 20%;淡红色的为特殊颗粒,约占颗粒总数的 80%,特殊颗粒内含有吞噬素和溶菌酶等。

功能:很强的趋化作用和吞噬功能,其吞噬对象以细菌为主。中性粒细胞在吞噬、处理了大量细菌后,自身也死亡,成为脓细胞。

5.骨骼肌纤维的肌浆内含有许多与细胞长轴平行排列的肌原纤维。肌原纤维是由许多粗肌丝和细肌丝沿肌原纤维长轴并按一定的空间排布规律排列而成,从而使肌原纤维呈现明暗相间的带,分别称明带和暗带。在同一条肌纤维内,所有肌原纤维的明带和暗带都相应地并整齐地排列在同一平面上,因此使骨骼肌纤维上出现明暗相间的横纹。

6.骨骼肌、心肌和平滑肌的结构相同点是:(1)三种肌纤维肌浆内均含有肌丝;(2)均有收缩功能。不同点如下表所示:

	骨骼肌	心　肌	平滑肌
分布	附着于骨骼上	心脏壁的心肌膜	血管壁和内脏器官壁
收缩特点	随意肌,收缩有力	不随意肌,收缩有节律	不随意肌,收缩缓慢
形态	长圆柱状	短圆柱状,有分支	长梭形
细胞核	多个,位于肌膜下方	1~2个,居中	1个,居中
肌丝	排列有规律,形成明显的肌原纤维	形成的肌原纤维粗细不等,界限不清	形成肌丝单位
横纹	明显	有,不如骨骼肌明显	无横纹
横小管	位于A带和I带交界处	位于Z线水平	无横小管,有胞膜小凹
肌浆网	发达,有三联体	稀疏,有二联体	很不发达
细胞连接		闰盘	缝隙连接

7.突触是神经元与神经元之间,或神经元与效应细胞之间传递信息的部位。化学突触以神经递质作为传递信息的媒介。电镜下,化学突触由突触前成分、突触间隙、突触后成分组成。突触前、后成分相对的胞膜,分别称突触前膜和突触后膜,两者之间为突触间隙。突触前成分内含许多突触小泡,还有线粒体、微丝和微管等,突触小泡内含神经递质。突触后膜上有特异性受体及离子通道。

当神经冲动沿轴膜传至突触前膜时,突触前膜上钙离子通道开放,细胞外 Ca^{2+} 进入突触前成分,促使突触小泡紧贴突触前膜,以出胞方式将神经递质释放到突触间隙内,神经递质与突触后膜上的特异性受体结合,从而改变了突触后膜对离子的通透性,使突触后神经元(或效应细胞)发生兴奋或抑制。

（张金萍）

第四章　组织病理学基础

一、重、难点解析

(一)组织、细胞的损伤

组织和细胞遭受不能耐受的有害因子刺激后,可引起细胞和细胞间质发生物质代谢、组织化学、超微结构乃至光镜和肉眼可见的异常变化。

1. 可逆性损伤　又称变性,指细胞或细胞间质受损后,由于代谢障碍而使细胞浆内或细胞间质内出现异常物质或正常物质异常蓄积的现象。

(1)细胞水肿　或称水变性。

常见部位:心、肝、肾。

病理变化:组织改变(镜下):①细胞体积增大。②胞浆内见粉红色颗粒。

大体改变(肉眼):脏器体积增大,包膜紧张,切面隆起,浑浊无光似开水烫过。

(2)玻璃样变性　指细胞内或间质中出现均质、红染、半透明状的蛋白质蓄积,呈毛玻璃样,又称透明变性。

类型 { 细胞内玻璃样变性
结缔组织玻璃样变性
血管壁的玻璃样变性

(3)脂肪变性　实质细胞内脂肪的异常蓄积称为脂肪变性。

好发部位:肝、心、肾。

病理变化:镜下:细胞体积增大,胞浆内脂滴表现为大小不等、近圆形的空泡。

肉眼:肝大、色黄、质软,有油腻感。

2. 不可逆性损伤　又称细胞死亡,细胞因受严重损伤而累及胞核时,呈现代谢停止、结构破坏和功能丧失等不可逆转的变化。

(1)坏死　活体局部细胞、组织的死亡。质膜崩解、结构自溶,并引发急性炎症反应。

病理变化 {
肉眼——失活组织
镜下 {
核——核固缩、核碎裂、核溶解
胞浆——嗜酸性增强,结构崩解
间质——胶原纤维、基质崩解、液化
}
}

坏死的类型:

①凝固性坏死:坏死组织呈灰黄、干燥、质实的状态,以蛋白质变性为主。

常见部位:心、肝、肾、脾。

肉眼:灰黄色、质地致密、干燥的凝固体。

镜下:细胞微细结构消失,但组织结构轮廓仍保存一段时间。

特殊类型的凝固性坏死特点如下:

A. 干酪样坏死:更彻底的凝固性坏死(结核病特有的病变)。

肉眼：黄白色，质软，似干酪。

镜下：看不到组织轮廓，坏死组织呈一片红染无结构颗粒状物质。

B. 坏疽：大块组织凝固性坏死并伴有腐败菌感染。各种坏疽比较见表 4-1。

表 4-1　坏疽的类型

	好发部位	原因	病变特点	全身中毒症状
干性坏疽	四肢末端	动脉阻塞，静脉通畅	干燥且呈黑色，分界清楚	轻或无
湿性坏疽	外界相通的内脏	动静脉都阻塞	肿胀、湿润呈黑绿色、边缘分界不清	重、明显
气性坏疽	深部肌肉	开放性创伤，伴厌氧菌感染	呈砖红色、肿胀、呈蜂窝状	重、明显

②液化性坏死：酶溶解性改变占优势。

常见部位：脑、胰腺。

肉眼：形成充满液体的囊腔。

③纤维蛋白样坏死：

镜下：呈强嗜酸伊红色，染色性质与纤维蛋白相似。常见于风湿病、恶性高血压。

好发部位：结缔组织及小血管壁。

坏死的结局 { 溶解吸收 / 分离、排出 / 机化 / 包裹和钙化

（2）凋亡　是机体细胞在发育过程中或在某些因素的作用下，通过特定的基因及其产物的调控而发生的程序性细胞死亡。一般表现为单个细胞的死亡，且不伴有炎症反应。

(二)组织、细胞的修复

损伤造成机体部分细胞和组织丧失后，机体对所形成缺损进行修补恢复的过程，称为修复。可分为再生与纤维性修复。

1. 再生　组织和细胞损伤后，邻近的同种细胞分裂增殖，实现修复的过程。

{ 不稳定性细胞：又称持续分裂细胞，如表皮细胞、黏膜上皮细胞、淋巴及造血细胞。 / 稳定性细胞：又称静止细胞，如各种腺体；还有原始间叶细胞分化出来的各种细胞。 / 永久性细胞：又称非分裂细胞，如神经细胞、心肌细胞、骨骼肌细胞。

2. 纤维性修复　是通过肉芽组织增生、填补组织缺损、并逐渐转化为瘢痕组织的过程。

（1）肉芽组织　新生的毛细血管和纤维母细胞组成幼稚的结缔组织称肉芽组织。

肉芽组织的形态特点如下：

肉眼：表面呈细颗粒状，鲜红色，柔软湿润，触之易出血形似肉芽。

镜下：大量新生毛细血管与表面垂直，在毛细血管吻合网络间散布纤维母细胞，有多少不等的炎症细胞。

肉芽组织的功能 { 抗感染，保护创面 / 填补创口及其他组织缺损 / 机化或包裹坏死、血栓及其他异物

（2）瘢痕组织　瘢痕组织是肉芽组织成熟转变而来的成熟的纤维结缔组织。

瘢痕组织的形态特点如下：

镜下：瘢痕组织由大量平行或交错分布的胶原纤维束组成，纤维束往往呈均质性红染即玻璃样变，纤维细胞很稀少，核细长而深染，小血管稀少。

肉眼：局部呈收缩状态，颜色苍白或灰白色半透明、质硬韧，缺乏弹性。

3.创伤愈合　是指机体遭受外力作用，皮肤等组织出现离断或缺损后的愈合过程，为包括各种组织的再生和肉芽组织增生、瘢痕形成的复杂组合，表现出各种过程的协同作用。

创伤愈合的类型如下：

（1）一期愈合　组织缺损少、创缘整齐、无感染、创面对合严密，如手术切口，可在一周左右时间内完全愈合，留下一条线状瘢痕。

（2）二期愈合　组织损伤较大、创缘不整齐，无法整齐对合或伴有感染的创口。往往需要清创后才能愈合。伤口内肉芽组织形成量多，愈合的时间较长，形成的瘢痕明显。

（三）炎症

概念：具有血管系统的活体组织对致炎因子及局部损伤所产生的以防御为主的反应。

1.炎症局部的基本病理变化

基本病变 {变质：炎症局部组织细胞（包括实质和间质）发生的变性和坏死
渗出：血管内成分通过血管壁进入间质、浆膜腔、皮肤及黏膜表面的过程
增生：炎区内细胞增殖，细胞数目增多，称为增生

2.渗出液和漏出液的区别（表4-2）

表 4-2　渗出液和漏出液的区别

	渗出液	漏出液
原因	炎症	非炎症
蛋白量	30g/L 以上	30g/L 以下
比重	>1.018	<1.018
有核细胞数	>1000×10⁶/L	<300×10⁶/L
Rivalta 试验	阳性	阴性
凝固性	能自凝	不自凝
细胞数	混浊	澄清

3.炎症的类型

（1）变质性炎　以组织细胞的变性、坏死为主，而渗出和增生比较轻微。

（2）渗出性炎　以炎症灶内形成大量渗出物为特征。

①浆液性炎

特点：以浆液（血浆成分）渗出为主。

部位：黏膜、浆膜、疏松结缔组织。

表现：炎性水肿、体腔积液、浆液性卡他性炎等。

②纤维素性炎

特点：以纤维素渗出为主。

部位：黏膜、浆膜、肺。

表现：假膜性炎（白喉假膜、假膜性肠炎），绒毛心，大叶性肺炎。

③化脓性炎

特点：以中性粒细胞渗出为主，伴组织坏死和脓液形成。

部位：皮肤、黏膜、浆膜、脑膜、各器官。

- 表面化脓和积脓：黏膜、浆膜、脑膜表面化脓；胸、腹、心包腔积脓
- 蜂窝织炎：皮肤、肌肉、阑尾等疏松组织的弥漫性化脓性炎
- 脓肿：局限性化脓性炎，局部组织溶解坏死形成含脓液的腔。常见于皮下和内脏

④出血性炎

特点：以红细胞渗出为主，血管损伤严重。

举例：流行性出血热、钩端螺旋体病、鼠疫等。

（3）增生性炎症　以组织、细胞的增生为主要特征，而变质、渗出较轻，一般呈慢性经过。

①非特异性增生性炎

特点：以淋巴细胞、浆细胞和单核细胞浸润为主，有组织破坏，伴纤维、血管、上皮组织增生，单核巨噬细胞系统被激活。

②肉芽肿性炎

特点：形成肉芽肿，由巨噬细胞及其演化细胞限局性浸润和增生，形成境界清楚的结节状病灶。

种类：感染性肉芽肿、异物性肉芽肿。

4. 炎症的局部表现与全身反应 ｛ 局部表现：红、肿、热、痛和功能障 全身反应：发热、白细胞增多

5. 炎症的结局（表 4-3）

表 4-3　炎症的结局

结　　局	特　　　点
痊　愈	完全痊愈；不完痊愈
迁　延	时好时坏、迁延不愈、转为慢性炎症
蔓延扩散	局部蔓延：向周围组织器官扩散 淋巴道蔓延：淋巴管炎→淋巴结炎 血行蔓延：菌血症、毒血症、败血症、脓毒败血症

(三)肿瘤

1. 肿瘤的概念

（1）概念　肿瘤是机体在各种致瘤因素作用下，局部组织的细胞在基因水平上失去了对其生长的正常调控，导致克隆性异常增生而形成的新生物。

（2）肿瘤性增生与非肿瘤性增生的区别（表 4-4）

表 4-4　肿瘤性增生与非肿瘤性增生的区别

	肿瘤性增生	非肿瘤性增生
增生	单克隆性	多克隆性
分化程度	失去分化成熟能力	分化成熟

续表

	肿瘤性增生	非肿瘤性增生
与机体协调性	相对自主性	具有自限性
病因去除	持续生长	停止生长
形态结构、功能	异常	正常
对机体影响	有害	有利

2. 肿瘤的一般形态和结构

肉眼形态
- 数目和大小：不同
- 形状：多种多样
- 颜色和质地：灰白或灰红
- 硬度：不同
- 包膜：良性大多数有完整包膜；恶性一般无包膜

组织结构
- 实质：肿瘤细胞的总称，是肿瘤的主要成分。决定肿瘤的生物学特点
- 间质：主要是脉管和结缔组织，对实质起支持和营养作用

3. 肿瘤的异型性

指肿瘤组织无论在细胞形态和组织结构上都与其起源的正常组织有不同程度的差异。
- 肿瘤组织结构异型性：肿瘤组织空间排列方式上与起源正常组织的差异
- 肿瘤细胞的异型性
  - 细胞的多形性：大小、形状不一，可见瘤巨细胞
  - 细胞核的多形性：核大，可见双核、多核，核分裂象常增多

4. 肿瘤的生长与扩散

肿瘤的生长方式
- 膨胀性生长：大多数良性肿瘤的生长方式
- 外生性生长：良、恶性肿瘤都可呈现外生性生长
- 浸润性生长：大多数恶性肿瘤的生长方式

肿瘤的扩散
- 直接蔓延
- 转移
  - 淋巴道转移：癌转移常见的途径
  - 血道转移：肉瘤转移常见的途径，常见于肺、肝
  - 种植性转移：见于体腔内恶性肿瘤

5. 良性肿瘤与恶性肿瘤的区别（表 4-5）

表 4-5　良性肿瘤与恶性肿瘤的区别

	良性肿瘤	恶性肿瘤
分化程度	分化好，异型性小，与原有组织的形态相似	分化不好，异型性大，与原有组织的形态差别大
核分裂	无或稀少，不见病理核分裂	多见，可见病理核分裂
生长速度	缓慢	快
生长方式	膨胀性或外生性生长，前者常有包膜形成，与周围组织一般分界清楚，故通常可推动	浸润性或外生性生长，前者无包膜，与周围组织分界不清楚，通常不能推动
继发改变	很少发生坏死、出血	常发生出血、坏死、溃疡等

续表

	良性肿瘤	恶性肿瘤
转移	不转移	常有转移
复发	手术切除后很少复发	手术切除等治疗后较多复发
对机体影响	较小,主要为局部压迫或阻塞作用。如发生在重要器官也可引起严重后果	较大,除压迫、阻塞外,还可以破坏组织,引起坏死、出血、合并感染,甚至造成恶病质

6. 肿瘤的命名

肿瘤的命名原则 {
良性肿瘤:组织来源+瘤:如纤维瘤、脂肪瘤、纤维腺瘤等
恶性肿瘤 {
癌:来源于上皮组织的恶性肿瘤,来源组织+癌
肉瘤:来源于间叶组织的恶性肿瘤,来源组织+肉瘤
癌肉瘤:癌与肉瘤成份同时存在
}

7. 癌前病变、非典型增生及原位癌

(1)癌前病变　癌前病变是指某些具有癌变潜在可能性的病变,长期存在有可能转变为癌。

(2)非典型增生　指增生上皮出现一定程度异型性,但不足以诊断为癌。

(3)原位癌　癌细胞累及上皮全层,但尚未侵破基底膜。

8. 癌与肉瘤的区别(表 4-6)

表 4-6　癌与肉瘤的区别

	癌	肉　瘤
组织来源	上皮	间叶
发病率	为肉瘤 9 倍,较常见	较低
年龄	40 岁以上	青少年多
大体	质较硬,色灰白,较干燥	质较软,色灰红,湿润,鱼肉状
组织学	癌巢,实质与间质分界清,纤维组织多	弥漫分布,实质与间质分界不清,间质内血管丰富,纤维组织少
网状纤维	包绕癌巢,细胞间多无	细胞间多有
转移	多经淋巴道	多经血道

(冉娜)

二、练习题

(一)选择题

【A1 型题】

1. 下列哪一项不属于细胞和组织的适应性反应　　　　　　　　　　　(　　)

　　A. 肥大　　　　　　B. 增生　　　　　　C. 萎缩　　　　　　D. 化生　　　　　　E. 变性

2. 关于萎缩,下述哪项是正确的　　　　　　　　　　　　　　　　(　　)

　　A. 凡是比正常小的器官、组织或细胞,均可称为萎缩

  B. 营养缺乏及血液供应断绝均可引起萎缩

  C. 细胞内线粒体变小,数量不减少

  D. 萎缩的细胞不会消失

  E. 间质不减少,有时反而增生

3. 常见的变性现象有　　　　　　　　　　　　　　　　　　　　　( )

  A. 细胞由于某种原因而水肿　　　　B. 脂肪沉积在非脂肪细胞内

  C. 玻璃样变　　　　　　　　　　　D. 以上三者都对

  E. 前三者都不对

4. 细胞水肿和脂肪变性常发生在　　　　　　　　　　　　　　　　( )

  A. 肺、脾、肾　　　　　　　B. 心、脾、肺　　　　C. 心、肝、肠

  D. 肝、肾、脾　　　　　　　E. 心、肝、肾

5. 脂肪变性常见于　　　　　　　　　　　　　　　　　　　　　　( )

  A. 肝　　　　　　　　　　　B. 肺　　　　　　　　C. 心

  D. 肾　　　　　　　　　　　E. 脂肪组织

6. 下述均属创伤一期愈合特点,除了　　　　　　　　　　　　　　( )

  A. 瘢痕小　　　　　　　　　B. 创缘不整齐　　　　C. 无感染

  D. 组织缺损小　　　　　　　E. 愈合时间短

7. 下述哪一项符合创伤二期愈合特点　　　　　　　　　　　　　　( )

  A. 组织缺损小　　B. 有感染　　C. 创缘整齐　　D. 愈合时间短　　E. 瘢痕小

8. 血管壁玻璃样变主要发生于　　　　　　　　　　　　　　　　　( )

  A. 细动脉　　　B. 小动脉　　　C. 微动脉　　　D. 中动脉　　　E. 大动脉

9. 组织学上判断细胞坏死的主要标志是　　　　　　　　　　　　　( )

  A. 细胞核的变化　　　　　　　　　B. 细胞质的变化

  C. 间质的变化　　　　　　　　　　D. 细胞膜的变化

  E. 细胞器的变化

10. 组织坏死后,组织细胞结构消失,原有组织结构轮廓依然隐约可见,此病灶属于

                        ( )

  A. 干酪样坏死　　B. 凝固性坏死　　C. 液化性坏死　　D. 坏疽　　　E. 脑梗死

11. 坏疽和其他坏死最根本的区别点是　　　　　　　　　　　　　　( )

  A. 病变较大　　　　　　　　　B. 发生部位　　　　　C. 动脉阻塞状况

  D. 静脉回流状况　　　　　　　E. 腐败菌感染

12. 关于干性坏疽的描述,下列哪项是不正确的　　　　　　　　　　( )

  A. 常发生于肢体末端　　　　　B. 呈黑褐色

  C. 病变处皮肤干枯　　　　　　D. 坏死组织与周围组织边界清楚

  E. 常伴有明显的全身中毒症状

13. 液化性坏死主要发生于　　　　　　　　　　　　　　　　　　　( )

  A. 肺　　　　　　B. 肾　　　　　C. 脑　　　　　D. 心　　　　　E. 肝

14. 肾结核时,坏死组织经自然管道排出后可形成　　　　　　　　　( )

  A. 糜烂　　　　　B. 窦道　　　　C. 瘘管　　　　D. 空洞　　　　E. 溃疡

15. 下列关于坏死结局的叙述，哪一项是错误的 （　　）

    A. 溶解吸收　　　B. 分离排出　　　C. 机化　　　　D. 包裹、钙化　　E. 分化

16. 下列哪种细胞的再生能力最强 （　　）

    A. 心肌细胞　　　　　　　　B. 横纹肌细胞　　　　　C. 肝细胞

    D. 上皮细胞　　　　　　　　E. 神经细胞

17. 组织损伤后由结缔组织增生来修补的过程称 （　　）

    A. 再生　　　　　　　　　　B. 变性　　　　　　　　C. 化生

    D. 萎缩　　　　　　　　　　E. 不完全再生

18. 某外伤患者，换药时见创面组织呈鲜红色，颗粒状，柔软湿润有光泽，称为 （　　）

    A. 不良肉芽组织　　　　　　B. 肉芽组织　　　　　　C. 瘢痕组织

    D. 结缔组织　　　　　　　　E. 间叶组织

19. 肉芽组织最主要的组成成分是 （　　）

    A. 巨噬细胞和胶原纤维　　　　　　B. 纤维母细胞和新生毛细血管

    C. 毛细血管和淋巴细胞　　　　　　D. 纤维母细胞和胶原纤维

    E. 纤维母细胞和巨噬细胞

20. 下列哪项不符合二期愈合的特点 （　　）

    A. 组织缺损大　　　　　　　B. 创缘不齐　　　　　　C. 愈合时间长

    D. 愈合后形成微小瘢痕　　　E. 伤口感染

21. 炎症的本质是 （　　）

    A. 血管对致炎因子的一种反应　　　B. 白细胞对致炎因子的一种反应

    C. 由损伤引起的一种组织变化　　　D. 细胞生长异常的一种形式

    E. 机体活组织对有害刺激的一种防御为主的综合性反应

22. 炎症局部的基本病理变化为 （　　）

    A. 变性、坏死、增生　　　B. 变性、渗出、增生　　　C. 变质、渗出、增生

    D. 变质、充血、增生　　　E. 坏死、渗出、增生

23. 最常见的致炎因素为 （　　）

    A. 生物性因素　　　　　　B. 物理性因素　　　　　C. 化学性因素

    D. 免疫性因素　　　　　　E. 组织坏死

24. 炎症过程的中心环节是 （　　）

    A. 细胞和组织的各种损伤　　　　　B. 白细胞对损伤因子的吞噬作用

    C. 血管反应　　　　　　　　　　　D. 修复损伤

    E. 实质细胞和间质细胞增生

25. 急性炎症过程中，最先发生哪种变化 （　　）

    A. 白细胞游出　　　　　　B. 白细胞附壁　　　　　C. 吞噬作用

    D. 血流淤滞　　　　　　　E. 趋化作用

26. 炎症灶中吸引炎细胞定向集中的现象称为 （　　）

    A. 白细胞游出　　　　　　B. 白细胞吞噬

    C. 白细胞阿米巴运动　　　D. 趋化性

    E. 白细胞渗出

27. 炎症时血管内的血液成分经血管壁进入组织间隙的过程称为　　（　　）

　　A. 浸润　　　　　B. 漏出　　　　　C. 渗出　　　　　D. 扩散　　　　　E. 游出

28. 下列哪项不是炎症渗出液的特点　　（　　）

　　A. 渗出液混浊　　　　　　　　　B. 渗出液比重高

　　C. 渗出液静置时凝固　　　　　　D. 渗出液内蛋白含量高

　　E. 渗出液内细胞含量少

29. 急性炎症48小时后病灶中主要的炎性细胞是　　（　　）

　　A. 淋巴细胞　　　　　B. 嗜碱性粒细胞　　　　C. 嗜中性粒细胞

　　D. 单核巨噬细胞　　　E. 肥大细胞

30. 患者，女性，30岁，左手不慎被沸水烫伤，局部立即出现红、肿、热、痛，随之皮肤上起水泡，其病变属　　（　　）

　　A. 变质性炎　　　　　B. 浆液性炎　　　　　C. 纤维素性炎

　　D. 化脓性炎　　　　　E. 出血性炎

31. 肛周脓肿向体表穿破的同时，又侵入穿破直肠，此时的管道称为　　（　　）

　　A. 瘘管　　　　B. 窦道　　　　C. 空洞　　　　D. 溃疡　　　　E. 糜烂

32. 蜂窝织炎常发生在　　（　　）

　　A. 皮下组织、肌肉及阑尾　　　B. 皮肤及手掌　　　　C. 骨及软骨

　　D. 脾及肾　　　　　　　　　　E. 心及肺

33. 脓细胞是指　　（　　）

　　A. 化脓性炎症中的吞噬细胞　　B. 变性坏死的淋巴细胞

　　C. 脓液中的所有细胞　　　　　D. 变性坏死的中性粒细胞

　　E. 病灶中的炎细胞

34. 变质性炎症时实质细胞的改变主要是　　（　　）

　　A. 脂肪变性和细胞肿胀　　　　B. 水变性和坏死

　　C. 脂肪变性和坏死　　　　　　D. 玻璃样变及坏死

　　E. 变性和坏死

35. 炎性肉芽肿是指　　（　　）

　　A. 肉芽组织形成为主的结节状病灶

　　B. 巨噬细胞增生为主形成的结节状病灶

　　C. 结缔组织增生为主形成的结节状病灶

　　D. 淋巴细胞增生为主形成的结节状病灶

　　E. 富于血管和细胞为主的结节状病灶

36. 下列关于肿瘤的描述，哪一项是错误的　　（　　）

　　A. 凡称为瘤的都是良性肿瘤　　B. 恶性肿瘤多呈浸润性生长

　　C. 肉瘤多发生于青少年　　　　D. 癌比肉瘤多见

　　E. 癌的淋巴道转移较肉瘤多见

37. 肿瘤恶性程度的高低取决于　　（　　）

　　A. 肿瘤体积的大小　　　　　　B. 肿瘤患者的临床表现

　　C. 肿瘤的生长速度　　　　　　D. 肿瘤细胞的分化程度

E. 肿瘤发生的部位

38. 确定肿瘤组织的来源取决于 （　　）

    A. 肿瘤的生长方式　　　　　　B. 肿瘤的包膜

    C. 肿瘤的实质细胞　　　　　　D. 肿瘤的间质

    E. 肿瘤的血管

39. X 射线检查时,肿块周围出现毛刺样或放射状改变,是因为 （　　）

    A. 肿瘤呈外生性生长　　　　　B. 肿瘤呈膨胀性生长

    C. 肿瘤呈浸润性生长　　　　　D. 支气管全围肺组织实变

    E. 肿瘤呈结节状

40. 下列哪一项不符合肿瘤性增生的特点 （　　）

    A. 相对无止境的生长　　　　　B. 不同程度失去分化成熟的能力

    C. 生长旺盛形成肿块　　　　　D. 致瘤因素消除后停止增生

    E. 增生过度与机体不协调

41. 恶性肿瘤的分化程度、异型性、恶性程度三者之间的关系通常为 （　　）

    A. 分化程度高,异型性大,恶性程度高

    B. 分化程度低,异型性小,恶性程度高

    C. 分化程度低,异型性小,恶性程度低

    D. 分化程度高,异型性小,恶性程度低

    E. 分化程度低,异型性大,恶性程度低

42. 肝转移性胃癌是指 （　　）

    A. 肝癌转移至胃　　　　　　　B. 肝癌和胃癌相互转移

    C. 胃癌转移至肝　　　　　　　D. 肝癌和胃癌同时转移至他处

    E. 他处的癌转移至肝和胃

43. 下列哪一项不符合良性肿瘤的特点 （　　）

    A. 生长缓慢　　　　　　　　　B. 不发生转移

    C. 异型性小,核分裂象少　　　D. 浸润血管和淋巴管

    E. 术后不复发

44. 肿瘤血道转移最常见的部位是 （　　）

    A. 肺、脑　　　　B. 肝、脑　　　C. 肺、肝　　　D. 肾、肝　　　E. 肺、肾

45. 确定淋巴结有无肿瘤转移应根据 （　　）

    A. 淋巴结肿大　　　　　　B. 淋巴结坏死　　　　C. 淋巴结粘连

    D. 淋巴结疼痛　　　　　　E. 淋巴结活检

46. 良恶性肿瘤的根本区别在于 （　　）

    A. 是否致死　　　　　　　　　B. 肿瘤的生长速度

    C. 肿瘤细胞的异型性　　　　　D. 是否呈浸润性生长

    E. 有无完整的包膜

47. 下列哪一种形态的肿块,癌的可能性最大 （　　）

    A. 乳头状　　　　　　　B. 肿块大　　　　　　C. 有较长的蒂

    D. 蕈状　　　　　　　　E. 火山口溃疡

48. 与肉瘤相比较,癌的主要特点是 （　　）
    A. 有病理性核分裂　　　　　　　B. 细胞大小不一
    C. 浸润性生长　　　　　　　　　D. 增生细胞呈巢状
    E. 核深染,胞浆嗜碱性

49. 癌的主要转移途径是 （　　）
    A. 淋巴道　　　B. 血道　　　C. 直接蔓延　　　D. 种植性　　　E. 医源性

50. 癌和肉瘤最根本的区别是 （　　）
    A. 组织来源　　　　　　　　B. 外在环境　　　　　C. 内在因素
    D. 形成方式　　　　　　　　E. 以上都不对

51. 肉瘤的主要转移途径是 （　　）
    A. 淋巴道　　　B. 种植性　　　C. 直接蔓延　　　D. 医源性　　　E. 血道

52. 下列符合肉瘤特点的是 （　　）
    A. 多经淋巴道转移　　　　　　B. 实质与间质分界清楚
    C. 灰白色、干燥　　　　　　　D. 来自间叶组织
    E. 多见于中老年

53. 肿瘤的实质指的是 （　　）
    A. 血管　　　B. 结缔组织　　　C. 肿瘤细胞　　　D. 淋巴管　　　E. 神经

54. 下列哪项是原位癌的主要特征 （　　）
    A. 生于子宫颈黏膜上皮
    B. 是一种早期癌
    C. 癌变波及上皮全层,但未突破基底膜向下浸润
    D. 未发生转移
    E. 可长期保持原来的结构,甚至消退

55. 癌前病变是指 （　　）
    A. 类似肿瘤的瘤样病变　　　　B. 最终必然发展成癌的病变
    C. 有癌变可能的良性病变　　　D. 原位癌
    E. 早期浸润癌

56. 高分化鳞癌中最典型的特征是 （　　）
    A. 细胞核分裂象少　　　　　　B. 形成癌巢
    C. 出现角化珠　　　　　　　　D. 网状纤维围绕癌巢
    E. 实质与间质分界清楚

【B 型题】
备选答案(第57~61题)
    A. 萎缩　　　B. 肥大　　　C. 增生　　　D. 化生　　　E. 变性
57. 晚期良性高血压病的心脏 （　　）
58. 胃黏膜中出现肠上皮 （　　）
59. 肾盂积水 （　　）
60. 炎性息肉 （　　）
61. 脂肪肝 （　　）

备选答案(第 61～65 题)

  A. 以变质为主的炎症   B. 以浆液渗出为主的炎症

  C. 以纤维素渗出为主的炎症   D. 以中性白细胞渗出为主的炎症

  E. 以增生为主的炎症

62. 急性肾小球肾炎　　　　　　　　　　　　　　　　　　　　　　　( )

63. 急性病毒性肝炎　　　　　　　　　　　　　　　　　　　　　　　( )

64. 肝脓肿　　　　　　　　　　　　　　　　　　　　　　　　　　　( )

65. 急性细菌性痢疾　　　　　　　　　　　　　　　　　　　　　　　( )

66. 绒毛心　　　　　　　　　　　　　　　　　　　　　　　　　　　( )

【X 型题】

67. 下列哪些属液化性坏死　　　　　　　　　　　　　　　　　　　　( )

  A. 脓肿   B. 脾梗死   C. 脑组织坏死

  D. 急性胰腺炎   E. 心肌梗死

68. 永久性细胞包括　　　　　　　　　　　　　　　　　　　　　　　( )

  A. 神经细胞   B. 横纹肌细胞   C. 心肌细胞

  D. 平滑肌细胞   E. 间皮细胞

69. 渗出性炎包括　　　　　　　　　　　　　　　　　　　　　　　　( )

  A. 卡他性炎   B. 浆液性炎   C. 化脓性炎

  D. 纤维蛋白性炎   E. 出血性炎

70. 癌的组织学特点是　　　　　　　　　　　　　　　　　　　　　　( )

  A. 癌巢内癌细胞之间有网状纤维 B. 癌巢周围有网状纤维包绕

  C. 有癌巢形成   D. 癌细胞弥散分布

  E. 癌巢与间质一般分界清楚

71. 消化道的癌前病变有　　　　　　　　　　　　　　　　　　　　　( )

  A. 慢性十二指肠溃疡   B. 慢性萎缩性胃炎

  C. 慢性胃溃疡   D. 结肠多发性腺瘤性息肉

  E. 食管黏膜白斑

72. 肉芽组织在修复过程中有哪些重要作用　　　　　　　　　　　　　( )

  A. 抗感染及保护创面   B. 修复表皮

  C. 机化血凝块、坏死组织 D. 机化异物

  E. 填补伤口及其他组织缺损

73. 不稳定细胞包括　　　　　　　　　　　　　　　　　　　　　　　( )

  A. 表皮细胞   B. 呼吸道和消化道被覆细胞

  C. 生殖器官被覆细胞   D. 淋巴造血细胞

  E. 汗腺细胞

74. 肉芽组织中包括下列哪些成分　　　　　　　　　　　　　　　　　( )

  A. 成纤维母细胞   B. 肌成纤维细胞

  C. 血管内皮细胞   D. 炎性细胞

  E. 神经纤维

75. 炎症的基本病变包括　　　　　　　　　　　　　　　　　　（　　）

　　A. 变质　　　　　　B. 渗出　　　　C. 增生　　　　D. 出血　　　　E. 适应

76. 慢性炎症病灶中可以增生的细胞有　　　　　　　　　　　　（　　）

　　A. 中性粒细胞　　　　　　　　B. 淋巴细胞　　　　　　C. 血管内皮细胞

　　D. 浆细胞　　　　　　　　　　E. 单核细胞

77. 肉瘤的组织学特点是　　　　　　　　　　　　　　　　　　（　　）

　　A. 瘤细胞间有网状纤维穿插、包绕

　　B. 间质少、血管丰富

　　C. 瘤细胞形成巢,巢周围有网状纤维包绕

　　D. 实质与间质的分界不清

　　E. 瘤细胞弥散分布

(二)填空题

1. 化生有多种类型,最常见的是＿＿＿＿＿＿＿＿、＿＿＿＿＿＿＿＿等化生为鳞状上皮,称为鳞状上皮化生。

2. 玻璃样变性有＿＿＿＿＿＿＿＿、＿＿＿＿＿＿＿＿、＿＿＿＿＿＿＿＿＿＿＿＿＿三类。

3. 细胞坏死时细胞核的改变有＿＿＿＿＿＿＿＿、＿＿＿＿＿＿＿＿和＿＿＿＿＿＿＿＿＿＿＿。

4. 常见的坏疽类型有＿＿＿＿＿＿＿＿、＿＿＿＿＿＿＿＿、＿＿＿＿＿＿＿＿三类。

5. 再生时如果完全恢复了原组织的＿＿＿＿＿及＿＿＿＿＿,则称为完全再生。

6. 肉芽组织成分有＿＿＿＿＿＿、＿＿＿＿＿＿及＿＿＿＿＿＿组成。

7. 肉芽组织中没有＿＿＿＿＿＿＿,故无感觉。

8. 创伤愈合的类型有＿＿＿＿＿＿＿＿、＿＿＿＿＿＿＿＿。

9. 骨折愈合的过程依次分为＿＿＿＿＿＿＿＿、＿＿＿＿＿＿＿＿、＿＿＿＿＿＿＿＿、＿＿＿＿＿＿＿＿四个阶段。

10. 由生物性因子引起的炎症一般称为＿＿＿＿＿＿＿。

11. 炎症局部的基本病变包括＿＿＿＿＿＿、＿＿＿＿＿＿和＿＿＿＿＿＿。

12. 白细胞的吞噬过程可分为＿＿＿＿＿、＿＿＿＿＿和＿＿＿＿＿三个阶段。

13. 绒毛心是发生在＿＿＿＿＿部位的＿＿＿＿＿性炎。

14. 化脓性炎有三种主要的病变类型,为＿＿＿＿＿＿、＿＿＿＿＿＿和蜂窝织炎。

15. 恶性肿瘤的分化程度越低,异型性越＿＿＿＿＿,恶性程度越＿＿＿＿＿。

16. 肿瘤细胞核分裂象常增多,特别是出现＿＿＿＿＿＿＿＿＿＿时,对于诊断恶性肿瘤具有重要意义。

17. 肿瘤的间质对肿瘤起着＿＿＿＿＿和＿＿＿＿＿作用,在某些情况下有＿＿＿＿＿肿瘤生长的作用。

18. 肿瘤的扩散方式有两种,即＿＿＿＿＿＿＿和＿＿＿＿＿＿＿。

19. 恶性肿瘤的转移途径有＿＿＿＿＿＿、＿＿＿＿＿＿、＿＿＿＿＿＿。

20. 目前诊断肿瘤常用且较为准确的方法是＿＿＿＿＿＿＿。

(三)名词解释

1. 适应	2. 化生	3. 坏疽
4. 干酪样坏死	5. 再生	6. 肉芽组织
7. 机化	8. 炎症	9. 假膜性炎
10. 肉芽肿性炎	11. 炎症介质	12. 炎性息肉
13. 肿瘤	14. 肿瘤的异型性	15. 非典型增生
16. 原位癌	17. 交界性肿瘤	18. 恶病质

(四)问答题

1. 变性与坏死有何关系?如何从形态学上区别变性与坏死?

2. 简述坏死的过程及其基本病理变化。

3. 坏死与凋亡在形态学上有何区别?

4. 试述肉芽组织的形态和功能。

5. 纤维素性炎症常发生在哪些部位?各有何特点?

6. 简述渗出液和漏出液的区别。

7. 试比较脓肿与蜂窝织炎的异同。

8. 试述肿瘤的命名原则。

9. 试述良、恶性肿瘤的区别。

10. 试比较癌与肉瘤的区别。

二、参考答案

(一)选择题

【A1 型题】

1. E	2. E	3. D	4. E	5. A	6. B	7. B	8. A	9. A	10. B
11. E	12. E	13. C	14. D	15. E	16. D	17. E	18. B	19. B	20. D
21. E	22. C	23. A	24. C	25. D	26. D	27. C	28. E	29. D	30. B
31. A	32. A	33. D	34. E	35. C	36. A	37. D	38. C	39. C	40. D
41. D	42. C	43. D	44. C	45. E	46. C	47. E	48. D	49. A	50. A
51. E	52. D	53. C	54. C	55. C	56. C				

【B 型题】

57. B	58. D	59. A	60. C	61. E	62. E	63. A	64. D	65. C	66. C

【X 型题】

67. ACD	68. ABC	69. ABCDE	70. BCE	71. BCDE	72. ACDE
73. ABCD	74. ABCD	75. ABC	76. BCDE	77. ABDE	

(二)填空题

1. 单层柱状上皮　假复层纤毛柱状上皮

2. 细胞内玻璃样变性　血管壁玻璃样变性　结缔组织玻璃样变性

3. 核固缩　核碎裂　核溶解

4. 干性坏疽　湿性坏疽　气性坏疽

5. 结构　功能

6. 新生毛细血管　成纤维细胞(纤维母细胞)　炎细胞

7. 神经组织

8. 一期愈合　二期愈合

9. 血肿形成　纤维性骨痂形成　骨性骨痂形成　骨痂的改建与重塑

10. 感染

11. 变质　渗出　增生

12. 识别和附着　包围和吞入　杀灭和降解

13. 心包　纤维蛋白

14. 表面化脓和积脓　脓肿

15. 大　高

16. 病理性核分裂象

17. 营养　支持　抑制

18. 直接蔓延　转移

19. 血道转移　淋巴道转移　种植性转移

20. 活体组织检查(活检)

(三)名词解释

1. 适应:细胞和由其构成的组织、器官能耐受内、外环境中各种有害因子和刺激的作用而得以存活的过程。

2. 化生:一种分化成熟的细胞转化为另一种分化成熟细胞的过程。

3. 坏疽:大范围坏死合并腐败菌感染,常见于与外界相通的组织、器官;分干性、湿性、气性三种。

4. 干酪样坏死:为彻底的凝固性坏死,多见于结核病,肉眼观坏死区呈黄色,状似干酪,镜下见坏死彻底,为颗粒状无结构红染物。

5. 再生:邻近同种细胞通过分裂增殖以完成修复的现象。

6. 肉芽组织:为幼稚的纤维结缔组织,肉眼观呈红色、细颗粒样、柔软,状似肉芽。光镜下见主要由成纤维细胞和新生的毛细血管组成,常伴有多少不等的各种炎细胞。

7. 机化:新生肉芽组织长入并取代坏死组织、血栓、血块、脓液、异物等的过程。

8. 炎症:具有血管系统的活体组织对损伤因子所发生的防御反应为炎症。

9. 假膜性炎:发生于黏膜的纤维素性炎,渗出的纤维蛋白、坏死组织和中性粒细胞共同形成假膜。常见假膜性炎有菌痢、白喉等。

10. 肉芽肿性炎:是一种特殊性增生性炎,以肉芽肿形成为其特点。肉芽肿是由巨噬细胞及其演化的细胞,呈局限性浸润和增生所形成的境界清楚的结节状病灶。

11. 炎症介质:炎症过程中由细胞释放或体液产生的参与或引起炎症反应(如血管扩张、通透性增强和白细胞渗出)的一类化学介质。

12. 炎性息肉:在致炎因子的长期刺激下,局部黏膜上皮和腺体及肉芽组织增生而形成的突出于黏膜表面的带蒂肿块。常见于鼻黏膜和宫颈。

13. 肿瘤:在致瘤因素作用下,局部组织的细胞在基因水平上失去了对其生长的正常调控,导致单克隆性的异常增生而形成的新生物,多数肿瘤表现为肿块。

14. 肿瘤的异型性:肿瘤在细胞形态和组织结构上,都与其起源的正常组织有不同程度的差异。

15. 非典型增生:细胞增生并出现异型性,但还不足以诊断为癌,这一术语主要应用于上皮,包括被覆盖上皮和腺上皮。

16. 原位癌:癌变细胞累及上皮达全层,但未穿过基底膜,属早期癌。

17. 交界性肿瘤:有些肿瘤的生物学行为介于良、恶性肿瘤之间,称为交界性肿瘤。

18. 恶病质:恶性肿瘤晚期,患者出现极度消瘦,严重贫血,无力和进行性全身衰竭状态。

(四)问答题

1.(1)关系:坏死可由变性发展而来,坏死可使其周围细胞发生变性。

(2)区别:1)变性:①胞质变化;②胞核改变;③可恢复正常。2)坏死:①胞质改变;②胞核改变;③有炎症反应;④不能恢复正常。

2.(1)过程:细胞受损→细胞器退变,胞核受损→代谢停止→结构破坏→急性炎反应→坏死加重。

(2)基本病变:①核固缩、碎裂核和溶解;②胞质红染,胞膜破裂,细胞解体;③间质内胶原纤维肿胀、崩解、液化、基质解聚;④坏死灶周围或坏死灶内有急性炎反应。

3.

坏死与凋亡的区别

	坏死	凋亡
受损细胞数	多少不一	单个或小团
细胞质膜	常破裂	不破裂
细胞核	固缩、裂解、溶解	裂解
细胞质	红染或消散	致密
间质变化	胶原纤维肿胀、崩解、液化、基质解聚	无明显变化
凋亡小体	无	有
细胞自溶	有	无
急性炎反应	有	无

4. 肉眼:鲜红色、颗粒状、柔软、湿润、嫩;

镜下:大量新生的毛细血管、成纤维细胞及各种炎细胞;

功能:抗感染,保护创面;填平创口或其他组织缺损;机化或包裹坏死组织、血栓、炎性渗出物或其他异物。

5. 部位:黏膜、浆膜、肺。

表现:黏膜—假膜性炎(白喉假膜、假膜性肠炎);

　　　浆膜—心外膜,绒毛心;

　　　疏松组织肺—大叶性肺炎。

6.(1)渗出液:①蛋白含量高;②细胞成分多;③浑浊,易凝固;④密度高;⑤见于炎症。

(2)漏出液:①蛋白含量低;②细胞成分少;③清亮透明,不易凝固;④密度低;⑤见于血液循环障碍。

7.(1)不同点:1)脓肿:①主要为金黄色葡萄球菌引起;②局限性;③破坏组织、形成脓腔;④痊愈后易留瘢痕。2)蜂窝织炎:①常为溶血性链球菌引起;②常见于皮肤、肌肉和阑尾等;③弥漫性,易扩散;④痊愈后常不留瘢痕。

(2)共同点:均为化脓性炎。

8.(1)良性瘤在其来源组织名称后加一"瘤"字来命名;(2)恶性瘤是在上皮组织来源的组织名称后加上"癌",在间叶组织来源的组织名称后加上"肉瘤"来命名;(3)有些来源于幼稚组织及神经组织的恶性瘤称为母细胞瘤;(4)有些恶性瘤冠以人名加"病"或"瘤"的习惯名称来命名;(5)有的肿瘤的实质是由两个或三个胚层的各种类型的组织混杂在一起构成则称为畸胎瘤;(6)转移瘤的命名则将继发器官或组织名置于原发器官和肿瘤名的前面,如肝癌转移至肺,则称为肺转移性肝癌。

9.
良性肿瘤与恶性肿瘤的区别

	良性肿瘤	恶性肿瘤
分化程度	分化好,异型性小,与原有组织的形态相似	分化不好,异型性大,与原有组织的形态差别大
核分裂	无或稀少,不见病理核分裂	多见,可见病理核分裂
生长速度	缓慢	快
生长方式	膨胀性或外生性生长,前者常有包膜形成,与周围组织一般分界清楚,故通常可推动	浸润性或外生性生长,前者无包膜,与周围组织分界不清楚,通常不能推动
继发改变	很少发生坏死、出血	常发生出血、坏死、溃疡等
转移	不转移	常有转移
复发	手术切除后很少复发	手术切除等治疗后较多复发
对机体影响	较小,主要为局部压迫或阻塞作用。如发生在重要器官也可引起严重后果	较大,除压迫、阻塞外,还可以破坏组织,引起坏死、出血、合并感染,甚至造成恶病质

10.
癌与肉瘤的区别

	癌	肉瘤
组织来源	上皮组织	间叶组织
发病率	较常见	较少见
发病年龄	多见于 40 岁以上	多见于青少年
大体特点	质较硬、灰白色、较干燥	质软、灰红色、湿润、鱼肉状
组织学特点	多形成癌巢,实质与间质分界清楚,常有纤维组织增生	肉瘤细胞弥漫分布,实质与间质分界不清,血管丰富,纤维组织少
网状纤维	癌细胞间多无	肉瘤细胞间多有
转移	多经淋巴道转移	多经血道转移

(张巧英、冉娜)

第五章　运动系统

一、重、难点解析

(一)概述

1. 全身骨的组成及分部

组成及分部 $\begin{cases} 组成:206\ 块骨 \\ 分部:躯干骨(51)、上肢骨(64)、下肢骨(62)、颅骨(23+6) \end{cases}$

2. 骨的形态

骨的形态分类 $\begin{cases} 长骨:两端称骺;中部称骨干,其内有骨髓腔,如股骨 \\ 短骨:一般呈立方形,如手的腕骨 \\ 扁骨:板状,参与构成体腔的壁,如颅的顶骨 \\ 不规则骨:形态不规则,如躯干的椎骨 \end{cases}$

3. 骨的构造(表5-1)

表 5-1　骨的构造

	构　造	机　能
骨　膜	致密结缔组织、成骨细胞、丰富的血管及神经末梢	营养骨、造骨
骨　质	骨细胞、骨基质(有机质、钙盐)	支持、储存钙
骨　髓	红骨髓:造血组织;黄骨髓:脂肪组织	造血、储存脂肪

4. 骨的化学成分和物理特性(表5-2)

表 5-2　骨的化学成分和物理特性

骨	化学成分	物理特性	年龄变化
有机质	胶原纤维、粘多糖蛋白	使骨具韧性、弹性	年幼者约>1/3,易变形
无机质	磷酸钙、碳酸钙	使骨具硬质、脆性	年老者约>2/3,易骨折

5. 骨的表面特征

骨的表面特征 $\begin{cases} 表面的突出:突(乳突、喙突、茎突)、结节、粗隆、转子、髁、踝 \\ 线状的突起:嵴 \\ 表面的凹陷:窝、陷窝 \\ 缘上的缺陷:切迹 \\ 沟、裂、管、孔:神经血管穿行处 \\ 骨内的空腔:窦、小房 \end{cases}$

(二)躯干骨

1. 躯干骨的组成

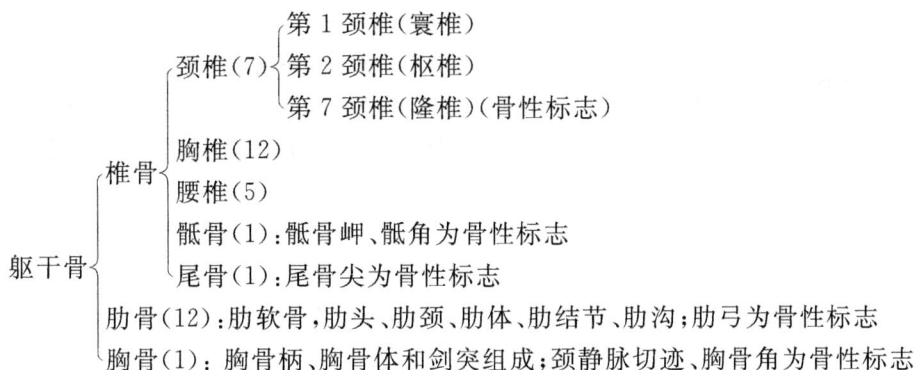

2. 椎骨的共同特点

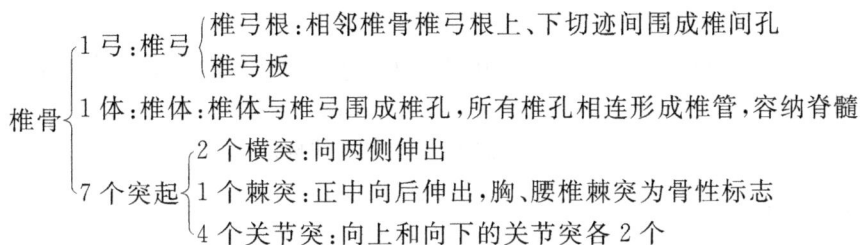

3. 颈、胸、腰椎骨的主要特征(表5-3)

表5-3 颈、胸、腰椎骨的主要特征

	椎体	横突	棘突	关节突关节面
颈椎	较小	横突孔	2～6 末端分叉	基本呈水平位
胸椎	似心形,上下肋凹	横突肋凹	细长,向后下倾斜	基本呈额状位
腰椎	最大,肾形	较发达	水平、板状,间隙宽	基本呈矢状位

(三)颅骨

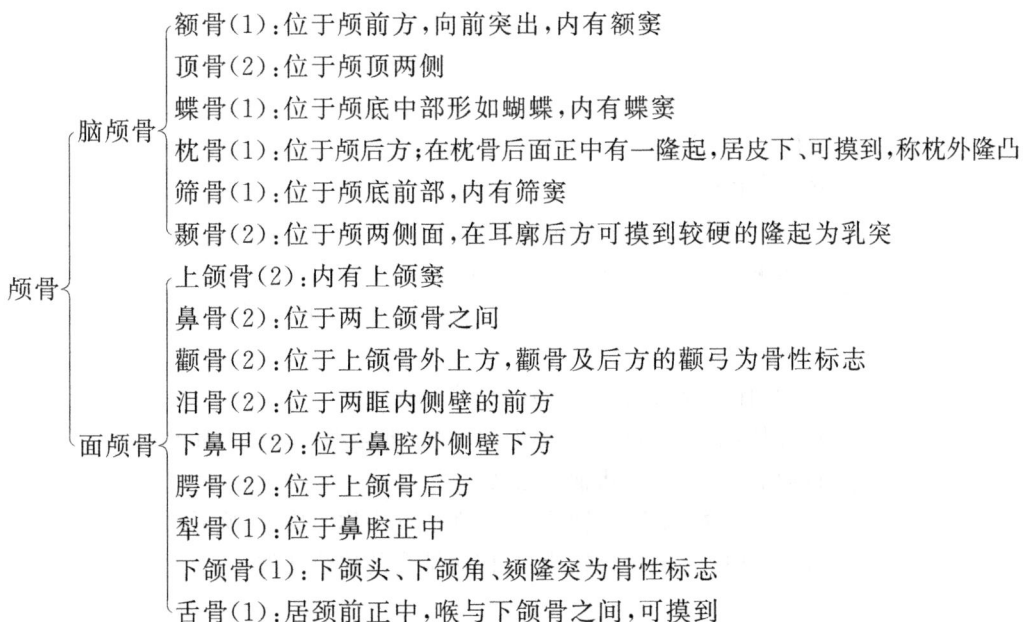

(四)上肢骨

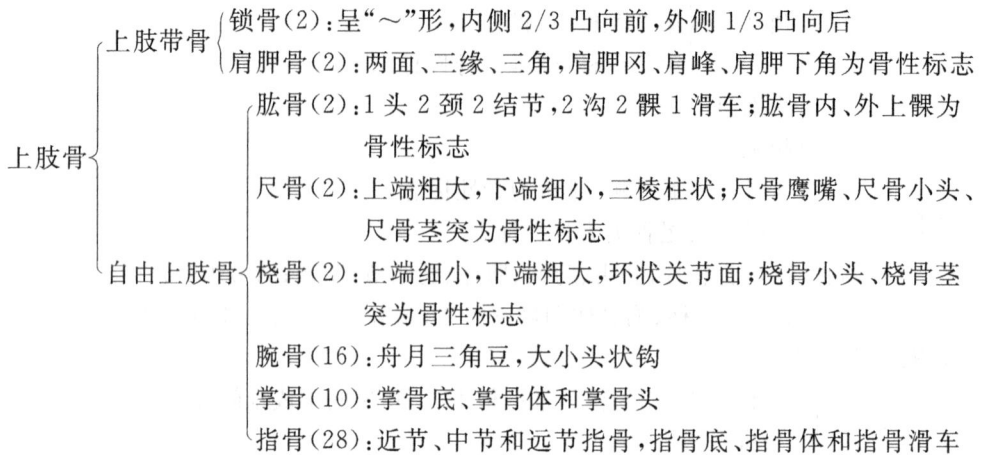

上肢骨 {
　上肢带骨 {
　　锁骨(2):呈"～"形,内侧 2/3 凸向前,外侧 1/3 凸向后
　　肩胛骨(2):两面、三缘、三角,肩胛冈、肩峰、肩胛下角为骨性标志
　}
　自由上肢骨 {
　　肱骨(2):1 头 2 颈 2 结节,2 沟 2 髁 1 滑车;肱骨内、外上髁为骨性标志
　　尺骨(2):上端粗大,下端细小,三棱柱状;尺骨鹰嘴、尺骨小头、尺骨茎突为骨性标志
　　桡骨(2):上端细小,下端粗大,环状关节面;桡骨小头、桡骨茎突为骨性标志
　　腕骨(16):舟月三角豆,大小头状钩
　　掌骨(10):掌骨底、掌骨体和掌骨头
　　指骨(28):近节、中节和远节指骨,指骨底、指骨体和指骨滑车
　}
}

(五)下肢骨

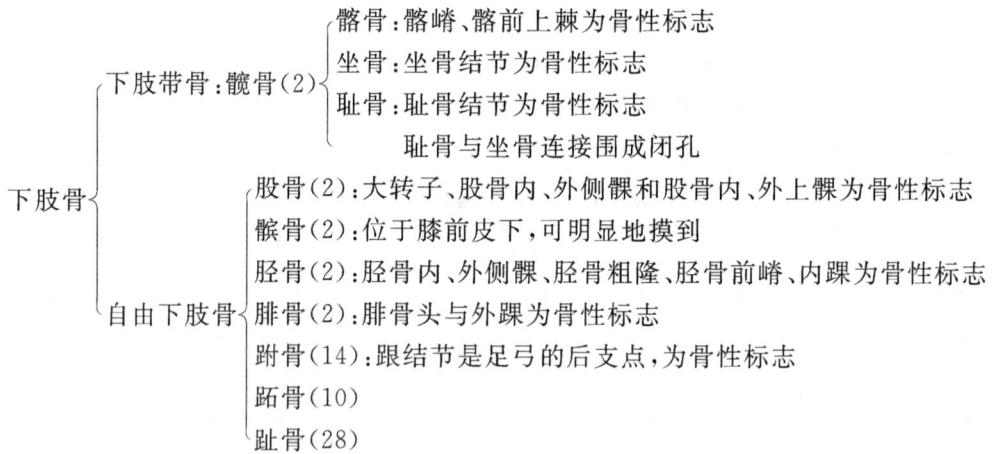

下肢骨 {
　下肢带骨:髋骨(2) {
　　髂骨:髂嵴、髂前上棘为骨性标志
　　坐骨:坐骨结节为骨性标志
　　耻骨:耻骨结节为骨性标志
　　　耻骨与坐骨连接围成闭孔
　}
　自由下肢骨 {
　　股骨(2):大转子、股骨内、外侧髁和股骨内、外上髁为骨性标志
　　髌骨(2):位于膝前皮下,可明显地摸到
　　胫骨(2):胫骨内、外侧髁、胫骨粗隆、胫骨前嵴、内踝为骨性标志
　　腓骨(2):腓骨头与外踝为骨性标志
　　跗骨(14):跟结节是足弓的后支点,为骨性标志
　　跖骨(10)
　　趾骨(28)
　}
}

(六)骨连结

1. 直接连结 {
　纤维连结:前臂骨连结、棘突间韧带、缝
　软骨连结:耻骨联合、椎间盘
　骨性结合:骶骨
}

2. 间接连结(滑膜关节)

(1)基本结构 {
　关节面:构成关节各骨的邻接面,表面有关节软骨
　关节囊:附于关节面周缘的结缔组织囊
　关节腔:是关节软骨和关节囊滑膜共同围成的密闭腔隙,内含少量滑液,呈负压
}

(2)辅助结构　　主要有韧带、关节盘、半月板、关节唇。

(3)运动形式 {
　屈和伸:沿冠状轴的运动,对足的屈、伸运动特称为跖屈和背屈
　内收和外展:沿矢状轴的运动
　旋内和旋外:沿垂直轴的运动,在前臂则称为旋前、旋后
　环转:实际上是屈、展、伸、收依次结合的连续动作
}

(七)躯干骨的连结

1.脊柱 由24块椎骨、1块骶骨和1块尾骨借软骨、韧带和关节连结而成。

椎骨间的连结

(1)椎间盘:位于相邻的两个椎体之间。

椎间盘 { 纤维环:位于椎间盘的周围,由纤维软骨构成
髓核:位于椎间盘的中央,是柔软而富有弹性的胶状物质

(2)韧带:有三条长韧带和两类短韧带。

韧带 {
三条长韧带 {
前纵韧带:位于椎体及椎间盘前面,限制脊柱过度后伸
后纵韧带:位于椎体及椎间盘后面,限制脊柱过度前屈
棘上韧带:为附着于各棘突尖端的纵长韧带
}
两类短韧带 {
棘间韧带:为连于相邻棘突之间的短韧带
黄韧带:为连于相邻椎弓板之间的韧带
}
}

(3)关节 {
关节突关节:相邻椎骨的上、下关节突的关节面构成的关节
寰枕关节:由寰椎侧块上关节凹与枕骨髁构成
寰枢关节:包括寰枢外侧关节和寰枢正中关节
}

2.脊柱的整体观

{
前面观:椎体自上而下逐渐增大,到骶骨上端最宽,自此以下体积缩小
后面观:棘突纵列成一条直线,各部棘突形态各异。颈椎棘突短,但隆椎棘突却长而突出;胸椎棘突长,斜向后下方,呈叠瓦状排列;腰椎棘突呈板状,水平向后伸,棘突间隙较宽
侧面观:可见脊柱有4个生理性弯曲 {
颈曲和腰曲:凸向前,在出生后随着抬头、坐立而相继形成的
胸曲和骶曲:凸向后,在胚胎时期已形成
}
}

(八)胸廓

1.肋椎连结 {
肋头关节由肋头与肋凹构成
肋横突关节由肋结节与横突肋凹构成
} 两者合称肋椎关节

2.胸肋连结 {
第1肋前端借肋软骨与胸骨柄直接相连
第2~7肋前端分别与胸骨体各肋切迹构成胸肋关节
第8~10肋前端依次与上位肋软骨相连,它们的下缘共同形成肋弓
第11、12肋前端游离于腹肌之中
}

3.胸廓的形态 {
形态:前后略扁上窄下宽的圆锥形
胸廓上口:较小,由第1胸椎体、第1肋和颈静脉切迹围成
胸廓下口:由第12胸椎、第12肋和第11肋前端、肋弓和剑突围成
肋间隙:相邻两肋之间的间隙,共有11对
}

(九)颅的连结

1.特点

(1)除下颌骨和舌骨外,其他颅骨结合为一个整体。

(2)多数颅骨借缝相连,颅底个别部分具有软骨结合,只有下颌骨和颞骨之间构成颞下颌关节。

2. 颞下颌关节(下颌关节)
- 构成:由颞骨的下颌窝、关节结节与下颌头构成
- 结构特点:关节囊松弛,囊内有椭圆形的关节盘
- 运动形式:属于联合关节,使下颌骨上提、下降和向前、后、侧方运动

(十)上肢骨的连结

1. 上肢带骨的连结
- 胸锁关节:由胸骨的锁切迹与锁骨的胸骨端构成,内有关节盘
- 肩锁关节:由肩胛骨的肩峰与锁骨的肩峰端构成,属平面关节

2. 自由上肢骨的连结

(1)肩关节

①构成:由肱骨头与肩胛骨的关节盂构成。

②特点:关节盂小而浅,肱骨头大,关节囊薄而松弛,下壁最为薄弱,故肩关节易向前下方脱位。运动灵活,稳固性差。

③运动形式:全身最灵活的关节,可做沿多轴运动,且运动幅度大。

(2)肘关节

①构成:由肱骨下端与尺、桡骨上端构成,包括三个关节:

肱尺关节:由肱骨滑车与尺骨的滑车切迹构成。

肱桡关节:由肱骨小头与桡骨头关节凹构成。

桡尺近侧关节:由桡骨头环状关节面与尺骨桡切迹构成。

②结构特点:三个关节包在一个关节囊内。关节囊的前、后部薄而松弛,两侧有尺侧副韧带和桡侧副韧带加强,此外,在囊内有桡骨环状韧带,可防止桡骨头脱出。

③运动形式:肘关节可做屈、伸运动,其桡尺关节可使前臂旋前和旋后。

(3)前臂骨连结

①组成:
- 桡尺近侧关节:由桡骨头环状关节面与尺骨桡切迹构成
- 桡尺远侧关节:由尺骨头环状关节面和桡骨的尺切迹构成
- 前臂骨间膜:连于桡、尺骨的骨间缘之间的坚韧纤维膜

②运动形式:使前臂旋前和旋后。

(4)手骨的连结　包括桡腕关节、腕骨间关节、腕掌关节、掌指关节和指骨间关节。

(十一)下肢骨的连结

1. 下肢带骨的连结

(1)骨盆各骨间的连结

①骶髂关节:由骶骨与髂骨的耳状面构成,活动性甚微。

②髋骨与骶骨的韧带连结:髋骨与骶骨之间有两条韧带相连,一条称骶结节韧带,另一条称骶棘韧带,这两条韧带与坐骨大、小切迹围成坐骨大、小孔。

③耻骨联合:由两侧耻骨联合面借纤维软骨构成的耻骨间盘连结而成。

(2)骨盆的组成与分部　骨盆由骶、尾与左、右髋骨及其间的骨连结构成。

从骶骨岬经两侧弓状线、耻骨梳、耻骨结节至耻骨联合上缘围成环形的界线。骨盆以界线为界分为上部的大骨盆和下部的小骨盆两部分。

小骨盆的上口称骨盆上口,由界线围成。骨盆下口由尾骨尖、骶结节韧带、坐骨结节、坐骨支、耻骨支和耻骨联合下缘围成。两侧坐骨支与耻骨下支连成耻骨弓,它们之间的夹角称

耻骨下角。骨盆上、下口之间的腔称骨盆腔。

2. 自由下肢骨的连结

(1)髋关节

①构成：由髋臼与股骨头构成。

②特点：髋臼深，周缘附有髋臼唇。关节囊厚而坚韧，股骨颈后面仅内侧 2/3 包在囊内，外侧 1/3 露于囊外，故股骨颈骨折有囊内骨折和囊外骨折之分。关节囊周围有韧带加强，其中以前方的髂股韧带最为强厚。关节囊内有股骨头韧带，内含营养股骨头的血管。其运动幅度远不及肩关节，但具有较大的稳固性。

③运动形式：髋关节可做屈、伸、收、展、旋内、旋外和环转运动。

(2)膝关节

①构成：由股骨下端、胫骨上端和髌骨构成。

②特点：是人体最大、最复杂的关节。膝关节囊薄而松弛，其前方有厚而强韧的股四头肌腱及由其延续而成的髌韧带。关节囊有腓侧副韧带和胫侧副韧带。关节囊内有前交叉韧带、后交叉韧带和内侧半月板、外侧半月板，内侧半月板较大，外侧半月板较小。

③运动形式：主要是屈、伸，在半屈位时，还可做小幅度的旋内、旋外运动。

(3)小腿骨连结 $\begin{cases} 上端由胫骨的腓关节面与腓骨头构成胫腓关节 \\ 两骨干之间借小腿骨间膜相连 \\ 下端借韧带相连 \end{cases}$

(4)足骨的连结 包括距小腿关节、跗骨间关节、跗跖关节、跖趾关节和趾骨间关节。

(十二)骨骼肌

能在体表看到或摸到的一些肌性隆起，称为肌性标志。

1. 颈肌——胸锁乳突肌 斜于颈部两侧，大部分被颈阔肌覆盖，在体表可见其轮廓。起自胸骨柄的前面和锁骨的胸骨端，两头会合斜向后上方，止于颞骨的乳突。一侧收缩时使头向同侧屈、颜面转向对侧；两侧同时收缩，可使头后仰。若一侧肌挛缩，可导致斜颈。

2. 膈 为向上呈穹窿状的扁肌，位于胸、腹腔之间，构成胸腔的底和腹腔的顶。膈上有三个裂孔：①主动脉裂孔，在第 12 胸椎前方，由左、右两个膈脚与脊柱共同围成，内有主动脉和胸导管通过；②食管裂孔，在主动脉裂孔的左前上方，约平第 10 胸椎，内有食管和迷走神经通过；③腔静脉孔，在食管裂孔右前上方的中心腱内，约平第 8 胸椎，内有下腔静脉通过。

膈是重要的呼吸肌，收缩时，膈穹窿下降，胸腔容积扩大，产生吸气；舒张时，膈穹窿上升，胸腔容积变小，产生呼气。若膈与腹肌同时收缩，则能增加腹压，并协助排便、呕吐及分娩等活动。

3. 腹肌

(1)腹股沟管 位于腹股沟韧带内侧半的上方，是腹前壁下部的三层扁肌或腱膜和筋膜之间由外上斜向内下方的裂隙，长约 4～5cm，男性有精索、女性有子宫圆韧带通过。腹股沟管有内、外两口和前、后、上、下四壁。内口称腹股沟管深（腹）环，位于腹股沟韧带中点上方约 1.5cm 处，为腹横筋膜形成的裂隙。外口即腹股沟管浅（皮下）环。腹股沟管的前壁为腹外斜肌腱膜和腹内斜肌，后壁为腹横筋膜和腹股沟镰，上界为腹内斜肌和腹横肌的弓状下缘，下界为腹股沟韧带。

(2)腹股沟（海氏）三角（Hesselbach 三角） 位于腹前壁下部，是由腹直肌外侧缘、腹股沟韧带和腹壁下动脉围成的三角形区域。若腹腔内容物经此三角突出,并经腹股沟管后壁进入腹股沟管,称腹股沟直疝;腹腔内容物经腹股沟管深环入腹股沟管,再从皮下环突出至阴囊,称腹股沟斜疝。腹壁下动脉可作为腹股沟直疝与斜疝的鉴别标志。

4. 四肢肌

(1)上肢肌

①三角肌:位于肩外侧部,呈三角形,形成肩部的圆隆形。起自锁骨的外侧段、肩峰和肩胛冈,肌束覆盖肩关节的前、后、外侧,并逐渐向外下方集中,止于肱骨的三角肌粗隆。该肌收缩时,主要可使肩关节外展,前部肌束可使肩关节前屈和旋内,后部肌束可使肩关节后伸和旋外。

②肱二头肌:呈梭形,起端有长、短两个头,长头在外侧,起自肩胛骨的盂上结节,通过肩关节囊,经结节间沟下降;短头在内侧,起自肩胛骨的喙突,两头在臂中部会合成一个肌腹,经肘关节的前方,以肱二头肌腱止于桡骨粗隆。其作用是屈肘关节,并协助屈肩关节;当前臂屈并处于旋前位时,肱二头肌可使前臂旋后。

③肱三头肌:位于肱骨后方,起端有长头和内、外侧三个头,长头起自肩胛骨的盂下结节,内侧头和外侧头分别起自桡神经沟内下方和外上方的骨面,三头向下合成肌腹,以一扁腱止于尺骨鹰嘴。其作用是伸肘关节,长头还可使肩关节后伸和内收。

(2)下肢肌

①臀大肌:位于臀部皮下,形成臀部膨隆。起自髂骨翼外面和骶骨背面,向下外方止于股骨的臀肌粗隆。可使髋关节后伸和旋外;当下肢固定时,可防止躯干前倾,是维持人体直立的重要肌肉。

②缝匠肌:是人体最长的肌,呈窄长的带状,起自髂前上棘,斜向内下方,止于胫骨上端的内侧面。主要作用是屈髋关节和膝关节,并可协助屈曲的膝关节旋内。

③股四头肌:是人体内体积最大的一块肌。它有四个头,分别称股直肌、股内侧肌、股外侧肌和股中间肌,除股直肌起自髂前下棘外,其余均起自股骨,股内、外侧肌分居股直肌两侧,股中间肌位于股直肌深面,四个头向下形成一肌腱,包绕髌骨的前面和两侧,继而下延续为髌韧带,止于胫骨粗隆。股四头肌的主要作用是伸膝关节,股直肌还有屈髋关节的作用。

④股二头肌:位于股后部外侧,有长、短两个头,长头起自坐骨结节,短头起自股骨粗线,两头合并成肌腹后,以长腱止于腓骨头。

⑤小腿三头肌:包括浅层的腓肠肌和深层的比目鱼肌。腓肠肌以内、外侧两个头,分别起自股骨内、外侧髁的后面,在小腿中部互相融合成一个肌腹;比目鱼肌位于腓肠肌深面,起自胫、腓骨上部的后面,二肌的肌腹向下移行合成粗大的跟腱,止于跟骨结节。其主要作用是屈(跖屈)距小腿关节和膝关节。此外,腓肠肌对于行走、跑、跳和维持站立姿势起着十分重要的作用。

(十三)常用骨性标志

1. 躯干骨的重要骨性标志

(1)胸骨角 在胸骨柄下方可摸到横行的隆起,即胸骨角。其两侧平对第 2 肋,是临床在胸前壁计数肋骨的重要标志。

(2)颈静脉切迹 胸骨柄上方的凹窝,其两侧恰为锁骨的胸骨端。

(3)剑突 胸骨体下部的突起,在两侧肋弓的夹角内。

（4）肋弓　可分为左、右肋弓，居皮下，位于剑突两侧、胸廓下口前部，是临床肝、脾触诊的标志。

（5）第7颈椎棘突　低头时在颈根皮下可摸到，临床上常作为辨认椎骨序数及针灸取穴的标志。

（6）骶角　在骶骨背面下端的两侧，各可摸及一小突起，称骶角。两骶角之间即骶管裂孔，临床上可由此进针行骶管麻醉术。

2. 颅骨的重要骨性标志

（1）乳突　在耳廓后方可摸到较硬的隆起为乳突。

（2）颧弓　在颜面两侧、颧骨后方的横行隆起，即为颧弓。

（3）下颌头　颧弓的后下方为颞下颌关节，张口时出现一凹窝并可摸到下颌头向前移动。

（4）下颌角　沿下颌骨下缘向后方可摸到下颌角。

（5）舌骨　居颈前正中，在喉的甲状软骨上方。

（6）枕外隆凸　在枕骨后面正中明显向后突出的骨性隆起。

（7）眉弓　眶上缘上方内侧的明显隆起，居眉毛的深方。

3. 上肢骨的重要骨性标志

（1）锁骨　横于颈根部两侧，居皮下，其全长均可摸到。

（2）肩胛冈与肩峰　在肩胛骨的背面可摸到横行的肩胛冈，其外侧端的扁突，即为肩峰，是肩部最高点，较易找到。

（3）肩胛下角　平对第7肋，临床上常以此作为在背部计数肋骨的标志。

（4）肱骨内、外上髁　在肘关节两侧居皮下，内上髁突出较明显。

（5）尺骨鹰嘴　肘关节后方的明显突出。

（6）肘后三角　当屈肘关节呈90°时，鹰嘴和肱骨内、外上髁连成一等腰三角形，称为肘后三角。此标志对诊断肘关节脱位或骨折具有重要意义。

（7）尺神经沟　在肱骨内上髁的下方与尺骨鹰嘴之间，深压时，因压迫尺神经而产生前臂尺侧的麻酥感。

（8）桡骨茎突　在桡腕关节外侧稍后方。

（9）尺骨小头和尺骨茎突　自尺骨鹰嘴向下可摸到尺骨的全长，其末端终于尺骨小头和尺骨茎突。

4. 下肢骨的重要骨性标志

（1）髂嵴　在腰部的下方可摸到横行的隆起，即为髂嵴。两侧髂嵴最高点的连线，一般平对第4腰椎棘突，为临床上腰椎穿刺的定位标志。

（2）髂前上棘　在髂嵴前端，体表可明显看到此标志。

（3）坐骨结节　坐位时的骨性最低点，在肛门的前外侧，深摸方能触到。

（4）耻骨结节　于耻骨联合的上外方可摸到。

（5）大转子　在大腿的外上方，当人体直立时，约与耻骨结节在同一水平面。当下肢前后摆动时可摸到。

（6）股骨内、外侧髁和内、外上髁　在股骨下端近膝关节的内、外侧，隔皮均可摸到。

（7）髌骨　位于膝前皮下，为一明显的突出。

(8)胫骨粗隆　在胫骨上端的前面,髌韧带的下方,突出明显。

(9)胫骨前嵴与内踝　沿胫骨粗隆向下可摸到胫骨前嵴。胫骨内侧面向下延续为内踝,在踝关节内侧,浅居皮下,突出易见。

(10)腓骨小头与外踝　在胫骨外侧髁的后下方可摸到腓骨小头。外踝在踝关节外侧,浅居皮下,可明显看到和摸到。

(11)跟结节　跟骨的后下方膨大为跟结节,即足跟深方的骨突出。

(十四)常用肌性标志

1. 头颈部常用肌性标志

(1)咬肌　当咬紧牙关时,在下颌角的前上方,下颌支的外面可摸及的硬性条块状隆起。咬肌前缘与下颌骨体下缘交界处可触及面动脉的搏动。

(2)胸锁乳突肌　头向一侧转动时,可见到颈部有从前下方斜向后上方的长条状隆起。颈丛的浅皮支从该肌后缘中点附近浅出,此处是颈浅部浸润麻醉的阻滞点。胸锁乳突肌后缘与锁骨形成的夹角处向外 0.5～1.0cm,是锁骨下静脉锁骨上入路穿刺的进针点。

2. 躯干部常用肌性标志

(1)竖脊肌　该肌外侧缘与第 12 肋形成的夹角称脊肋角(肾区),是肾门的体表投影部位,肾病变时此区常有叩击痛,肾囊封闭常经此进针。

(2)腹直肌　为腹前正中线两侧的纵形肌隆起,肌发达者还可见到由腱划所致的数条横沟。可以此作手术切口定位。

3. 上肢常用肌性标志

(1)三角肌　上肢下垂时,该肌在肩部形成圆隆外形,并见臂外侧中部肌止点处有一小凹。当肩关节脱位或三角肌瘫痪后,肩部圆隆的外形消失。三角肌中 1/3 区中部肌质厚,深部无较大的血管、神经,此处可做肌内注射。

(2)肱二头肌　当握拳用力屈肘时,在臂部前面可明显见到膨隆的肌腹,该肌的内侧缘可见肱二头肌内侧沟,此处可触及肱动脉搏动;半屈肘时,在肘窝中央,还可摸及条索状的肱二头肌肌腱,测量血压时,通常将听诊器的胸件置于肱二头肌腱的稍内侧。

4. 下肢常用肌性标志

(1)臀大肌　伸髋关节,在臀部形成圆隆外形。是常用的肌内注射部位,为避免损伤经过其深面的坐骨神经,应在臀部外上象限的外上份处注射。

(2)股四头肌　屈大腿时,股直肌在缝匠肌与阔筋膜张肌及髂胫束之间的夹角内,股内侧肌和股外侧肌分居股直肌的内、外侧。

(3)小腿三头肌　在小腿后面,可明显见到膨隆的肌腹及止于跟骨结节的坚硬的条索状跟腱。

二、练习题

(一)选择题

【A1 型题】

1. 围成椎孔的是　　　　　　　　　　　　　　　　　　　　　　　　　　(　)
　　A. 上、下相邻的椎弓根　　　　　B. 椎弓根和椎弓板
　　C. 上、下相邻的棘突　　　　　　D. 椎体与椎弓

E. 上、下相邻的椎弓

2. 以下哪个结构不在颅中窝内　　　　　　　　　　　　　　　　（　　）

　　A. 圆孔　　　　　B. 卵圆孔　　　　C. 棘孔　　　　D. 内耳门　　　E. 垂体窝

3. 位于颅后窝的结构是　　　　　　　　　　　　　　　　　　　　（　　）

　　A. 破裂孔　　　　B. 颈静脉孔　　　C. 棘孔　　　　D. 卵圆孔　　　E. 圆孔

4. 不属于脑颅骨或其上结构的是　　　　　　　　　　　　　　　　（　　）

　　A. 上鼻甲　　　　B. 下鼻甲　　　　C. 额骨　　　　D. 蝶骨　　　　E. 顶骨

5. 胸椎　　　　　　　　　　　　　　　　　　　　　　　　　　　（　　）

　　A. 横突上有横突孔　　　　　　　B. 椎体侧方有肋凹

　　C. 棘突水平向后伸　　　　　　　D. 棘突分叉

　　E. 上、下关节突间的关节面基本呈水平位

6. 计数肋骨的重要骨性标志是　　　　　　　　　　　　　　　　　（　　）

　　A. 锁骨　　　　　B. 颈静脉切迹　C. 剑突　　　　D. 胸骨角　　　E. 肋角

7. 不属于上肢骨的是　　　　　　　　　　　　　　　　　　　　　（　　）

　　A. 肱骨　　　　　B. 肩胛骨　　　　C. 尺骨　　　　D. 髋骨　　　　E. 手舟骨

8. 肩胛骨下角平对　　　　　　　　　　　　　　　　　　　　　　（　　）

　　A. 第 7 肋　　　　B. 第 9 肋　　　　C. 第 5 肋　　　D. 第 4 肋　　　E. 第 6 肋

9. 桡骨　　　　　　　　　　　　　　　　　　　　　　　　　　　（　　）

　　A. 位于前臂骨的内侧　　　　　　B. 桡骨头的周围有环状关节面

　　C. 上端有桡切迹　　　　　　　　D. 下端有桡骨粗隆

　　E. 下端的内侧缘向下突出成桡骨茎突

10. 属于下肢骨的是　　　　　　　　　　　　　　　　　　　　　（　　）

　　　A. 尺骨　　　　　B. 股骨　　　　　C. 桡骨　　　　D. 三角骨　　　E. 骶骨

11. 属于面颅骨的是　　　　　　　　　　　　　　　　　　　　　（　　）

　　　A. 额骨　　　　　B. 蝶骨　　　　　C. 筛骨　　　　D. 下鼻甲　　　E. 颞骨

12. 骶管裂孔　　　　　　　　　　　　　　　　　　　　　　　　（　　）

　　　A. 是骶管的上口　　　　　　　　B. 在骶角的外侧

　　　C. 只通骶后孔　　　　　　　　　D. 向上经骶管与椎管相通

　　　E. 在骶岬处

13. 骨膜　　　　　　　　　　　　　　　　　　　　　　　　　　（　　）

　　　A. 覆盖于骨的整个表面

　　　B. 是由致密结缔组织构成的膜

　　　C. 内层含成骨和破骨细胞可使骨增长

　　　D. 不含神经、血管

　　　E. 外层含成骨和破骨细胞

14. 椎骨　　　　　　　　　　　　　　　　　　　　　　　　　　（　　）

　　　A. 所有颈椎棘突分叉　　　　　　B. 第 6 颈椎称隆椎

　　　C. 胸椎关节突间呈水平位　　　　D. 腰椎棘突宽而短呈板状

　　　E. 胸椎椎体前方有肋凹

15. 肋　　　　　　　　　　　　　　　　　　　　　　　　　（　　）
    A. 上 6 对肋称真肋　　　　　　　B. 肋骨上缘内面有一浅沟,称肋沟
    C. 由肋骨和肋软骨构成　　　　　　D. 肋的前端与胸椎体相连结
    E. 肋角与胸椎肋凹构成肋椎关节

16. 上颌窦　　　　　　　　　　　　　　　　　　　　　　　　（　　）
    A. 在上颌骨体内　　　　　　　　　B. 窦顶为额骨眶部
    C. 底与尖牙关系密切　　　　　　　D. 窦口低于底部
    E. 开口于中鼻道

17. 肱骨　　　　　　　　　　　　　　　　　　　　　　　　　（　　）
    A. 肱骨头朝向外上方　　　　　　　B. 头周围的环状浅沟称外科颈
    C. 内上髁的前方有尺神经沟　　　　D. 肱骨小头位于下端外侧
    E. 体后面中部有一自外上斜向内下的桡神经沟

18. 骨盆　　　　　　　　　　　　　　　　　　　　　　　　　（　　）
    A. 以界线为界分为大骨盆和小骨盆
    B. 直立时,骨盆倾斜度男性大于女性
    C. 小骨盆下口平直
    D. 女性骨盆呈心形
    E. 以上均不对

19. 脊柱的生理弯曲正常的是　　　　　　　　　　　　　　　　（　　）
    A. 颈曲凸向后　　　　　　　　　　B. 腰曲凸向后
    C. 胸曲凸向前　　　　　　　　　　D. 骶曲凸向前
    E. 颈曲凸向前

20. 下列结构不能作为体表骨性标志的是　　　　　　　　　　　（　　）
    A. 枕外隆凸　　B. 颧弓　　　　C. 翼点　　　　D. 乳突　　　　E. 下颌角

21. 膝关节中防止胫骨前移的结构是　　　　　　　　　　　　　（　　）
    A. 髌韧带　　　　　　　　　　B. 后交叉韧带　　　　　　C. 前交叉韧带
    D. 胫侧副韧带　　　　　　　　E. 腓侧副韧带

22. 横突孔通过　　　　　　　　　　　　　　　　　　　　　　（　　）
    A. 椎动脉　　　　　　　　　　B. 眼动脉　　　　　　　　C. 颈外动脉
    D. 颈内动脉　　　　　　　　　E. 以上都不是

23. 髓核脱出的常见方位是　　　　　　　　　　　　　　　　　（　　）
    A. 前方　　　　B. 前外侧　　　C. 左侧　　　D. 后外侧　　　E. 右侧

24. 不参加构成翼点的骨是　　　　　　　　　　　　　　　　　（　　）
    A. 蝶骨　　　　B. 顶骨　　　　C. 颞骨　　　D. 枕骨　　　　E. 额骨

25. 不属于肩关节结构特点的是　　　　　　　　　　　　　　　（　　）
    A. 关节囊下壁薄弱　　　　　　B. 头大盂小
    C. 关节囊松弛　　　　　　　　D. 关节囊内有韧带通过
    E. 关节易向前下脱位

26. 颈椎的共同特点是　　　　　　　　　　　　　　　　　　　（　　）

  A. 棘突短而分叉   B. 有横突孔

  C. 有椎间孔   D. 有钩椎关节

  E. 有对肋的关节面(肋凹)

27. 两侧髂嵴最高点的连线平对   (   )

  A. 第 1 腰椎棘突   B. 第 2 腰椎棘突

  C. 第 3 腰椎棘突   D. 第 4 腰椎棘突

  E. 第 5 腰椎棘突

28. 属于躯干肌的是   (   )

  A. 斜方肌 B. 三角肌 C. 冈上肌 D. 旋后肌 E. 臀大肌

29. 背阔肌可使肩关节   (   )

  A. 外展   B. 内收   C. 前屈

  D. 旋外   E. 以上均不是

30. 位于膈中心腱上的是   (   )

  A. 主动脉裂孔   B. 食管裂孔   C. 肌性部

  D. 腔静脉孔   E. 以上均不是

31. 胸大肌可使臂   (   )

  A. 前屈   B. 外展   C. 旋外

  D. 后伸   E. 以上均不是

32. 膈的主动脉裂孔平对   (   )

  A. 第 8 胸椎 B. 第 9 胸椎 C. 第 10 胸椎 D. 第 11 胸椎 E. 第 12 胸椎

33. 属于大腿肌前群的是   (   )

  A. 股四头肌 B. 股二头肌 C. 耻骨肌 D. 半腱肌 E. 髂腰肌

34. 既能屈髋关节,又能屈膝关节的是   (   )

  A. 长收肌 B. 股四头肌 C. 半腱肌 D. 股二头肌 E. 缝匠肌

35. 可使肩关节外展的是   (   )

  A. 大圆肌 B. 三角肌 C. 小圆肌 D. 肩胛下肌 E. 冈下肌

4. 最重要的呼吸肌是   (   )

  A. 腹直肌 B. 膈 C. 肋间肌 D. 胸大肌 E. 胸小肌

36. 屈肘时在肘窝中央可摸到的肌腱是   (   )

  A. 掌长肌腱 B. 肱二头肌腱 C. 肱三头肌腱 D. 旋前圆肌 E. 喙肱肌

37. 既能伸髋关节,又能屈膝关节的是   (   )

  A. 长收肌 B. 缝匠肌 C. 股四头肌 D. 股二头肌 E. 耻骨肌

38. 髋关节最主要的伸肌是   (   )

  A. 缝匠肌 B. 臀大肌 C. 股四头肌 D. 梨状肌 E. 髂腰肌

39. 小腿三头肌可使足   (   )

  A. 背屈   B. 跖屈   C. 内翻

  D. 外翻   E. 以上均不是

【B型题】

备选答案(第40~41题)

    A. 肩胛骨   B. 肱骨   C. 桡骨   D. 尺骨   E. 胸骨

40. 有桡神经沟的是   (   )

41. 有尺切迹的是   (   )

备选答案(第42~43题)

    A. 蝶骨   B. 筛骨   C. 颞骨   D. 颧骨   E. 额骨

42. 属于面颅骨的是   (   )

43. 有乳突的是   (   )

备选答案(第44~45题)

    A. 上颌窦   B. 筛窦后群   C. 额窦   D. 蝶窦   E. 鼻泪管

44. 开口于上鼻道的是   (   )

45. 开口于蝶筛隐窝的是   (   )

备选答案(第46~47题)

    A. 椎间孔   B. 椎孔   C. 椎管   D. 横突孔   E. 枕骨大孔

46. 脊神经穿   (   )

47. 椎动脉穿   (   )

备选答案(第48~49题)

    A. 肩关节   B. 膝关节   C. 髋关节   D. 桡关节   E. 肘关节

48. 有关节半月板的关节   (   )

49. 稳固性差、灵活性大的关节   (   )

备选答案(第50~51题)

    A. 椎间盘   B. 项韧带   C. 黄韧带   D. 棘上韧带   E. 棘间韧带

50. 位于相邻椎体之间的结构   (   )

51. 行腰椎穿刺时最深的韧带   (   )

备选答案(第52~56题)

    A. 三角肌   B. 肱二头肌   C. 肱三头肌   D. 股四头肌   E. 臀大肌

52. 可以伸膝关节的是   (   )

53. 可以伸肘关节的是   (   )

54. 可以屈肘关节的是   (   )

55. 可以使肩关节外展的是   (   )

56. 可以使髋关节伸和旋外的是   (   )

备选答案(第 57～61 题)

    A. 背阔肌   B. 腹外斜肌   C. 竖脊肌   D. 腹内斜肌   E. 前锯肌

57. 可以拉肩胛骨向前的是   (   )

58. 参与提睾肌构成的是   (   )

59. 其腱膜形成腹股沟韧带的是   (   )

60. 可以使臂内收、后伸和旋内的是   (   )

61. 可以使脊柱后伸和仰头的是   (   )

【X 型题】

62. 骨的构造   (   )

    A. 骨由骨质构成

    B. 骨质分为密质和松质两类

    C. 骨松质的间隙内有骨髓

    D. 成人的骨髓全部为黄骨髓

    E. 婴幼儿的骨髓由红骨髓构成

63. 骨髓   (   )

    A. 仅分布于长骨的髓腔内   B. 髂骨、胸骨终生保留红骨髓

    C. 胎儿和幼儿骨内完全是红骨髓   D. 黄骨髓可转化为红骨髓

    E. 红骨髓有造血功能

64. 长骨   (   )

    A. 分布于四肢   B. 在运动中起杠杆作用

    C. 分为一体两端   D. 体内有髓腔

    E. 端的内部为松质

65. 骨性鼻腔   (   )

    A. 顶主要由筛板构成   B. 下壁由硬腭构成

    C. 侧壁上有上、中、下 3 个鼻甲   D. 向前经梨状孔与外界相通

    E. 向后经鼻后孔通咽腔

66. 胸骨   (   )

    A. 属于扁骨

    B. 可分柄、体两部

    C. 柄、体相接处向前突出为胸骨角

    D. 柄上缘为颈静脉切迹

    E. 胸骨内终生含红骨髓

67. 具有囊内韧带的关节有   (   )

    A. 肩关节   B. 肘关节   C. 髋关节

    D. 膝关节   E. 距小腿关节

68. 具有关节盘的关节有   (   )

    A. 胸锁关节   B. 颞下颌关节   C. 髋关节   D. 膝关节   E. 肩关节

69. 参与围成小骨盆下口的结构有   (   )

    A. 耻骨联合下缘   B. 双侧的耻骨弓

C. 双侧的坐骨结节 D. 双侧的骶结节韧带

E. 双侧的骶棘韧带

70. 膝关节 （　　）

A. 由股骨下端和胫、腓骨上端构成

B. 前交叉韧带可防止胫骨前移

C. 关节囊两侧有副韧带加强

D. 关节囊前方有股四头肌腱

E. 内侧半月板呈"C"形,外侧半月板呈"O"形

71. 关于胸廓上口的描述,哪些正确 （　　）

A. 胸骨柄上缘、锁骨、肩胛骨上缘和第1胸椎体围成

B. 由颈静脉切迹、第1对肋和第1胸椎体围成

C. 胸骨柄上缘、锁骨和第1胸椎体围成

D. 胸廓上口较小,朝向前下方

E. 是胸腔与颈部的通道

72. 膈的食管裂孔 （　　）

A. 平第8胸椎 B. 有迷走神经通过

C. 平第10胸椎 D. 有食管通过

E. 有胸导管通过

73. 参与斜角肌间隙构成的有 （　　）

A. 前斜角肌　　B. 中斜角肌　　C. 后斜角肌　　D. 第1肋　　E. 第2肋

74. 属于躯干肌的是 （　　）

A. 背阔肌　　B. 三角肌　　C. 梨状肌　　D. 胸小肌　　E. 腹直肌

75. 膈 （　　）

A. 分隔胸腔和腹腔 B. 是向上膨隆的扁肌

C. 周围部为腱性 D. 收缩时有助于吸气

E. 有三个裂孔

76. 能使头后仰的是 （　　）

A. 斜方肌　　B. 背阔肌　　C. 胸锁乳突肌　D. 竖脊肌　　E. 肩胛下肌

77. 参与股三角构成的结构是 （　　）

A. 腹股沟韧带　B. 股四头肌　　C. 缝匠肌　　D. 股薄肌　　E. 长收肌

78. 参与呼吸运动的肌有 （　　）

A. 膈　　　　B. 肋间外肌　　C. 肋间内肌　　D. 胸大肌　　E. 前锯肌

(二)填空题

1. 根据骨的基本形态将其分为_____、_____、_____和_____
四类。

2. 骨的基本结构包括_____、_____和_____。

3. 骨髓位于_____和_____内,可分为_____和_____。具有造血功能
的是_____。

4. 颅盖骨的密质分为_____和_____,两者之间的松质称为_____。

5. 椎体与椎弓共同围成_____。相邻椎骨的上、下切迹共同围成_____，有_____和_____通过。

6. 颈椎的特点是：横突上有_____，第 1 颈椎无_____，第 2 颈椎有_____，第_____颈椎棘突最长称_____。

7. 胸椎的特点是：胸椎体侧面有_____，横突末端有_____，相邻椎骨椎弓根上、下关节突的关节面几乎呈_____位，棘突较长呈_____排列。

8. 胸骨可分为_____、_____和_____三部分，胸骨角两侧平对_____。

9. 翼点位于_____、_____、_____和_____在颞窝中部汇合处，受外力打击骨折时，可能会伤及深面的_____。

10. 眶的尖端有_____管，它向后通入_____。

11. 连结椎骨的长韧带有_____、_____和_____。

12. 脊柱从侧面观有四个生理弯曲，即凸向前的_____、_____和凸向后的_____、_____。

13. 肘关节包括三个关节，即_____、_____和_____。

14. 胸廓上口由_____、_____和_____围成。

15. 膝关节囊内韧带有_____和_____，囊内纤维软骨板有_____和_____。

16. 骨盆由界线分为上方的_____和下方的_____。

17. 关节的基本结构有_____、_____和_____，辅助结构有_____、_____和_____等。

18. 根据外形可将肌分为_____、_____、_____和_____四类。

19. 可使仰头的肌是_____、_____和_____。

20. 胸锁乳突肌以两个头分别起自_____和_____，止于_____。一侧收缩时，使头向_____，面转向_____；两侧同时收缩可_____。

21. 股四头肌的四个头分别是_____、_____、_____和_____。

22. 在大腿肌中，既可屈膝关节，又能伸髋关节的是_____、_____和_____。

23. 股三角的上界为_____，内侧界为_____，外侧界为_____。

(三)名词解释

1. 骨膜　　　　　　2. 脊柱　　　　　　3. 囟

4. 翼点　　　　　　5. 鼻窦　　　　　　6. 胸骨角

7. 骶管裂孔　　　　8. 椎间孔　　　　　9. 关节

10. 椎间盘　　　　　11. 肋弓　　　　　12. 界线

13. 腹股沟管　　　　14. 腹直肌鞘　　　15. 斜角肌间隙

16. 腹白线　　　　　17. 盆膈　　　　　18. 尿生殖膈

(四)问答题

1. 颅前、中、后窝的主要孔裂有哪些？

2. 简述新生儿颅骨的特征。

3. 与肱骨骨面相邻的神经有哪些？它们位于肱骨的何处？

4. 骨突浅面的皮肤受体重压迫 4 个小时以上就有可能因毛细血管闭塞、营养不良而坏死,形成压迫性溃疡(褥疮)。因而对卧床不能翻身的病人,每 4 小时即需要被动翻身一次。请考虑什么地方的褥疮最为常见？共有哪些骨突可能形成褥疮(应考虑不同的坐卧体位)？

5. 请解释下面一组临床现象:

(1)小儿长骨骨折常折而不断;颅骨骨折呈凹陷性(像被压凹了的乒乓球)。

(2)男患者 70 岁,病卧半年多,营养状态差。护士帮他从仰卧位翻身时,右手钩着患者左肩用力一抬,被子压着的左上肢发出响声,患者同时呼痛。X 光检查证实左肱骨上中 1/3 交界处斜行骨折。

(3)男患者 75 岁,心脏病发作,呼吸心跳骤停,护士急按胸前壁,作心外按摩,抢救成功。后发现左侧第 5、6 肋骨折。

6. 男患者,45 岁,贫血,需抽取骨髓检查其造血功能,请问在什么地方穿刺为好,并请说出理由。

7. 要插针入椎管抽取脑脊液检查,请问从脊柱何方何处穿刺为好？为什么？

8. 患者两岁两个月,严重腹泻呕吐两天入院,检查时摸到前囟,并发现该囟门向深面塌陷,请对其前囟的情况作出解释。

9. 有些骨其全长(或绝大部分)均可在皮下摸到,这有助于触诊是否骨折。请说出这些骨的名称。

10. 根据"骨小梁的排列方向总与该骨所承受的压力和张力的方向一致"这一事实,医护人员总是劝骨折病人及早离床活动。请你解释其中的道理。

11. 简述骨盆的构成。

12. 试述肩关节的构成、结构特点和运动形式。

13. 试述髋关节的构成、结构特点和运动形式。

14. 临床上常被选择肌内注射的肌有哪些？

15. 试述参与膝关节屈、伸运动的肌。

16. 试述腹股沟管的构成(两口、四壁)及其通过的内容物。

三、参考答案

(一)选择题

【A1 型题】

1. D	2. D	3. B	4. B	5. B	6. D	7. D	8. A	9. B	10. B
11. D	12. D	13. B.	14. D	15. C	16. A	17. D	18. A	19. E	20. C
21. C	22. A	23. D	24. D	25. D	26. B	27. D	28. A	29. B	30. D
31. A	32. E	33. A	34. E	35. B	4.	36. B	37. D	38. B	39. B

【B 型题】

40. B	41. C	42. D	43. C	44. B	45. D	46. A	47. D	48. B	49. A
50. A	51. C	52. D	53. C	54. B	55. A	56. E	57. E	58. D	59. B
60. A	61. C								

【X 型题】

62. ABCE	63. BCDE	64. ABCDE	65. ABCDE	66. ACDE	67. CD
68. ABD	69. ABCD	70. BCDE	71. BDE	72. BCD	73. ABD
74. ADE	75. ABDE	76. ACD	77. ACE	78. ABCDE	

(二)填空题

1. 长骨　短骨　扁骨　不规则骨

2. 骨质　骨髓　骨膜

3. 骨髓腔　骨松质　红骨髓　黄骨髓　红骨髓

4. 内板　外板　板障

5. 椎孔　椎间孔　脊神经　血管

6. 孔　椎体　齿突　7　隆椎

7. 上、下肋凹　肋凹　冠状　叠瓦状

8. 胸骨柄　胸骨体　剑突　第 2 肋

9. 颞骨　额骨　顶骨　蝶骨　脑膜中动脉

10. 视神经　颅中窝

11. 前纵韧带　后纵韧带　棘上韧带

12. 颈曲　腰曲　胸曲　骶曲

13. 肱尺关节　肱桡关节　桡尺关节

14. 第 1 胸椎　第 1 肋　胸骨柄的上缘

15. 前交叉韧带　后交叉韧带　内侧半月板　外侧半月板

16. 大骨盆　小骨盆

17. 关节面　关节囊　关节腔　韧带　关节盘　关节唇

18. 长肌　短肌　扁肌　轮匝肌

19. 斜方肌　竖脊肌　胸锁乳突肌

20. 胸骨柄的前面　锁骨的胸骨端　颞骨的乳突　同侧屈　对侧　仰头

21. 股直肌　股内侧肌　股外侧肌　股中间肌

22. 股二头肌　半腱肌　半膜肌

23. 腹股沟韧带　长收肌内侧缘　缝匠肌内侧缘

(三)名词解释

1. 骨膜:除关节面的部分外,新鲜骨的表面覆有的纤维结缔组织结构,含有丰富的神经和血管及成骨细胞和破骨细胞,对骨的营养、再生和感觉有重要作用。

2. 脊柱:由 24 块椎骨通过椎间盘、韧带和椎间关节连结而成,位于颈和躯干的后部,构成中轴和支柱,其四个弯曲在成长过程中随体位的变化而形成,具减震、保护功能。

3. 囟:颅顶骨间的膜性连结处名囟。额骨与左右顶骨间的菱形膜为前囟。前囟最晚至两岁应该消失,如不消失则属发育不良或反映颅内病变。

4. 翼点:为额、顶、颞和蝶骨大翼的交汇点。该处骨质甚薄,其内面有脑膜中动脉的前支经过。翼点处骨折可致该动脉破裂出血,而形成颅内血肿。

5. 鼻窦:额骨、筛骨、蝶骨和上颌骨内有空腔并与鼻腔相通,因位于鼻腔的周围,故又名鼻旁窦或副鼻窦。

6. 胸骨角:胸骨柄与胸骨体相接处形成突向前方的横行隆起,称为胸骨角,平对第2肋。

7. 骶管裂孔:为骶正中嵴下方形状不整齐的裂孔,此孔两侧有明显的骶角,临床以它为标志进行骶管麻醉。

8. 椎间孔:相邻椎骨上下切迹围成的成对于椎骨间的孔裂,有脊神经根通过。

9. 关节:骨与骨之间借内衬滑膜的结缔组织囊相连,囊内有腔隙,这种连结称关节。

10. 椎间盘:是连接相邻两个椎体的纤维软骨盘,由髓核和纤维环两部分组成。

11. 肋弓:第8~10肋前端依次与上位肋软骨相连,它们的下缘共同形成肋弓。

12. 界线:从骶骨岬经两侧弓状线、耻骨梳、耻骨结节至耻骨联合上缘成的环形线称界线,为大骨盆和小骨盆的分界线。

13. 腹股沟管:位于腹股沟韧带内侧半的上方,是肌、筋膜和腱膜之间的潜在斜行裂隙,长4~5cm,男性有精索、女性有子宫圆韧带通过。

14. 腹白线:腹前外侧壁三层扁肌的腱膜在腹前正中线交织成的腱性结构。

15. 腹直肌鞘:为包裹腹直肌的纤维性鞘,它由腹壁三层扁肌的腱膜构成。

16. 斜角肌间隙:即前、中斜角肌与第1肋三者围成三角形裂隙,内有锁骨下动脉和臂丛通过。

17. 盆膈:由盆膈上、下筋膜及其间的肛提肌和尾骨肌构成。盆膈为盆腔的底,有直肠通过。

18. 尿生殖膈:由尿生殖膈上、下筋膜及其间的会阴深横肌和尿道括约肌构成。男性有尿道、女性有尿道和阴道通过。

(四)问答题

1. 颅底内面凹凸不平,由前向后分为呈阶梯状的前、中、后颅窝。颅前窝的正中有一向上的突起称鸡冠,其两侧的水平骨板称筛板,筛板的许多小孔称筛孔。颅中窝中央呈马鞍形的结构为蝶鞍,正中有一容纳垂体的垂体窝,垂体窝的前方有横行的交叉前沟,此沟向两侧通向视神经管。垂体窝两侧由前向后依次有眶上裂、圆孔、卵圆孔和棘孔。颅后窝中央有枕骨大孔,窝后枕外隆凸相对处有枕内隆凸,此凸向两侧有横窦沟,沟于颞骨则弯向下前呈S形称乙状窦沟,再经颈静脉孔出颅。颅后窝的前外侧,与外耳道方向一致处有内耳门及内耳道。

2. 新生儿颅骨的高度与身高比较,相对较大,约占1/4,而成年人约占1/7。由于牙齿尚未萌出,故面颅仅为脑颅的1/8,而成年人为1/4。骨与骨间尚有一定的间隙,颅顶部由结缔组织膜、颅底部由软骨所填充,其中较大的位于矢状缝前后,分别称前囟和后囟;在颞骨的前后还有前外侧囟和后外侧囟。前囟一般于一岁半左右才闭合,后囟于生后不久即闭合。前囟闭合的早晚可做为婴儿发育的标志和颅内压力变化的测试窗口。新生儿的颅盖只有一层骨板,一般于4岁开始逐渐分内、外两层,其间夹有骨松质。

3. 有桡神经和尺神经。肱骨体外侧面中部有较大隆起的粗糙面称三角肌粗隆,在粗隆的后内侧有一螺旋状浅沟称桡神经沟,桡神经沿此沟经过,因而肱骨中段骨折,易损伤桡神经。肱骨下端两侧各有一突起,分别称内上髁和外上髁;内上髁后面有尺神经沟,其中有尺神经经过,内上髁骨折易损伤该神经。

4. 褥疮常见于下列骨突浅面皮肤:(1)仰卧时:骶中嵴、骶角、髂后上棘、肩胛冈、枕外隆突、跟骨。(2)侧卧时:大转子、肱骨外上髁、腓骨小头、外踝。(3)坐轮椅时:坐骨结节。(4)

俯卧时:耻骨联合、髂前上棘、髌骨。上述各处以骶中嵴、骶角、髂后上棘最为常见。

5. 幼儿、少年骨由于有机质丰富,韧性大,骨折时可只见弯曲,弯侧皱褶,突侧仅被拉长而不裂,像折一根嫩树枝一样,临床上叫青枝骨折。老年人骨无机质多,骨脆易碎裂。医护工作中应按正规操作。第 3 例未能按在胸骨而错误地按压左肋,导致骨折。

6. 穿刺选点应考虑以下 4 个方面:能抽到红骨髓、靠近皮下便于穿刺、安全、穿刺后不影响日常生活。成人只有扁骨和短骨才有红骨髓,便于穿刺的地方有胸骨、椎骨棘突、髂嵴。胸骨近心脏大血管有一定危险性,病人害怕;棘突和髂后上棘穿刺后影响睡眠,因此以在髂前上棘后外 3~4cm 处较为理想。

7. 为了方便、准确、损伤组织少,当从脊柱后方腰椎棘突之间经各韧带刺入才合理。

8. 前囟正常应在一岁半左右闭合,超两岁仍存在,当属发育异常。患者因呕吐、腹泻失水严重,血量、脑脊液量、组织水分含量均减少,故前囟塌陷。相反,颅内病变致颅压增高,则前囟将向外鼓出。故前囟的情况可作为疾病的辅助诊断根据。

9. 全长或绝大部分可在皮下摸到的骨有:额骨、顶骨、下颌骨、颧骨、舌骨、锁骨、下位肋、尺骨、掌骨、指骨、胫骨、髌骨、跗骨、跖骨、趾骨。

10. 卧床情况下,骨痂内形成的骨小梁其排列方向与直立活动时的压力、张力方向不一致,将不可能适应今后活动的要求,一旦离床活动将易发生第二次骨折。因此当骨痂发展至其强度足以抵抗由肌肉收缩而引起的变位,即达到临床愈合之后(所需时间与年龄有关,老人需 2~3 个月,新生儿只需 2 周),就应鼓励进行骨折处近侧关节和远侧关节的活动,进而离床活动。其压力和张力将促使骨痂中的骨小梁按需要重新排列,即通过破骨细胞的作用,把不需要的骨小梁破除,骨小梁不足的部位,通过成骨细胞造骨而得到补充,骨痂乃得到重新塑形,以适应功能的需要,达到完善的愈合。

11. 由左、右髋骨与骶、尾骨及其间的连结构成。

12. 肩关节由肱骨头与肩胛骨的关节盂构成。结构特点是:关节盂小而浅,关节囊薄而松弛。运动形式是屈、伸、内收、外展、旋内、旋外和环转运动。

13. 髋关节由髋臼与股骨头构成。结构特点是:股骨头大,髋臼深,关节囊厚而坚韧。关节囊内有股骨头韧带,内含营养股骨头的血管。运动形式:屈、伸、收、展、旋内、旋外和环转运动

14. 临床上常被选择肌内注射的肌有三角肌、臀大肌、臀中肌和股外侧肌。

15. 膝关节的屈肌为半腱肌、半膜肌、股二头肌、缝匠肌和腓肠肌,伸肌为股四头肌。

16. 腹股沟管有内、外两口和前、后、上、下四壁。内口为腹股沟管深(腹)环,位于腹股沟韧带中点上方约 1.5cm 处,外口即腹股沟管浅(皮下)环,前壁为腹外斜肌腱膜和腹内斜肌,后壁为腹横筋膜和腹股沟镰,上壁为腹内斜肌和腹横肌的弓状下缘,下壁为腹股沟韧带。内容物:男性有精索,女性有子宫圆韧带通过。

(刘文庆)

第六章　脉管系统

一、重、难点解析

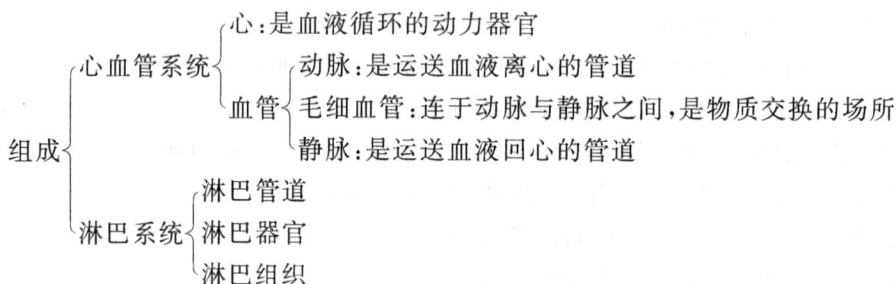

组成
- 心血管系统
  - 心：是血液循环的动力器官
  - 血管
    - 动脉：是运送血液离心的管道
    - 毛细血管：连于动脉与静脉之间，是物质交换的场所
    - 静脉：是运送血液回心的管道
- 淋巴系统
  - 淋巴管道
  - 淋巴器官
  - 淋巴组织

功能：运输营养物质、气体、激素、代谢产物、药物等，参与机体免疫。

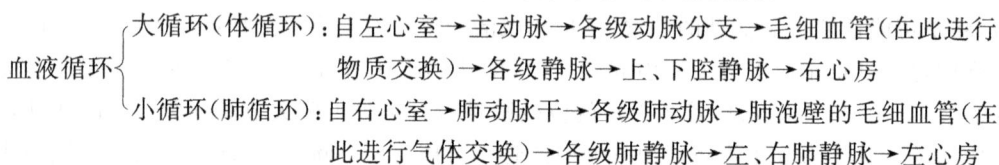

血液循环
- 大循环（体循环）：自左心室→主动脉→各级动脉分支→毛细血管（在此进行物质交换）→各级静脉→上、下腔静脉→右心房
- 小循环（肺循环）：自右心室→肺动脉干→各级肺动脉→肺泡壁的毛细血管（在此进行气体交换）→各级肺静脉→左、右肺静脉→左心房

(一)心

1. 位置　心位于胸腔的中纵隔内，周围裹以心包，约 2/3 位于身体正中线的左侧，1/3 位于正中线的右侧。

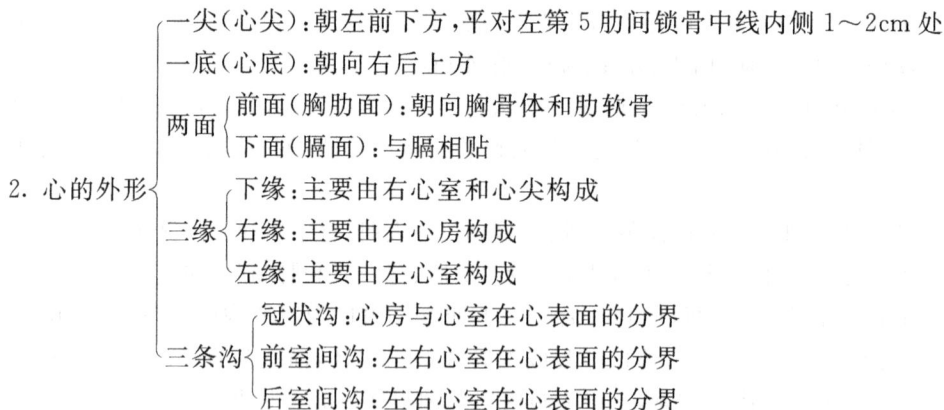

2. 心的外形
- 一尖（心尖）：朝左前下方，平对左第 5 肋间锁骨中线内侧 1～2cm 处
- 一底（心底）：朝向右后上方
- 两面
  - 前面（胸肋面）：朝向胸骨体和肋软骨
  - 下面（膈面）：与膈相贴
- 三缘
  - 下缘：主要由右心室和心尖构成
  - 右缘：主要由右心房构成
  - 左缘：主要由左心室构成
- 三条沟
  - 冠状沟：心房与心室在心表面的分界
  - 前室间沟：左右心室在心表面的分界
  - 后室间沟：左右心室在心表面的分界

3. 心的各腔（表 6-1）

表 6-1　心腔的结构

名　称	入　口	出　口	结构特点
右心房	上腔静脉口 下腔静脉口 冠状窦口	右房室口	1. 壁薄腔大 2. 右心耳内面有梳状肌 3. 在房间隔下部有卵圆窝
右心室	右房室口,附有三尖瓣	肺动脉口,附有肺动脉瓣	1. 由室上嵴分为流入道和流出道 2. 流入道有乳头肌连腱索,有隔缘肉柱 3. 流出道(动脉圆锥)壁光滑
左心房	左上肺静脉口 左下肺静脉口 右上肺静脉口 右下肺静脉口	左房室口	1. 构成心底的大部分 2. 左心耳内壁也有梳状肌
左心室	左房室口,附有二尖瓣	主动脉口,附有主动脉瓣	1. 由二尖瓣前瓣分为流入道和流出道 2. 流入道有乳头肌连腱索 3. 流出道室壁光滑

4. 心的传导系统(表 6-2)

表 6-2　心的传导系统

名　称	位　　置	功　　能
窦房结	位于上腔静脉与右心房交界处界沟上部的心外膜深面	自动、节律地产生兴奋,是心的正常起搏点
房室结	位于冠状窦口与右房室口之间的心内膜深面	将窦房结传来的冲动传至心室,并也能产生兴奋
结间束		传导冲动
房室束	室间隔内	传导冲动
Purkinje 纤维	心肌层内	传导冲动

5. 心壁的构造　心内膜 ┌内皮 / 内皮下层 / 心内膜下层 / 心肌层 / 心外膜

6. 心的体表投影
左上点:左侧第 2 肋软骨的下缘,距胸骨左缘约为 1.2cm
右上点:右侧第 3 肋软骨的上缘,距胸骨右缘 1cm
左下点:左侧第 5 肋间隙,距左锁骨中线内侧 1～2cm
右下点:在右侧第 6 胸肋关节处

　　左、右上点连线为心的上界;左、右下点连线为心的下界;右上点与右下点之间微向右凸的弧形连线为心的右界;左上点与左下点之间微向左凸的弧形连线为心的左界。了解心在胸前壁的投影,对临床上判断心界的大小及心音听诊等具有实际意义。

(二)体循环的血管

1. **体循环的动脉**

体循环的动脉主干是主动脉,其粗而长,起自左心室先向右前上行,继而呈弓形弯向左后方,再沿脊柱下行,经膈的主动脉裂孔入腹腔,至第 4 腰椎下缘水平分为左、右髂总动脉。主动脉全长可分为三段。

(1)主动脉的分支及分布(表 6-3)

表 6-3　主动脉的分支及分布

分　部		行　程	分　支		分　布
升主动脉		主动脉口向右上至第 2 胸肋关节	左冠状动脉		心
			右冠状动脉		
主动脉弓		第 2 胸肋关节至第 4 胸椎体之间凸向上的部分	头臂干	右颈总动脉	头颈部和上肢
				右锁骨下动脉	
			左颈总动脉		
			左锁骨下动脉		
降主动脉	胸主动脉	主动脉在胸、腹腔内的下行部分	第 4 腰椎体下缘分为左、右髂总动脉		胸部(心除外)
	腹主动脉				腹部,终支布于盆部和下肢

(2)头颈部的动脉　头颈部的动脉主干为颈总动脉。左颈总动脉起自主动脉弓,右颈总动脉起自头臂干,左、右颈总动脉均经胸锁关节后方,沿气管、食管和喉的外侧上行,达甲状软骨上缘平面分为颈内动脉和颈外动脉。颈总动脉的末端及分叉处含有内脏感受器(表 6-4)

表 6-4　颈总动脉的内脏感受器

名　称	位　置　及　形　态	功　能
颈动脉窦	颈总动脉末端和颈内动脉起始处的膨大。	感受血压的变化
颈动脉小球	颈总动脉分叉处后方动脉壁上的卵圆形小体。	感受血液中 CO_2 浓度的变化

(3)上肢的动脉　上肢动脉的主干有腋动脉、肱动脉、桡动脉和尺动脉。肱动脉全长位置表浅,当前臂和手部出血时,可在肱二头肌内侧沟,向肱骨压迫止血。在肘窝稍上方肱二头肌腱内侧可摸到肱动脉搏动,是测量血压时的听诊部位。

桡动脉在桡骨下端,肱桡肌腱与桡侧腕屈肌腱之间,位置表浅,是临床计数脉搏的部位。

(4)下肢的动脉　主要有股动脉、腘动脉、胫前动脉和胫后动脉。

在腹股沟韧带中点稍下方,活体上可摸到股动脉的搏动。当下肢出血时,可在此处压迫止血。

在内踝后下方可触及胫后动脉的搏动。

足背动脉位置表浅,在踝关节前方可触及其搏动。

(5)常见动脉的摸脉点、压迫部位和止血范围(表 6-5)

表 6-5　常见动脉的摸脉点、压迫部位和止血范围

名称	摸脉点	压迫部位	止血范围
颞浅动脉	耳屏前方	耳屏前方	颅顶部
面动脉	下颌体下缘与咬肌前缘交界处	下颌体下缘与咬肌前缘交界处	面部浅层
肱动脉	肘窝稍上方,肱二头肌腱内侧	于臂中部的内侧,向后外压迫在肱骨体上	上肢远侧部
桡动脉	前臂远端桡骨茎突尺测	桡骨茎突尺侧部	手部
指掌侧固有动脉		指根两侧部	手指
股动脉	腹股沟韧带中点稍内侧的下方	腹股沟韧带中点稍内侧的下方向后外压向耻骨	下肢
足背动脉	内、外踝连线的中点	内、外踝连线的中点处	足背

2. 体循环静脉

(1)上腔静脉系　其主干为上腔静脉,其主要收集头颈部、上肢和胸部(心、肺除外)的静脉血。

上腔静脉、头臂静脉的起始和注入部位见表 6-6。

表 6-6　上腔静脉、头臂静脉

静脉	起始部位	注入部位
上腔静脉	在右侧第 1 胸肋结合处后方,由左、右头臂静脉合成	右心房
头臂静脉	在胸锁关节的后方,由颈内静脉和锁骨下静脉合成	上腔静脉

(2)头颈部的静脉(表 6-7)

表 6-7　头颈部的静脉

静脉	起始部位	注入部位
锁骨下静脉	在第 1 肋外缘,与腋静脉相续	头臂静脉
颈内静脉	在颈静脉孔处,与乙状窦相续	头臂静脉
颈外静脉	在下颌角平面,由下颌后静脉的后支、耳后静脉、枕静脉合成	锁骨下静脉

(3)上肢的静脉　分为浅静脉(表 6-8)和深静脉。

表 6-8　上肢的浅静脉

静脉	起始部位	注入部位
头静脉	手背静脉网的桡侧	腋静脉或锁骨下静脉
贵要静脉	手背静脉网的尺侧	肱静脉或腋静脉
肘正中静脉	位于肘窝,自头静脉向内上连到贵要静脉	

3. 毛细血管　是管径最细、管壁最薄、结构最简单、通透性最强、数量最多、分布最广的末级血管。在器官和组织内毛细血管网的疏密程度差别很大,代谢旺盛的组织和器官如骨骼肌、心肌、肺、肾和腺体等,毛细血管网很密;代谢较低的组织如骨、肌腱和韧带等,毛细血

管网较稀疏。

（1）毛细血管的结构　毛细血管管径一般为 $6 \sim 8 \mu m$，只允许 $1 \sim 2$ 个红细胞通过。血窦较大，直径可达 $40 \mu m$。毛细血管管壁主要由一层内皮细胞和基膜组成。内皮细胞基膜外有少许结缔组织。内皮细胞与基膜之间常存在一种扁平而有突起的细胞，称周细胞。有人认为周细胞主要起机械性支持作用；也有人认为它们是未分化的细胞，在血管生长或再生时可分化为内皮细胞、平滑肌纤维或成纤维细胞。

（2）毛细血管的分类　光镜下，各组织和器官内的毛细血管结构均很相似。电镜下，根据内皮细胞等的结构特点，毛细血管分为 3 类。

①连续毛细血管　特点：内皮细胞薄，并相互连续，相邻内皮细胞之间有紧密连接、缝隙连接或桥粒。基膜完整，胞质内有许多吞饮小泡。连续毛细血管的物质交换主要通过吞饮小泡的作用来完成。其主要分布于结缔组织、肌组织、肺和中枢神经系统等处。

②有孔毛细血管　特点：内皮细胞不含核的部分很薄，有许多贯穿细胞的窗孔，孔的直径一般为 $60 \sim 80 nm$，孔上有或无厚隔膜（$4 \sim 6 nm$）封闭。内皮细胞内吞饮小泡很少，内皮细胞基底面有连续的基膜。此类血管主要存在于胃肠黏膜、某些内分泌腺和肾血管球等处。

③窦状毛细血管　又称血窦，管腔大，直径可达 $40 \mu m$，形状不规则，内皮细胞上有或无窗孔，细胞间隙较大，基膜不连续或缺如。血窦主要分布于大分子物质代谢旺盛的器官，如肝、脾、红骨髓和一些内分泌腺中。

（3）毛细血管与物质交换　毛细血管是血液与周围组织进行物质交换的主要场所。人体毛细血管的总面积很大，一位体重 60kg 的人，毛细血管表面积可达 $6000 m^2$。毛细血管管壁很薄，并与周围的细胞相距很近，这些特点都是进行物质交换的有利条件。

物质透过毛细血管管壁的能力称毛细血管通透性。毛细血管结构与通透性关系的研究表明，内皮细胞的孔能透过液体和大分子物质，吞饮小泡能输送液体，细胞间隙则因间隙宽度和细胞连接紧密程度的差别，其通透性有所不同。基膜能透过较小的分子，但能阻挡一些大分子物质，起到很好的屏障作用。

（三）局部血液循环障碍

局部血液循环障碍包括：①局部血容量异常，包括充血和缺血；②血管内异常物质形成和阻塞，包括血栓形成、栓塞以及栓塞引起的梗死；③血管壁的通透性和完整性的改变，包括出血和水肿。

1．充血　局部组织、器官内血管扩张，血液含量增多，称充血。分为动脉性充血和静脉性充血两类。

（1）动脉性充血　局部组织、器官的动脉内血液含量增多，称为动脉性充血，简称充血。根据引起充血的原因及机制不同，动脉性充血可分为：生理性充血、病理性充血。

（2）静脉性充血　由于静脉回流受阻，血液淤积在小静脉和毛细血管内，称为静脉性充血，简称淤血。

①原因 $\begin{cases}静脉受压 \\ 静脉腔阻塞 \\ 心力衰竭\end{cases}$

②病理变化：淤血器官肿胀、体积增大、包膜紧张，表面呈暗红色或紫蓝色，局部温度降低；镜下见淤血组织内小静脉和毛细血管扩张，充满红细胞，有时伴有组织水肿和出血。

③肺淤血：多因左心衰竭所致。眼观肺体积增大，肺切面色泽暗红并有水肿液流出。镜下，急性肺淤血时肺泡壁增厚，毛细血管和小静脉高度扩张淤血，肺泡腔中有较多漏出的水肿液和不等量红细胞、巨噬细胞，随着病变的进展，一些巨噬细胞吞噬红细胞，将其分解，胞浆内形成棕黄色的含铁血黄素，称为"心力衰竭细胞"。长期的心力衰竭和慢性肺淤血会引起肺泡壁网状纤维胶原化和纤维结缔组织增生，加之大量含铁血黄素的沉积使肺组织变硬并呈棕黄色，故称之为肺褐色硬化。

④肝淤血：多因右心衰竭所致。镜下，肝小叶中央静脉和邻近血窦扩张、淤血，严重淤血时肝小叶中央静脉区肝细胞受压萎缩，甚至坏死。慢性肝淤血时，肝小叶中央区淤血明显，小叶外围的肝细胞因缺氧等而出现脂肪变性。肉眼见肝脏体积肿大，包膜紧张，小叶中央淤血区呈暗红色，周边区因肝细胞脂肪变性呈黄色，以至切面上可见红（淤血）黄（脂肪变性）相间的网络状条纹，状如槟榔的切面，称为"槟榔肝"。长期严重的肝淤血，小叶中央肝细胞萎缩消失，纤维组织明显增生，可形成淤血性肝硬化。

2. 出血　红细胞自心脏或血管外逸，称为出血。逸出的血液进入组织或体腔为内出血，流出体外为外出血。

3. 血栓形成　在活体的心脏和血管内，血液凝固或血液中某些有形成分析出、凝集而形成固体质块的过程，称血栓形成，所形成的固体质块称血栓。

（1）血栓形成的过程与血栓的形态　血栓形成过程涉及心血管内皮、血流状态和凝血反应三方面的改变。血栓类型有以下 4 种：

①白色血栓　肉眼观：血栓呈灰白色，质实，与血管壁粘连紧密，故称为白色血栓。镜下主要为血小板成分。

②混合血栓　肉眼观：圆柱状的血栓体部，表面粗糙干燥，并有灰白与暗红色相间的条纹状结构，称为混合血栓。

③红色血栓　肉眼呈红色，故称为红色血栓。

④透明血栓　又称微血栓。主要由纤维蛋白构成，又称为纤维蛋白性血栓。最常见于弥散性血管内凝血。

（2）血栓的转归　溶解、吸收；脱落；机化与再通；钙化。

（3）血栓对机体的影响　血栓的形成对创伤过程中破裂的血管起到止血作用，这是对机体有利的方面。然而，在多数情况下血栓会对机体产生不利的影响，即①阻塞血管；②栓塞；③心瓣膜变形；④出血。

4. 栓塞　在循环血液中出现不溶于血液的异常物质，随血流运行，阻塞血管腔的过程，称为栓塞。引起栓塞的异物称为栓子。栓子可以是固体（如血栓栓子、恶性肿瘤细胞、寄生虫及虫卵、细菌、粥样斑块中的粥样物和脂肪）、液体（如羊水）和气体（如空气）。其中血栓脱落形成栓子最常见。

$$栓塞的类型\begin{cases}血栓栓塞\begin{cases}肺动脉栓塞\\体循环动脉系统栓塞\end{cases}\\脂肪栓塞\\气体栓塞\begin{cases}空气栓塞\\氮气栓塞\end{cases}\\羊水栓塞\\其他栓塞\end{cases}$$

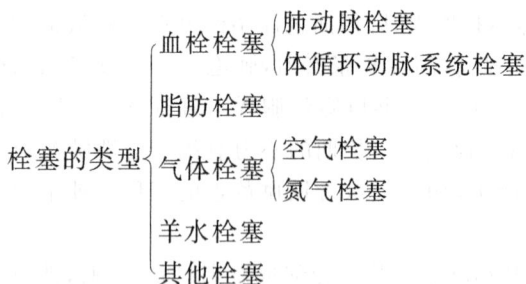

5. 梗死　组织或器官的血液供应减少或中断称缺血。由于血管阻塞引起的局部组织或器官的缺血性坏死,称梗死。

根据梗死区的形态特点可分为贫血性梗死和出血性梗死。

(四)常见脉管系统疾病的形态学基础

1. 动脉粥样硬化　主要发生于大、中动脉,基本病变是动脉内膜的脂质沉积,内膜灶性纤维化,粥样斑块形成,导致管壁变硬、管腔狭窄,并引起一系列继发病变。

2. 冠状动脉粥样硬化及冠状动脉性心脏病

(1)冠状动脉粥样硬化症　好发于冠状动脉近侧段,且在分支开口处较重。左冠状动脉前降支为最多,其余依次为右主干、左主干或左旋支、后降支。横切面上,斑块多呈新月形,使管腔呈偏心性狭窄。

(2)冠状动脉性心脏病　简称冠心病,是指因冠状动脉狭窄、供血不足而引起的缺血性心脏病,是多种冠状动脉疾病的结果。

3. 高血压　是以体循环动脉压升高为主要特点的临床综合征,动脉压的持续升高可导致心、脑、肾和血管的改变,并伴全身代谢性改变。成年人收缩压≥140mmHg(18.4kPa)和/或舒张压≥90mmHg(12.0kPa)被定为高血压。高血压可分为原发性和继发性两大类。

二、练习题

(一)选择题

【A1 型题】

1. 肺循环起于　　　　　　　　　　　　　　　　　　　　　　　　　　　　　　( )
    A. 全身毛细血管　　　B. 左心房　　C. 右心房　　　　D. 左心室　　　E. 右心室

2. 不属于右心房的结构是　　　　　　　　　　　　　　　　　　　　　　　　( )
    A. 界嵴　　　　　　　　　　　B. 卵圆窝　　　　　　　　C. 右房室口
    D. 冠状窦　　　　　　　　　　E. 下腔静脉瓣

3. 下列哪一条动脉不是颈外动脉的分支　　　　　　　　　　　　　　　　　　( )
    A. 甲状腺上动脉　　　　　　　B. 甲状腺下动脉　　　　　C. 面动脉
    D. 舌动脉　　　　　　　　　　E. 上颌动脉

4. 阑尾动脉发自　　　　　　　　　　　　　　　　　　　　　　　　　　　　( )
    A. 回结肠动脉　　　　　　　　B. 右结肠动脉　　　　　　C. 中结肠动脉
    D. 左结肠动脉　　　　　　　　E. 乙状结肠动脉

5. 体循环的血液最后注入　　　　　　　　　　　　　　　　　　　　　　　　( )
    A. 右心室　　　B. 左心室　　　C. 右心房　　　D. 左心房　　　E. 冠状窦

6. 卵圆窝位于 （　　）
    A. 左心房侧房间隔上部　　　　　B. 右心房侧房间隔下部
    C. 右心房侧房间隔上部　　　　　D. 左心房侧房间隔下部
    E. 以上都不是

7. 肠系膜下动脉栓塞引起坏死的脏器是 （　　）
    A. 胃　　　　B. 小肠　　　　C. 乙状结肠　　　D. 横结肠　　　E. 升结肠

8. 不属于肝门静脉直接属支的是 （　　）
    A. 肠系膜上静脉　　　　　　B. 胃左静脉　　　　　　C. 胃网膜右静脉
    D. 附脐静脉　　　　　　　　E. 脾静脉

9. 右心室的出口是 （　　）
    A. 主动脉口　　　　　　　　B. 肺动脉口　　　　　　C. 右房室口
    D. 冠状窦口　　　　　　　　E. 下腔静脉口

10. 下列静脉中不属于浅静脉的是 （　　）
    A. 大隐静脉　　　　　　　　B. 头静脉　　　　　　　C. 颈外静脉
    D. 头臂静脉　　　　　　　　E. 肘正中静脉

11. 冠状动脉起自 （　　）
    A. 冠状窦　　　B. 升主动脉　　　C. 主动脉弓　　　D. 头臂干　　　E. 胸主动脉

12. 营养胃底的动脉是 （　　）
    A. 脾动脉　　　　　　　　　B. 胃短动脉　　　　　　C. 胃左动脉
    D. 胃右动脉　　　　　　　　E. 胃网膜左动脉

13. 右心室流入道与流出道的分界是 （　　）
    A. 隔缘肉柱　　　　　　　　B. 三尖瓣隔瓣　　　　　C. 室上嵴
    D. 前乳头肌　　　　　　　　E. 三尖瓣前瓣

14. 颈动脉小球位于 （　　）
    A. 颈内动脉起始处的膨大部　　B. 颈内、外动脉分叉处的后方
    C. 颈血管鞘的内面　　　　　　D. 颈总动脉起始处的后方
    E. 颈外动脉起始处的后方

15. 触摸足背动脉搏动的位置在 （　　）
    A. 趾长伸肌腱外侧　　　　　　B. 踇长伸肌腱内侧
    C. 踇长伸肌腱外侧　　　　　　D. 胫骨前肌腱内侧
    E. 胫骨前肌腱外侧

16. 在咬肌前缘可触及搏动的血管是 （　　）
    A. 舌动脉　　　B. 颈内动脉　　　C. 上颌动脉　　　D. 颞浅动脉　　　E. 面动脉

17. 在体表最易摸到股动脉搏动的部位是 （　　）
    A. 腹股沟韧带中、外 1/3 交点下方　　　B. 腹股沟韧带中、外 1/3 交点上方
    C. 腹股沟韧带中点下方　　　　　　　　D. 腹股沟韧带中点上方
    E. 腹股沟韧带中、内 1/3 交点下方

18. 在肘部测量肱动脉血压的部位是 （　　）
    A. 肱桡肌内侧　　　　　　　　B. 肱桡肌外侧

    C. 肱二头肌腱外侧   D. 肱二头肌腱内侧

    E. 肱骨内、外上髁连线中点

19. 桡动脉的摸脉位置在   （　　）

    A. 桡侧腕屈肌腱内侧   B. 掌长肌腱内侧

    C. 掌长肌腱外侧   D. 桡侧腕屈肌腱外侧

    E. 以上都不对

20. 心尖   （　　）

    A. 由左心室构成   B. 由左、右心室构成

    C. 在剑突左侧可摸到其搏动   D. 在剑突下方可摸到其搏动

    E. 以上都不对

21. 下列关于心外形的说法，错误的是   （　　）

    A. 心底朝向右后上方   B. 心右缘由右心房构成

    C. 膈面约 2/3 由左心室构成   D. 前后室间沟在心尖的右侧相遇

    E. 冠状沟是左、右心室表面的分界标志

22. 有关主动脉弓的说法哪一种是错误的   （　　）

    A. 于右侧第 2 胸肋关节处续于主动脉升部

    B. 于第 4 胸椎附近移行为主动脉降部

    C. 发出冠状动脉

    D. 发出左颈总动脉

    E. 动脉弓壁内含有压力感受器

23. 上腔静脉   （　　）

    A. 位于中纵隔内   B. 由左、右颈内静脉汇合而成

    C. 位于胸主动脉的右侧   D. 注入左心房

    E. 收集头颈部、上肢、胸部（心、肺除外）等静脉血

24. 颈内静脉   （　　）

    A. 是面静脉的直接延续

    B. 收纳的范围与颈外动脉供应的范围相同

    C. 汇入锁骨下静脉

    D. 由于管壁的外膜与颈动脉鞘紧密相连，故经常处于关闭状态

    E. 经颈静脉孔与乙状窦相续

25. 锁骨下静脉   （　　）

    A. 自锁骨的上缘与腋静脉相续   B. 行于斜角肌间隙内

    C. 途中汇集颈内静脉   D. 直接注入上腔静脉

    E. 以上都不是

26. 头静脉   （　　）

    A. 起于手背静脉网的内侧份

    B. 行于前臂的内侧缘

    C. 在臂部行于肱二头肌内侧沟的浅面

    D. 穿经三角肌与胸大肌之间的沟

E. 注入头臂静脉

27. 大隐静脉　　　　　　　　　　　　　　　　　　　（　　）

   A. 在足背外侧缘起于足背静脉弓

   B. 经外踝的后方上行

   C. 行经小腿的后外侧

   D. 在腹股沟韧带的稍下方注入股静脉

   E. 以上都不是

28. 肝门静脉　　　　　　　　　　　　　　　　　　　（　　）

   A. 由肠系膜上静脉和肠系膜下静脉汇合而成

   B. 行于胆总管和肝固有动脉的前方

   C. 注入下腔静脉

   D. 跨过十二指肠上部的前方

   E. 收纳腹腔内不成对脏器（肝除外）的静脉血

29. 弹性动脉指的是　　　　　　　　　　　　　　　　（　　）

   A. 大动脉　　　　　　　　B. 中动脉　　　　　　　C. 小动脉

   D. 微动脉　　　　　　　　E. 毛细血管前微动脉

30. 关于淤血组织器官的病变,哪项描述是错误的　　（　　）

   A. 常伴有水肿　　　　　　B. 呈暗红色　　　　　　C. 温度增加

   D. 可引起出血　　　　　　E. 可发生萎缩

31. 下列哪项不是慢性淤血的后果　　　　　　　　　（　　）

   A. 实质细胞的增生　　　　B. 出血

   C. 含铁血黄素沉积　　　　D. 组织间质增生

   E. 可并发血栓形成

32. 下述关于肺淤血的描述中哪一项是错误的　　　　（　　）

   A. 肺泡壁毛细血管扩张

   B. 肺泡内中性白细胞和纤维素渗出

   C. 肺泡腔内有水肿液

   D. 可发生漏出性出血

   E. 常可见心衰细胞

33. 股静脉血栓脱落常栓塞　　　　　　　　　　　　（　　）

   A. 下腔静脉　　　　　　　B. 右下肢大静脉　　　　C. 右心房

   D. 右心室　　　　　　　　E. 肺动脉

34. 致使肺梗死的血栓栓子一般来自　　　　　　　　（　　）

   A. 动脉及左心房的血栓脱落

   B. 静脉系统或右心的血栓

   C. 门静脉的血栓脱落

   D. 左心房附壁血栓

   E. 二尖瓣疣状血栓的脱落

35. 下列梗死中,属于液化性坏死的是　　　　　　　（　　）

　　　A. 肺梗死　　　B. 脑梗死　　　C. 心肌梗死　　　D. 肾梗死　　　E. 脾梗死
36. 早期动脉粥样硬化镜下特点是　　　　　　　　　　　　　　　　　　　　（　　）
　　　A. 中膜泡沫细胞形成　　　　　　　B. 外膜泡沫细胞形成
　　　C. 内膜泡沫细胞形成　　　　　　　D. 中膜增厚
　　　E. 溃疡形成

【B 型题】
备选答案（第 37～40 题）
　　　A. 二尖瓣　　　B. 三尖瓣　　　C. 肺动脉瓣　　　D. 主动脉瓣　　　E. 半月瓣
37. 左房室口周缘附着的是　　　　　　　　　　　　　　　　　　　　　　（　　）
38. 右房室口周缘附着的是　　　　　　　　　　　　　　　　　　　　　　（　　）
39. 右心室出口周缘附着的是　　　　　　　　　　　　　　　　　　　　　（　　）
40. 左心室出口周缘附着的是　　　　　　　　　　　　　　　　　　　　　（　　）

备选答案（第 41～44 题）
　　　A. 冠状窦　　　　　　　　B. 肺静脉口　　　　　　　　C. 隔缘肉柱
　　　D. 界嵴　　　　　　　　　E. 主动脉前庭
41. 开口于左心房的是　　　　　　　　　　　　　　　　　　　　　　　　（　　）
42. 开口于右心房的是　　　　　　　　　　　　　　　　　　　　　　　　（　　）
43. 位于右心室内的是　　　　　　　　　　　　　　　　　　　　　　　　（　　）
44. 左心室流出道是　　　　　　　　　　　　　　　　　　　　　　　　　（　　）

备选答案（第 45～48 题）
　　　A. 冠状沟　　　B. 前室间沟　　　C. 后室间沟　　　D. 房室交点　　　E. 室上嵴
45. 心大静脉走行于　　　　　　　　　　　　　　　　　　　　　　　　　（　　）
46. 心房与心室的表面分界是　　　　　　　　　　　　　　　　　　　　　（　　）
47. 后室间沟与冠状沟交汇处是　　　　　　　　　　　　　　　　　　　　（　　）
48. 右房室口与肺动脉口之间的隆起是

备选答案（第 49～52 题）
　　　A. 腔静脉窦　　　　　　　　B. 动脉圆锥　　　　　　　　C. 主动脉前庭
　　　D. 窦房结　　　　　　　　　E. 右心室窦部
49. 右心室流入道是　　　　　　　　　　　　　　　　　　　　　　　　　（　　）
50. 右心室流出道是　　　　　　　　　　　　　　　　　　　　　　　　　（　　）
51. 心的正常起搏点是　　　　　　　　　　　　　　　　　　　　　　　　（　　）
52. 左心室流出道是　　　　　　　　　　　　　　　　　　　　　　　　　（　　）

备选答案（第 53～56 题）
　　　A. 中结肠动脉　　　B. 肝固有动脉　　　C. 子宫动脉　　　D. 胆囊动脉　　　E. 卵巢动脉
53. 起自腹主动脉的是　　　　　　　　　　　　　　　　　　　　　　　　（　　）

54. 走行于横结肠系膜内的是 （　　）

55. 走行于肝十二指肠韧带的是 （　　）

56. 跨过输尿管前上方的是 （　　）

备选答案（第 57～59 题）

    A. 头臂干　　　　B. 左颈总动脉　　C. 右颈总动脉　　D. 升主动脉　　　E. 肺动脉

57. 由左心室发出的是 （　　）

58. 由头臂干发出的是 （　　）

59. 由右心室发出的是 （　　）

备选答案（第 60～61 题）

    A. 颈外静脉　　　B. 颈内静脉　　　C. 面静脉　　　　D. 锁骨下静脉　　E. 腋静脉

60. 颈部最大的浅静脉，也是临床在需采取静脉穿刺时常选的血管 （　　）

61. 起于内眦静脉，行向外下到舌骨平面汇入颈内静脉的血管 （　　）

备选答案（第 62～63 题）

    A. 左肾静脉　　　B. 上腔静脉　　　C. 下腔静脉　　　D. 肝门静脉　　E. 肝静脉

62. 左睾丸静脉注入的部位 （　　）

63. 肝的输出血管是 （　　）

【X 型题】

64. 心的位置 （　　）

    A. 位于胸腔的中纵隔内　　　　　　B. 位于心包腔内

    C. 后方平对第 5～8 胸椎　　　　　　D. 前方对向胸骨体和第 2～6 肋

    E. 上方连有出入心的大血管

65. 冠状沟 （　　）

    A. 位于心膈面　　　　　　　　　　B. 是心房与心室的表面分界标志

    C. 前方被肺动脉干所中断　　　　　D. 冠状窦位于该沟的胸肋面

    E. 心小静脉行于该沟内

66. 胃的血液供应来自 （　　）

    A. 胃短动脉　　　　　　　B. 胃右动脉　　　　　　　　C. 胃网膜左动脉

    D. 胃左动脉　　　　　　　E. 胃网膜右动脉

67. 左冠状动脉前室间支闭塞时可能引起梗死的部位是 （　　）

    A. 左心室前壁　　　　　　B. 右心室前壁

    C. 左心室下壁　　　　　　D. 室间隔前 2/3

    E. 左心室侧壁

68. 左、右心室舒张时 （　　）

    A. 三尖瓣关闭　　　　　　B. 二尖瓣开放

    C. 肺动脉瓣开放　　　　　D. 主动脉瓣开放

    E. 主动脉瓣关闭

69. 右心房有　　　　　　　　　　　　　　　　　　　　　　（　　）
    A. 上腔静脉口　　　　　　　　B. 下腔静脉口
    C. 肺静脉口　　　　　　　　　D. 肺动脉口
    E. 冠状窦口

70. 含有动脉血的是　　　　　　　　　　　　　　　　　　　（　　）
    A. 主动脉　　　　B. 肺动脉　　　　C. 左心房　　　　D. 左心室　　　　E. 右心房

71. 主动脉包括　　　　　　　　　　　　　　　　　　　　　（　　）
    A. 升主动脉　　　B. 主动脉弓　　　C. 降主动脉　　　D. 髂总动脉　　　E. 头臂干

72. 颈动脉窦　　　　　　　　　　　　　　　　　　　　　　（　　）
    A. 在颈总动脉末端的膨大部分
    B. 在颈内动脉起始处的膨大部分
    C. 属化学感受器
    D. 壁内有压力感受器
    E. 为颈外动脉起始处的膨大部分

73. 发自主动脉弓的是　　　　　　　　　　　　　　　　　　（　　）
    A. 左颈总动脉　　　　　　　　B. 右颈总动脉
    C. 左锁骨下动脉　　　　　　　D. 右锁骨下动脉
    E. 椎动脉

74. 下列动脉中不易触及的是　　　　　　　　　　　　　　　（　　）
    A. 颞浅动脉　　　B. 足背动脉　　　C. 桡动脉　　　D. 腋动脉　　　E. 腹主动脉

75. 颈外静脉　　　　　　　　　　　　　　　　　　　　　　（　　）
    A. 是颈部最大的浅静脉
    B. 注入锁骨下静脉
    C. 与锁骨下静脉相互汇合形成静脉角
    D. 收集颅外和部分面部的静脉血
    E. 走行于颈动脉鞘内

76. 贵要静脉　　　　　　　　　　　　　　　　　　　　　　（　　）
    A. 起于手背静脉网的尺侧
    B. 沿前臂尺侧缘上行
    C. 沿臂的内侧面继续上行到臂的中部
    D. 穿过深筋膜注入锁骨下静脉
    E. 常借位于肘窝前方的肘正中静脉与头静脉相交通

77. 属于浅静脉的是　　　　　　　　　　　　　　　　　　　（　　）
    A. 颈内静脉　　　B. 颈外静脉　　　C. 头静脉　　　D. 大隐静脉　　　E. 贵要静脉

78. 肝门静脉高压导致直肠静脉丛曲张,血液经什么静脉到髂内静脉和下腔静脉
    　　　　　　　　　　　　　　　　　　　　　　　　　　　（　　）
    A. 肛静脉　　　　　　　　　　B. 肠系膜下静脉
    C. 直肠下静脉　　　　　　　　D. 阴部外静脉
    E. 乙状结肠静脉

79. 连续毛细血管分布于 （　　）
A. 内分泌腺　　B. 脑和脊髓　　C. 胃肠黏膜　　D. 肺组织　　E. 肌组织

80. 属于肌性动脉的有 （　　）
A. 大动脉　　　B. 中动脉　　　C. 小动脉　　　D. 主动脉　　　E. 颈总动脉

81. 血栓形成的条件为 （　　）
A. 血液形成涡流　　　　　　B. 血流缓慢
C. 心血管内膜受损　　　　　D. 纤维蛋白溶解系统激活
E. 凝血因子激活引起的血液凝固性增加

82. 下列关于混合血栓的叙述哪些是不正确的 （　　）
A. 主要由血小板及纤维素构成　　B. 可为层状血栓
C. 多见于动脉或心室内　　　　　D. 构成延续性血栓的体部
E. 可见于微循环内

83. 下列哪些器官的梗死肉眼病变为楔形、灰白色、界限清楚 （　　）
A. 脾　　　　　B. 肺　　　　　C. 心　　　　　D. 脑　　　　　E. 肾

(二)填空题

1. 心壁可分为三层,由内向外依次为_____、_____和_____。

2. 心尖朝向左前下方,由_____构成;在左侧第_____肋间隙与左锁骨中线_____侧1～2cm 处可摸到其搏动。

3. 临床上行心内注射时,常在_____侧第_____肋间隙靠近胸骨_____缘处近针。

4. 右心室的入口称_____,周缘的纤维环上附有_____;出口称_____,周缘附有_____。

5. 心室收缩时,_____和_____关闭,而_____和_____开放,血液射入动脉。

6. 营养心的动脉有_____和_____,它们分别发自升主动脉根部的_____和_____。

7. 主动脉根据其行程可分为_____、_____和_____。

8. 在主动脉弓的凸侧壁上从右向左依次向上发出_____、_____和_____三大分支。

9. 脑膜中动脉起自_____向上经_____入颅腔,分布于_____。

10. 肠系膜上动脉的主要分支有_____、_____、_____、_____和_____。

11. 颈内静脉起于颅底的_____,伴_____下行,到胸锁关节的后方,与_____汇合成_____。其汇合处形成的夹角称为_____。

12. 面静脉与_____伴行,下行汇入颈内静脉。面静脉经_____和_____与颅内的_____相交通。

13. 颈部最大的浅静脉是_____,它沿_____向后下方斜行汇入_____。

14. 上肢的浅静脉主要有_____、_____和_____。

15. 大隐静脉起于_____，经_____、小腿的_____、大腿的_____，到_____外下方，注入_____。注入前有_____、_____、_____、_____和_____5 条属支汇入。

16. 淋巴器官主要由_____构成，包括_____、_____和_____等。

17. 在胃癌和食管癌患者，有时癌细胞可经_____再由_____逆流转移到左锁骨上淋巴结，引起左锁骨上淋巴结的肿大。

18. 腋淋巴结位于_____，可分为 5 群：沿_____排列的_____淋巴结；沿_____排列的_____淋巴结；沿_____排列的_____淋巴结；上述 3 群淋巴结的输出管注入位于_____的_____淋巴结；再注入沿_____排列的_____淋巴结，其输出管汇成_____。

19. 脾位于_____区，恰与第_____肋相对，其长轴与第_____肋相一致。

20. 血栓形成的类型有_____、_____、_____和_____4 种。

21. 栓塞主要有_____、_____、_____和_____等 4 种类型。

22. 根据梗死区的形态特点，梗死可分为_____和_____。

23. 高血压分为_____和_____两种类型。

(三)名词解释

1. 动脉　　　　　　2. 冠状沟　　　　　　3. 房室交点
4. 卵圆窝　　　　　5. 动脉圆锥　　　　　6. 窦房结
7. 冠状窦　　　　　8. 动脉韧带　　　　　9. 颈动脉窦
10. 颈动脉小球　　　11. 静脉　　　　　　12. 静脉角
13. 肝门静脉　　　　14. 乳糜池　　　　　15. 胸导管
16. 脾切迹　　　　　17. 淤血　　　　　　18. 血栓形成
19. 栓塞　　　　　　20. 栓子　　　　　　21. 梗死

(四)问答题

1. 肺循环和体循环的途径如何？

2. 写出左冠状动脉的起始、行程和重要分支。

3. 写出右冠状动脉的起始、行程和重要分支。

4. 当下肢和颅顶外伤出血时，在何处压迫何动脉进行止血？

5. 简述全身主要的浅静脉及其注入部位。

6. 写出心的体表投影。

7. 写出营养胃的动脉来源及分布。

8. 在手背静脉网注射青霉素治疗右肺大叶性肺炎时，药物需经过哪些途径到达右肺？

9. 为什么肝门静脉高压患者可出现呕血、便血和腹壁出现"海蛇头"静脉曲张？

10. 从大隐静脉注入药物，可经哪些途径到达胆囊？

11. 股静脉内血栓脱落，最易导致何动脉栓塞？简述自脱落部位到栓塞动脉的途径。

三、参考答案

(一)选择题

【A1 型题】

1. E 2. D 3. B 4. A 5. C 6. B 7. C 8. C 9. B 10. D

11. B 12. B 13. C 14. B 15. C 16. E 17. C 18. D 19. D 20. A

21. E 22. C 23. C 24. E 25. C 26. D 27. D 28. E 29. A 30. C

31. A 32. B 33. E 34. B 35. B 36. C

【B 型题】

37. A 38. B 39. C 40. D 41. B 42. A 43. C 44. E 45. B 46. A

47. D 48. E 49. E 50. B 51. D 52. C 53. E 54. A 55. B 56. C

57. D 58. C 59. E 60. A 61. C 62. A 63. E

【X 型题】

64. ABCDE 65. BCE 66. ABCDE 67. AD 68. BE 69. ABE

70. ACD 71. ABC 72. ABD 73. AC 74. DE 75. ABD

76. ABCE 77. BCDE 78. ACD 79. BDE 80. BC 81. ABCE

82. ACE 83. AE

(二)填空题

1. 心内膜　心肌层　心外膜

2. 左心室　5　内

3. 左　4　左

4. 右房室口　三尖瓣　肺动脉口　肺动脉瓣

5. 二尖瓣　三尖瓣　主动脉瓣　肺动脉瓣

6. 左冠状动脉　右冠状动脉　主动脉左窦　右窦

7. 升主动脉　主动脉弓　降主动脉

8. 头臂干　左颈总动脉　左锁骨下动脉

9. 上颌动脉　棘孔　硬脑膜

10. 胰十二指肠下动脉　空肠动脉　回肠动脉　回结肠动脉　右结肠动脉　中结肠动脉

11. 颈静脉孔　颈内动脉和颈总动脉的外侧　锁骨下静脉　头臂静脉　静脉角

12. 面动脉　内眦静脉　眼静脉　海绵窦

13. 颈外静脉　胸锁乳突肌的表面　锁骨下静脉

14. 头静脉　贵要静脉　肘正中静脉

15. 足背静脉弓内侧　内踝前方　内侧　前内侧　耻骨结节　股静脉　旋髂浅静脉　腹壁浅静脉　阴部外静脉　股内侧浅静脉　股外侧浅静脉

16. 淋巴组织　淋巴结　脾　胸腺

17. 胸导管　颈干

18. 腋窝的结缔组织内　胸外侧血管　胸肌　腋静脉远侧段　外侧　肩胛下血管　肩胛下　腋窝中央结缔组织　中央　腋静脉近侧段　尖　锁骨下干

19. 左季肋　9～11　10

20. 白色血栓　混合血栓　红色血栓　透明血栓

21. 血栓栓塞　脂肪栓塞　气体栓塞　羊水栓塞

22. 贫血性梗死　出血性梗死

23. 良性高血压　恶性高血压

(三)名词解释

1. 动脉:是运送血液离心的管道。

2. 冠状沟:靠近心底,近似环形,是心房和心室在心表面的分界标志。

3. 房室交点:后房间沟、后室间沟与冠状沟的相交处称房室交点。

4. 卵圆窝:在右心房房间隔的下部有一浅窝,是胚胎时期的卵圆孔闭锁后的遗迹。

5. 动脉圆锥:位于室上嵴与肺动脉口之间的部分,内壁光滑,形似圆锥。

6. 窦房结:是心的正常起搏点,位于上腔静脉与右心房交界处界沟上部的心外膜深面。

7. 冠状窦:位于心膈面,左心房与左心室之间的冠状沟内,开口于右心房的冠状窦口。

8. 动脉韧带:在肺动脉分叉处稍左侧与主动脉弓下缘之间连有一结缔组织索称为动脉韧带。

9. 颈动脉窦:是颈总动脉末端和颈内动脉起始处管径稍膨大的部分,为压力感受器。

10. 颈动脉小球:为一扁椭圆形的小体,连于颈总动脉分叉处的后方,为化学感受器。

11. 静脉:是导血回心的血管。

12. 静脉角:是颈内静脉与锁骨下静脉在胸锁关节后方汇合成头臂静脉处所形成的夹角,是淋巴导管注入的部位。

13. 肝门静脉:是由肠系膜上静脉与脾静脉在胰颈的后方汇合所形成的,它收集腹腔内不成对脏器(肝除外)的静脉血。

14. 乳糜池:是胸导管起始处的膨大,由左、右腰干和单一的肠干在第1腰椎的前方汇合而成的结构。

15. 胸导管:是全身最大的淋巴导管,起自第1腰椎前方的乳糜池,向上经膈的主动脉裂孔进入胸腔,出胸廓上口到颈根部注入左静脉角。

16. 脾切迹:是位于脾上缘的2～3个凹陷,是临床上触脾的标志。

17. 淤血:由于静脉回流受阻,血液淤积在小静脉和毛细血管内,称为静脉性淤血,又称被动性充血,简称淤血。

18. 血栓形成:在活体的心脏和血管内,血液凝固或血液中某些有形成分析出、凝集而形成固体质块的过程,称血栓形成。

19. 栓塞:在血液循环中出现不溶于血液的异常物质,随血流运行,阻塞血管腔的过程。

20. 栓子:引起栓塞的异物称为栓子。

21. 梗死:由于血管阻塞,引起的局部组织或器官的缺血性坏死,称梗死。

(四)问答题

1. 大循环(体循环):左心室→主动脉→各级动脉分支→毛细血管→各级静脉→上、下腔静脉→右心房

　　小循环(肺循环):右心室→肺动脉→各级肺动脉分支→肺泡毛细血管→各级肺静脉→左、右肺静脉→左心房

2. 起始:起于主动脉左窦。

行程：向左行于左心耳与肺动脉干之间。

分支：前室间支和旋支

3. 起始：起于主动脉右窦。

行程：行于右心耳与肺动脉干根部之间，入冠状沟后向右行，绕过心右缘至膈面。

分支：后室间支和左室后支。

4. 下肢：在腹股沟韧带中点稍内侧的下方，压迫股动脉。

颅顶：在外耳门的前方，压迫颞浅动脉。

5. 颈部有颈外静脉，注入锁骨下静脉；上肢有三条：头静脉注入腋静脉，贵要静脉注入肱静脉，肘正中静脉连接头静脉和贵要静脉；下肢有两条：大隐静脉注入股静脉，小隐静脉注入腘静脉。

6.（1）左上点　在左侧第 2 肋软骨的下缘，距胸骨左侧缘约为 1.2cm；

（2）右上点　在右侧第 3 肋软骨的上缘，距胸骨右缘 1cm；

（3）左下点　在左侧第 5 肋间隙，距左锁骨中线内侧 1～2cm（或距前正中线 7～9cm）；

（4）右下点　在右侧第 6 胸肋关节处。

左、右上点连线为心的上界；左、右下点连线为心的下界；右上点与右下点之间微向右凸的弧形连线为心的右界；左上点与左下点之间微向左凸的弧形连线为心的左界。

7.（1）胃左动脉：为腹腔干的分支，分布于胃小弯侧的胃前壁和胃后壁。

（2）胃右动脉：为肝固有动脉的分支，分布于胃小弯侧的胃前壁和胃后壁。

（3）胃网膜左动脉：为脾动脉的分支，分布于胃大弯侧的胃前壁和胃后壁。

（4）胃网膜右动脉：为胃十二指肠动脉的分支，分布于胃大弯侧的胃前壁和胃后壁。

（5）胃短动脉：为脾动脉的分支，分布于胃底。

8. 青霉素依次经手背静脉网、头静脉和贵要静脉、肱静脉、腋静脉、锁骨下静脉、头臂静脉、上腔静脉、右心房、右心室、肺动脉口、肺动脉干、肺动脉、肺毛细血管、左右肺上、下静脉、左心房、左心室、主动脉口、升主动脉、主动脉弓、降主动脉、右支气管动脉到右肺病灶。

9. 当肝门静脉回流受阻时，本应经该静脉回流的血液经三个途径发生逆流：①胃左静脉逆流入食管静脉丛，经食管静脉、奇静脉、上腔静脉返回心，使食管静脉丛因血流增多而曲张，而且该静脉丛位于黏膜下，易受理化因素的影响而破裂，引起呕血。②经肠系膜下静脉及其属支直肠上静脉入直肠静脉丛，再经直肠下静脉和肛静脉流入髂内静脉、髂总静脉、下腔静脉，返回右心房，从而引起直肠静脉丛扩张，易因粪便干燥等原因造成损伤而致便血。③经附脐静脉到脐周静脉网，向上经胸外侧静脉和腹壁上静脉分别入腋静脉和头臂静脉，向下经腹壁浅静脉和腹壁下静脉入大隐静脉和髂外静脉，使脐周围的浅静脉曲张突出于皮下，即临床上所说的"海蛇头"征。

10. 抗菌药物依次经大隐静脉→股静脉→髂外静脉→髂总静脉→下腔静脉→右心房→右心室→肺动脉→肺毛细血管→肺静脉→左心房→左心室→升主动脉→主动脉弓→胸主动脉→腹主动脉→腹腔干→肝总动脉→肝固有动脉→肝固有动脉右支→胆囊动脉到胆囊

11. 股静脉内血栓脱落，最易导致肺动脉栓塞。

自脱落部位到栓塞动脉的途径：股静脉血栓→髂外静脉→髂总静脉→下腔静脉→右心房→右心室→肺动脉干→肺动脉。

（刘文庆）

第七章 消化系统

一、重、难点解析

组成
{
消化道:口腔、咽、食道、胃、肠
消化腺
{
管外腺:大唾液腺、肝脏、胰脏
管内腺:胃腺、小肠腺、十二指肠腺
}
}

功能:消化食物、吸收营养物质、排泄功能、保护功能、内分泌功能。

胸部标志线:前正中线、后正中线、腋前线、腋中线、腋后线、胸骨线、胸骨旁线、锁骨中线、肩胛线。

腹部分区
{
四分法:以脐为中心作"十"字线
九分法
{
两横线:两侧肋弓最低点、髂结节连线
两纵线:两侧腹股沟韧带中点
}
}

(一)消化管

1. 口腔

境界
{
前壁:为上、下唇,借口裂通外界
后界:经咽峡与咽相通
上壁:为腭;下壁:为口腔底;侧壁:为颊
}

分部:以上、下牙弓和牙龈为界,分为口腔前庭和固有口腔。

咽峡:由腭垂、腭帆游离缘、两侧腭舌弓及舌根围成;是口腔通向咽的分界线,也是口腔和咽之间的狭窄部。

2. 咽

漏斗形的肌性管道,位于第1~6颈椎前方,上方起于颅底,下方在第6颈椎下缘与食管相接,后壁与侧壁完整,前方分别与鼻腔、口腔和喉腔相通。

分部
{
鼻咽
{
咽鼓管咽口:在侧壁,距下鼻甲后1cm处,向外通中耳鼓室
咽扁桃体:是顶后壁黏膜下的淋巴组织,婴幼儿较发达
咽隐窝:是咽鼓管圆枕后方与咽后壁之间的凹陷,鼻咽癌的好发部位
}
口咽
{
腭扁桃体:位于腭舌弓和腭咽弓之间的扁桃体窝内
咽淋巴环:由腭扁桃体、舌扁桃体、咽扁桃体、咽鼓管扁桃体共同围成
}
喉咽:梨状隐窝,异物常嵌顿停留
}

3. 消化管的一般结构

{
黏膜
{
上皮:衬于消化管的腔面
固有层:位于上皮的深层,由细密结缔组织组成
黏膜肌层:为薄层平滑肌
}
黏膜下层:为疏松结缔组织
肌层:一般分为内、外两层,内层是环行肌,外层是纵行肌
外膜:是消化管壁的最外层,为纤维膜或浆膜
}

4. 食管

食管全长约 25cm，为肌性管道，上端在第 6 颈椎下缘或环状软骨下缘高度起于咽，下端在第 11 胸椎左侧续于胃的贲门。

分部 {
颈部：上起环状软骨下缘高度，下至胸骨颈静脉切迹水平，长约 5cm
胸部：上起胸骨颈静脉切迹水平，下至膈食管裂孔，长约 18cm
腹部：由食管裂孔至贲门，长约 1～2cm
}

食管的狭窄 {
第一个狭窄：位于食管与咽交接处，距中切牙 15cm
第二个狭窄部：位于与左支气管交叉处，距中切牙 25cm
第三个狭窄部：为膈食管裂孔处，距中切牙 40cm
}

食管壁的组织结构 {
黏膜：上皮是未角化的复层扁平上皮
黏膜下层：为疏松结缔组织，内含混合性食管腺
肌层：上 1/3 是骨骼肌，下 1/3 为平滑肌，中 1/3 两者兼有
外膜：为结缔组织构成的纤维膜
}

5. 胃　是消化管最膨大的部分，上起食管，下续十二指肠。

形态 {
两口 {
入口：贲门，接食管
出口：幽门，下续十二指肠
}
两缘 {
右上缘：胃小弯，凹向上，最低点有一切迹，称角切迹
左下缘：胃大弯，起自贲门切迹，呈弧形凸向左下至第 10 肋软骨平面
}
两壁：前壁和后壁
}

分部 {
贲门部：位于贲门周围的部分
胃　底：指贲门切迹以上的部分，亦称胃穹窿
胃　体：位于胃底与幽门部之间的部分
幽门部：幽门窦，称幽门管
}

位置与毗邻　胃中等充盈时，大部分位于左季肋区，小部分位于腹上区，贲门位于第 11 胸椎左侧，幽门位于第 1 腰椎右侧，前壁右侧邻肝左叶，左侧邻膈和左肋弓，在剑突下贴腹前壁。后壁邻左肾、左肾上腺、胰、脾和横结肠等。胃底与膈和脾相邻。

胃壁的结构 {
黏膜 {
上皮：单层柱状上皮，又称表面黏液细胞
固有层 {
贲门腺
胃底腺 {
主细胞：又称胃酶细胞，体部和底部居多
壁细胞：又称泌酸细胞，体部和颈部居多
颈黏液细胞：胃底腺颈部
}
幽门腺
}
黏膜肌层：分内环、外纵两层
}
黏膜下层
肌层：较厚，可分为内斜、中环、外纵三层平滑肌
浆膜：由结缔组织和间皮组成
}

6. 小肠　上起幽门，下续盲肠和结肠，全长 5～7m，分十二指肠、空肠和回肠三部。

(1)十二指肠　十二指肠紧贴腹后壁，是小肠中长度最短，管腔最大的一段 包绕胰头，呈"C"字形，长约 25cm。

十二指肠分部 {
上部:长约 5cm,近幽门处的一段肠管,壁薄,内面光滑,称十二指肠球
降部:长约 7～8cm,十二指肠大乳头,胆总管和胰管的共同开口
水平部:长约 10cm
升部:长约 2～3cm,十二指肠悬肌是手术时确定空肠起点的标志
}

(2)空肠与回肠比较见表 7-1。

表 7-1　空肠与回肠比较

比较项目	空肠	回肠
位置	左上(近侧)2/5	右下(远侧)3/5
外观	管径粗,管壁厚,血管较多,颜色较红,呈粉红色	管径较细,管壁较薄,血管较少,颜色较浅呈粉灰色
系膜	较薄,脂肪含量较少	较厚,脂肪含量较多
血管分布	动脉弓级数较少(1～2 级),直血管较长	动脉弓级数较多(达 4～5 级),直血管较短
黏膜皱襞	高而密集	低平而稀疏
淋巴组织	较少,仅有孤立淋巴滤泡	较多,有集合淋巴滤泡

(3)小肠壁的微细结构　小肠黏膜和黏膜下层共同向肠腔突出形成环形皱襞,黏膜表面可见许多细小的突起,称肠绒毛,由上皮和固有层共同向肠腔突出形成。绒毛根部的上皮向固有层内凹陷形成肠腺,肠腺直接开口于肠腔。重点是黏膜层的结构。

黏膜层 {
上皮:单层柱状上皮 {
吸收细胞:细胞表面有明显的纹状缘
杯状细胞:分泌黏液,对黏膜有保护和润滑作用
}
固有层:绒毛中央见中央乳糜管,可收集和运送上皮细胞吸收进来的脂肪
黏膜肌层
}

7. 大肠

(1)盲肠　位于右髂窝内,长 6～8cm,与回肠、结肠、阑尾连接。回肠末端开口于盲肠称回盲口。在回盲口上、下方有两个半月形的瓣,称回盲瓣。

(2)阑尾　位于右髂窝内,长 6～8cm,分回肠前、后位和盲肠后、下位等。三条结肠带汇集在阑尾根部,是手术中寻找阑尾的方法。根部体表投影:脐与右髂前上棘连线的中、外1/3交点(McBurney 点)。

(3)结肠位置　起于盲肠、续于直肠,围绕空肠和回肠,呈"M"形排列。

结肠分部 {
升结肠:在右髂窝起于盲肠,上升至结肠右曲(肝曲)
横结肠:从结肠右曲向左至结肠左曲(脾曲),有系膜连于腹后壁
降结肠:自结肠左曲下降至左髂嵴平面续于乙状结肠
乙状结肠:从左髂嵴水平转入盆腔内,至第 3 骶椎平面续于直肠
}

(4)直肠　位于盆腔后部,从第 3 骶椎平面下降至盆膈,长约 10～14cm。

$$特征 \begin{cases} 两个弯曲 \begin{cases} 骶曲,凸向后 \\ 会阴曲,凸向前 \end{cases} \\ 一个膨大:位于直肠下部,称直肠壶腹 \\ 三条横襞 \begin{cases} 上、下两条位于直肠左壁 \\ 中间一条大而明显,位置恒定,位于直肠右壁,距肛门7cm \end{cases} \end{cases}$$

(5)肛管 上界为盆膈平面,下界止于肛门,长约 4cm,平时处于收缩状态。

$$结构 \begin{cases} 肛柱:肛管内面的纵行黏膜皱襞,有6～10条 \\ 肛瓣:肛柱下端之间的半月形黏膜皱襞 \\ 齿状线:肛柱下端与肛瓣基部连成锯齿状环行线,皮肤与黏膜的分界 \\ 肛窦:肛瓣和肛柱下端共同围成的小隐窝 \\ 白线:在肛门上方1～1.5cm处,相当于肛门内、外括约肌之间 \\ 肛门:肛管下口,为前、后纵行的裂孔,前后径约2～3cm \end{cases}$$

(6)大肠的管壁组织结构特点 管壁也由四层组成,主要功能是吸收大量水分和一些电解质。

(二)常见消化管疾病的形态学基础

1. 消化性溃疡 常见病,成人多见,反复发作,慢性经过;十二指肠溃疡占70%,胃溃疡占25%,复合性溃疡占5%;与胃酸、蛋白酶消化作用有关——消化性溃疡。

$$病变 \begin{cases} 肉眼 \begin{cases} DU多位于十二指肠球部,GU多位于胃小弯、近幽门部 \\ 圆或椭圆形 \\ 边缘整齐,状如刀切 \\ 底部平坦 \\ DU较浅,GU深浅不一,可达浆膜层 \\ DU\ D<1.0cm,GU\ D<2.0cm \\ 周围黏膜皱襞轮辐状集中 \end{cases} \\ 光镜 \begin{cases} 渗出层:炎性渗出物(纤维蛋白＋白细胞) \\ 坏死层:坏死的细胞碎片 \\ 肉芽组织层 \\ 瘢痕层 \end{cases} \end{cases}$$

$$结局及并发症 \begin{cases} 愈合:肉芽组织增生——机化——瘢痕 \\ 出血:1/3,最多见 \\ 穿孔:5\% \\ 幽门狭窄:2\%～3\% \\ 癌变:胃溃疡约1\%发生癌变,十二指肠溃疡几乎不癌变 \end{cases}$$

(三)消化腺

1. 胰脏 全长 14～20cm,呈狭长的三棱形,横卧于腹后壁,约平第1腰椎。

分部
- 胰头：上、下及右侧被十二指肠包绕，其下份向左后方突起，称钩突
- 胰体：横过第1腰椎之前，胰体与胰头之间狭窄部分称胰颈
- 胰尾：较细，达脾门
- 胰管：位于胰实质内，与胆总管汇合成肝胰壶腹，开口于十二指肠大乳头
- 副胰管：位于胰管上方，开口于十二指肠小乳头

组织结构：胰腺由外分泌部和内分泌部组成。其中外分泌部分泌胰液，内含多种消化酶；内分泌部较少，散在于外分泌部之间，称胰岛，分泌激素，入血后参与糖代谢的调节。

- 外分泌部
  - 腺泡：由浆液性腺细胞围成
  - 导管：闰管→小叶内导管→小叶间导管→主导管
- 内分泌部：胰岛又称朗格汉斯岛，胰岛细胞呈团、索状分布

2. 肝

肝的形态
- 上面（膈面）：被镰状韧带分为左、右两叶，后部无腹膜覆盖部分称"裸区"
- 下面（脏面）：被"H"形沟分为4叶
  - 横沟：称肝门，出入肝门的结构称肝蒂
  - 左纵沟：前方容纳肝圆韧带，后方容纳静脉韧带
  - 右纵沟：前方是胆囊窝；后方是腔静脉窝

肝的位置：肝大部分位于右季肋区和腹上区，小部分位于左季肋区。

肝上界：与膈穹窿一致，在锁骨中线右侧平第5肋，左侧平第5肋间隙，在前正中线位于胸骨体与剑突结合处。

肝下界：成人与肋弓一致，在剑突下约3cm，幼儿可低于肋弓，但不超出2cm，7岁以后与成人相等。

肝的组织结构
- 肝小叶
  - 中央静脉
  - 肝板
  - 胆小管：由相邻的肝细胞局部细胞膜凹陷而成
  - 肝血窦：位于肝板之间，内有枯否细胞
  - 窦周隙
- 门管区
  - 小叶间静脉
  - 小叶间动脉
  - 小叶间胆管

(四)常见消化腺疾病的形态学基础

1. 病毒性肝炎　属变质性炎。

病理变化
- 变质
  - 肝细胞变性：细胞水肿、嗜酸性变、脂肪变
  - 肝细胞坏死
    - 嗜酸性坏死
    - 点状坏死、碎片状坏死、桥接坏死、大片坏死
- 炎细胞浸润
- 肝实质细胞再生及间质反应性增生

2. 门脉性肝硬化　各种原因→肝细胞变性、坏死→纤维组织增生＋肝细胞结节状再生，三种改变交错进行→肝硬化。

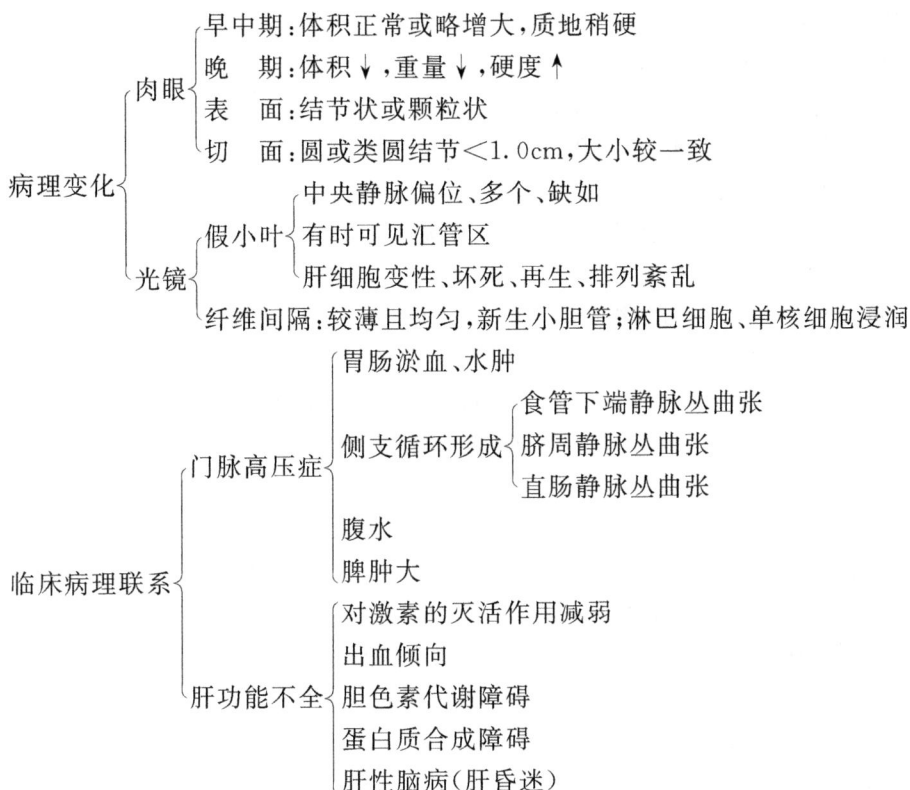

病理变化
- 肉眼
  - 早中期:体积正常或略增大,质地稍硬
  - 晚　期:体积↓,重量↓,硬度↑
  - 表　面:结节状或颗粒状
  - 切　面:圆或类圆结节<1.0cm,大小较一致
- 光镜
  - 假小叶
    - 中央静脉偏位、多个、缺如
    - 有时可见汇管区
    - 肝细胞变性、坏死、再生、排列紊乱
  - 纤维间隔:较薄且均匀,新生小胆管;淋巴细胞、单核细胞浸润

临床病理联系
- 门脉高压症
  - 胃肠淤血、水肿
  - 侧支循环形成
    - 食管下端静脉丛曲张
    - 脐周静脉丛曲张
    - 直肠静脉丛曲张
  - 腹水
  - 脾肿大
- 肝功能不全
  - 对激素的灭活作用减弱
  - 出血倾向
  - 胆色素代谢障碍
  - 蛋白质合成障碍
  - 肝性脑病(肝昏迷)

（冉娜）

二、练习题

（一）选择题

【A1 型题】

1. 上消化道　　　　　　　　　　　　　　　　　　　　　　　　（　　）
   - A. 从口腔到咽
   - B. 从口腔到食管
   - C. 从口腔到十二指肠
   - D. 从口腔到胃
   - E. 从口腔到回肠

2. 腮腺导管开口于　　　　　　　　　　　　　　　　　　　　　（　　）
   - A. 舌下阜
   - B. 舌下襞
   - C. 舌系带
   - D. 平对上颌第二磨牙颊黏膜
   - E. 平对下颌第二磨牙颊黏膜

3. 咽峡的构成不包括　　　　　　　　　　　　　　　　　　　　（　　）
   - A. 腭垂
   - B. 腭帆游离缘
   - C. 左右腭舌弓
   - D. 舌根
   - E. 左右腭咽弓

4. 腭扁桃体位于　　　　　　　　　　　　　　　　　　　　　　（　　）
   - A. 口腔内
   - B. 口咽部
   - C. 咽隐窝内
   - D. 腭舌弓前方
   - E. 梨状隐窝

5. 下颌下腺导管开口于　　　　　　　　　　　　　　　　　　　（　　）
   - A. 舌下阜
   - B. 舌下襞
   - C. 舌系带
   - D. 平对上颌第二磨牙颊黏膜
   - E. 平对下颌第二磨牙颊黏膜

6. 含味蕾的舌乳头是　　　　　　　　　　　　　　　　　　　　（　　）
   A. 丝状乳头、菌状乳头、叶状乳头
   B. 菌状乳头、轮廓乳头、叶状乳头
   C. 轮廓乳头、叶状乳头、丝状乳头
   D. 丝状乳头、菌状乳头、轮廓乳头
   E. 丝状乳头、菌状乳头、轮廓乳头、叶状乳头

7. 下列诸肌中何者一侧收缩时使舌尖伸向对侧　　　　　　　　　（　　）
   A. 腭舌肌　　　B. 舌的纵肌　　　C. 颏舌肌　　　D. 舌骨舌肌　　　E. 茎突舌肌

8. 右上颌第三个牙是　　　　　　　　　　　　　　　　　　　　（　　）
   A. 右上颌第 1 前磨牙　　　　　　　B. 右上颌第 2 前磨牙
   C. 右上颌第 1 磨牙　　　　　　　　D. 右上颌第 2 磨牙
   E. 右上颌尖牙

9. 咽鼓管咽口位于　　　　　　　　　　　　　　　　　　　　　（　　）
   A. 口腔　　　B. 鼻咽　　　C. 口咽　　　D. 喉咽　　　E. 食管

10. 下列关于咽的说法，错误的是　　　　　　　　　　　　　　　（　　）
    A. 上起颅底　　　　　　　　　　　B. 与鼓室相通
    C. 下至第 6 颈椎下缘　　　　　　　D. 喉咽部下方接喉
    E. 咽腔是消化道与呼吸道的共同通道

11. 下列关于咽的叙述，哪项是正确的　　　　　　　　　　　　　（　　）
    A. 是漏斗形的平滑肌管道　　　　　B. 位于第 1～7 颈椎前方
    C. 上附着颅底下续连食管　　　　　D. 咽的后壁经喉口通向喉腔
    E. 喉咽以会厌上缘与鼻咽分界

12. 下列关于口咽的叙述，哪项是正确的　　　　　　　　　　　　（　　）
    A. 介于会厌与喉口之间　　　　　　B. 两侧壁有咽鼓管咽口
    C. 腭扁桃体位于咽隐窝内　　　　　D. 前壁主要为舌根后部
    E. 会厌谷上方的隆起称咽鼓管圆枕

13. 下列关于咽的交通的说法，错误的是　　　　　　　　　　　　（　　）
    A. 与口腔相通　　　　　　B. 与鼻腔相通　　　　C. 与食管相通
    D. 与气管相通　　　　　　E. 与中耳鼓室相通

14. 消化道管壁肌层中不含骨骼肌的结构是　　　　　　　　　　　（　　）
    A. 口腔　　　B. 咽　　　C. 食管上段　　　D. 直肠　　　E. 肛门

15. 位于黏膜下层的腺体是　　　　　　　　　　　　　　　　　　（　　）
    A. 胃底腺　　　B. 幽门腺　　　C. 小肠腺　　　D. 十二指肠腺　　　E. 贲门腺

16. 小肠、食管和胃的皱襞由下列哪项构成　　　　　　　　　　　（　　）
    A. 上皮和固有层　　　　　　　　　B. 固有层和黏膜肌层
    C. 黏膜和黏膜下层　　　　　　　　D. 黏膜和肌层
    E. 黏膜和浆膜

17. 消化管各段结构差异最大、功能最重要的部分是　　　　　　　（　　）
    A. 外膜　　　B. 肌层　　　C. 黏膜下层　　　D. 黏膜　　　E. 黏膜肌层

18. 下列关于食管的叙述,哪项是正确的　　　　　　　　　　　　（　　）
    A. 上端相当于第 7 颈椎下缘
    B. 下端相当于第 10 胸椎水平
    C. 分为颈部、胸部和腹部
    D. 临床测量食管的长度以下颌中切牙为定点
    E. 第二狭窄距中切牙 20cm

19. 下列关于食管的说法,错误的是　　　　　　　　　　　　　　（　　）
    A. 分颈、胸、腹三段　　　　　　　B. 具有三个狭窄
    C. 全程均被有腹膜　　　　　　　　D. 全长约 25cm
    E. 为肌性管道

20. 食管的第三个狭窄距切牙约　　　　　　　　　　　　　　　　（　　）
    A. 15cm　　　　B. 25cm　　　　C. 40cm　　　　D. 50cm　　　　E. 60cm

21. 下列关于胃的叙述,哪项是正确的　　　　　　　　　　　　　（　　）
    A. 胃右上缘靠贲门处有角切迹　　B. 胃大弯起始于贲门切迹
    C. 胃底是指角切迹以上的部分　　D. 分贲门部、胃体、幽门窦及幽门管四部
    E. 胃穿窿是幽门管的膨大部位

22. 下列有关胃的说法,错误的是　　　　　　　　　　　　　　　（　　）
    A. 上皮为单层柱状上皮　　　　　B. 腔面有皱襞
    C. 上皮有少量杯状细胞　　　　　D. 胃小凹是胃腺的开口处
    E. 胃底腺位于胃体和胃底

23. 胃底腺的主细胞分泌　　　　　　　　　　　　　　　　　　　（　　）
    A. 盐酸　　　　B. 胃蛋白酶原　　C. 内因子　　　D. 维生素 B_{12}　　E. 胆汁

24. 胃底腺中能分泌盐酸和内因子的细胞是　　　　　　　　　　　（　　）
    A. 颈黏液细胞　B. 主细胞　　　　C. 壁细胞　　　D. 胃上皮细胞　E. 干细胞

25. 胃底腺中,胞质呈均质而明显嗜酸性的细胞是　　　　　　　　（　　）
    A. 壁细胞　　　　　　　　　　　B. 主细胞　　　　　　　C. 内分泌细胞
    D. 颈黏液细胞　　　　　　　　　E. 以上都不是

26. 胃黏膜上皮的主要细胞是　　　　　　　　　　　　　　　　　（　　）
    A. 壁细胞　　　　　　　　　　　B. 主细胞　　　　　　　C. 内分泌细胞
    D. 表面黏液细胞　　　　　　　　E. 表面浆液细胞

27. 下列关于胃底腺主细胞的说法正确的是　　　　　　　　　　　（　　）
    A. 又称盐酸细胞　　　　　　　　B. 细胞较大　　　　　　C. 细胞质嗜酸性
    D. 顶部充满酶原颗粒　　　　　　E. 数量较少

28. 与导致维生素 B_{12} 吸收障碍有关的细胞为　　　　　　　　　（　　）
    A. 柱状细胞　　B. 潘氏细胞　　　C. 杯状细胞　　D. 壁细胞　　　E. 主细胞

29. 十二指肠球位于　　　　　　　　　　　　　　　　　　　　　（　　）
    A. 十二指肠上部　　　　　　　　B. 十二指肠降部
    C. 十二指肠水平部　　　　　　　D. 十二指肠升部
    E. 十二指肠空肠曲

30. 在结构上同时具备消化和吸收功能最优的器官是　　　　　　　　　（　　）
　　 A. 胃　　　　　 B. 空肠　　　　　 C. 回肠　　　　　 D. 结肠　　　　　 E. 食管
31. 以下关于回肠的说法，错误的是　　　　　　　　　　　　　　　　　（　　）
　　 A. 占据腹腔右下部　　　　　 B. 比空肠壁薄　　　　　 C. 上接十二指肠
　　 D. 有集合淋巴滤泡　　　　　 E. 比空肠细
32. 光镜下可见小肠黏膜表面有许多细小突起为　　　　　　　　　　　（　　）
　　 A. 微绒毛　　　　 B. 肠绒毛　　　　 C. 纤毛　　　　 D. 皱襞　　　　 E. 小凹
33. 小肠腺特有的细胞是　　　　　　　　　　　　　　　　　　　　　　（　　）
　　 A. 吸收细胞　　 B. 杯状细胞　　 C. 内分泌细胞　　 D. 未分化细胞　　 E. 潘氏细胞
34. 与扩大小肠表面积无关的结构是　　　　　　　　　　　　　　　　　（　　）
　　 A. 微绒毛　　　　 B. 绒毛　　　　 C. 皱襞　　　　 D. 中央乳糜管　　 E. 纹状缘
35. 下列关于小肠绒毛固有层的叙述，错误的是　　　　　　　　　　　（　　）
　　 A. 有丰富的毛细血管　　　　　 B. 有丰富的毛细淋巴管
　　 C. 有较多的平滑肌　　　　　　 D. 有 1～2 条中央乳糜管
　　 E. 尚有淋巴滤泡分布
36. 中央乳糜管位于　　　　　　　　　　　　　　　　　　　　　　　　（　　）
　　 A. 小肠腺之间　　　　　　　　 B. 绒毛中轴　　　　　 C. 绒毛之间
　　 D. 胃小凹之间　　　　　　　　 E. 胃小凹基部
37. 消化吸收的重要部位是　　　　　　　　　　　　　　　　　　　　　（　　）
　　 A. 绒毛表面的黏液层　　　　　 B. 微绒毛表面的细胞衣
　　 C. 吸收细胞内的滑面内质网　　 D. 吸收细胞间的连接复合体
　　 E. 吸收细胞与杯状细胞之间的间隙
38. 阑尾　　　　　　　　　　　　　　　　　　　　　　　　　　　　　（　　）
　　 A. 附于结肠起始部　　　　　　 B. 一般长 10～12cm
　　 C. 开口于盲肠前内侧壁　　　　 D. 位于左髂窝内
　　 E. 根部是三条结肠带集中之处
39. 下列关于阑尾的描述，哪项正确　　　　　　　　　　　　　　　　　（　　）
　　 A. 根部连于盲肠的前外侧壁　　 B. 根部有 3 条结肠带集中
　　 C. 根部的位置变化很大　　　　 D. 末端与盲肠的关系固定
　　 E. 根部的体表投影通常在脐与左髂前上棘连线的中、外 1/3 交点处
40. 没有结肠带的肠管是　　　　　　　　　　　　　　　　　　　　　　（　　）
　　 A. 横结肠　　　　 B. 直肠　　　　 C. 盲肠　　　　 D. 乙状结肠　　 E. 降结肠
41. 直肠　　　　　　　　　　　　　　　　　　　　　　　　　　　　　（　　）
　　 A. 分为盆部和会阴部　　　　　 B. 有凸向前的骶曲
　　 C. 有凹向后的会阴区　　　　　 D. 在第 1 骶椎平面接乙状结肠
　　 E. 内面有三个直肠横襞
42. 具有肠脂垂的肠管是　　　　　　　　　　　　　　　　　　　　　　（　　）
　　 A. 空肠　　　　 B. 十二指肠　　　　 C. 回肠　　　　 D. 结肠　　　　 E. 直肠
43. 肛瓣与肛柱下端共同形成锯齿状的环形线称　　　　　　　　　　　（　　）

  A. 齿状线   B. 白线   C. 肛窦

  D. 肛梳   E. 肛门括约肌

44. 不含有杯状细胞的上皮是   （   ）

  A. 胃黏膜上皮   B. 小肠黏膜上皮   C. 结肠黏膜上皮

  D. 阑尾黏膜上皮   E. 气管黏膜上皮

45. 消化性溃疡最好发于哪一部位   （   ）

  A. 胃小弯近贲门部处   B. 胃小弯近幽门部

  C. 胃大弯及胃底   D. 十二指肠球部

  E. 十二指肠降部

46. 下列哪项不是胃溃疡的病变特点   （   ）

  A. 溃疡呈圆形或椭圆形   B. 溃疡边缘不规则隆起

  C. 溃疡底部平坦、洁净   D. 溃疡周围黏膜皱襞呈放射状向溃疡集中

  E. 溃疡直径多在 2～3cm 以内

47. 胃溃疡的合并症最常见的是   （   ）

  A. 梗阻   B. 穿孔   C. 出血   D. 癌变   E. 粘连

48. 不属于唾液腺的是   （   ）

  A. 胰腺   B. 颊腺   C. 下颌下腺   D. 腮腺   E. 舌下腺

49. 人胰岛 B 细胞分泌   （   ）

  A. 高血糖素   B. 胰岛素   C. 生长抑素   D. 生长激素   E. 降钙素

50. 有关胰腺的叙述不对的是   （   ）

  A. 分为外分泌部与内分泌部   B. 外分泌部的腺泡是浆液性腺泡

  C. 可分泌胰液和激素   D. 所有的分泌物都经导管排入十二指肠

  E. 表面覆以薄层结缔组织被膜

51. 糖尿病可因下列哪种细胞退化所致？   （   ）

  A. 胰岛 A 细胞   B. 胰岛 B 细胞   C. 胰岛 C 细胞

  D. 胰岛 D 细胞   E. 胰岛 PP 细胞

52. 胰岛中细胞数量最多的是   （   ）

  A. B 细胞   B. A 细胞   C. D 细胞   D. 胰多肽细胞   E. PP 细胞

53. 关于肝的位置，下列哪项是正确的   （   ）

  A. 右叶位于右季肋区，而尾状叶位于左季肋区

  B. 位于左、右肋弓间的肝直接接触腹前壁

  C. 腹中线上有胆囊底的投影点

  D. 肝都被胸廓所掩盖

  E. 通常右肋弓下缘可触及肝

54. 关于肝的体表投影，下列哪项是正确的   （   ）

  A. 肝的上界与膈穹窿一致

  B. 在右锁骨中线处肝的上界平第 4 肋

  C. 在左锁骨中线处肝上界平第 4 肋

  D. 在前正中线处肝上界平对胸骨体中点

E. 3 岁以下幼儿肝下缘均低于左、右肋弓

55. 进出肝门的结构中不包括 （　）

    A. 固有动脉　　B. 肝静脉　　　C. 肝门静脉　　D. 肝管　　　E. 神经

56. 胆总管和胰管经肝胰壶腹共同开口于 （　）

    A. 十二指肠上部　　　　　　B. 十二指肠降部　　　　C. 十二指肠水平部

    D. 十二指肠升部　　　　　　E. 十二指肠球部

57. 胆总管 （　）

    A. 由左、右肝管汇合而成　　　B. 由肝总管和胆囊管合成

    C. 在肝十二指肠韧带后方下降　　D. 直接开口于十二指肠上部

    E. 下端与胆囊管汇合成肝总管

58. 关于胆总管的叙述，下列哪项是正确的 （　）

    A. 起于肝管与胆囊管的汇合点

    B. 下端与肝总管会合

    C. 与胰管汇合形成膨大的肝胰壶腹

    D. 无肝十二指肠韧带包被

    E. 构成胆囊三角的边界

59. 有关胆汁的产生和排出途径错误的是 （　）

    A. 胆汁是由肝细胞分泌的

    B. 贮存于肝血窦内

    C. 最后经胆总管排入十二指肠

    D. 在胆囊内贮存和浓缩

    E. 胆汁参与消化食物

60. 关于肝小叶特征描述错误的是 （　）

    A. 呈多面棱柱形

    B. 中央有中央静脉

    C. 肝的基本结构和功能单位

    D. 肝索和肝血窦呈放射状排列

    E. 人的肝小叶相互分界明显

61. 肝小叶内的结构不包括 （　）

    A. 中央静脉　　　　　　　　B. 肝血窦　　　　　　C. 肝板

    D. 胆小管　　　　　　　　　E. 小叶间胆管

62. 肝小叶内具有吞噬功能的细胞是 （　）

    A. 肝细胞　　　　　　　　　B. 肝血窦壁内皮细胞

    C. 肝巨噬细胞　　　　　　　D. 贮脂细胞

    E. 以上都不对

63. 肝细胞内具有解毒功能的细胞器是 （　）

    A. 粗面内质网　　　　　　　B. 滑面内质网　　　　C. 高尔基复合体

    D. 线粒体　　　　　　　　　E. 细胞核

64. 胆小管的管壁为 （　）

A. 相邻肝细胞膜　　　　　　　　B. 单层扁平上皮

C. 单层柱状上皮　　　　　　　　D. 单层立方上皮

E. 复层扁平上皮

65. 肝细胞合成的胆汁首先排入　　　　　　　　　　　　　　　（　　）

A. 胆囊　　　　B. 小叶间静脉　　C. 小叶间胆管　　D. 肝血窦　　　　E. 胆小管

66. 肝小叶内的窦周隙位于　　　　　　　　　　　　　　　　　（　　）

A. 相邻肝细胞之间　　　　　　　B. 肝细胞与内皮细胞之间

C. 肝板之间　　　　　　　　　　D. 门管区

E. 以上都不对

67. 病毒性肝炎时,下列哪一项不是肝细胞的基本病变　　　　　（　　）

A. 气球样变　　　　　　　　　　B. 水样变性　　　　　　　C. 嗜酸性变性

D. 肝细胞糖原沉积　　　　　　　E. 肝细胞坏死

68. 下列均为假小叶的特点,但除外　　　　　　　　　　　　　（　　）

A. 肝小叶内中央静脉缺如

B. 肝小叶内出现汇管区

C. 肝小叶内可有两条以上中央静脉

D. 肝细胞排列紊乱,可出现双核肝细胞

E. 肝细胞广泛凋亡,大量凋亡小体形成

69. 下列哪项不是肝硬化门脉高压症的表现　　　　　　　　　　（　　）

A. 脾肿大　　　　　　　　　　　B. 侧支循环形成　　　　　C. 肝掌、蜘蛛痣

D. 腹水　　　　　　　　　　　　E. 胃肠道淤血水肿

70. 大部分位于左季肋区,小部分位于腹上区的器官是　　　　　（　　）

A. 肝　　　　　B. 脾　　　　　　C. 胆囊　　　　　D. 胃　　　　　　E. 胰

71. 下列不属于腹膜外位器官的是　　　　　　　　　　　　　　（　　）

A. 胰　　　　　B. 肾　　　　　　C. 输尿管　　　　D. 肾上腺　　　　E. 脾

72. 下列属于腹膜间位器官的是　　　　　　　　　　　　　　　（　　）

A. 胃和脾　　　B. 十二指肠上部　C. 肝和胆囊　　D. 胰和肾　　　　E. 阑尾

73. 属于腹膜内位器官的是　　　　　　　　　　　　　　　　　（　　）

A. 十二指肠上部　　　　　　　　B. 升结肠和降结肠　　　　C. 肝和胆囊

D. 胰和肾　　　　　　　　　　　E. 输尿管和输卵管

74. 以下结构是由腹膜形成的,除了　　　　　　　　　　　　　（　　）

A. 网膜　　　　B. 韧带　　　　　C. 陷凹和隐窝　　D. 肝圆韧带　　　E. 系膜

75. 男性腹膜腔最低处位于　　　　　　　　　　　　　　　　　（　　）

A. 膀胱上窝　　　　　　　　　　B. 腹股沟内侧窝　　　　　C. 腹股沟外侧窝

D. 股凹　　　　　　　　　　　　E. 直肠膀胱陷凹

【B 型题】

备选答案(第 76～77 题)

A. 小肠黏膜　　B. 食管黏膜　　C. 胃黏膜　　　D. 结肠黏膜　　　E. 舌黏膜

76. 具有绒毛　　　　　　　　　　　　　　　　　　　　　　　（　　）

77. 固有层内的腺体中杯状细胞极为丰富 　　　　　　　　　　（　　）

备选答案（第 78～79 题）

　　A. 下列各项均有　　　　　　B. 肝细胞变性　　　　　C. 肝细胞坏死
　　D. 肝细胞再生　　　　　　　E. 纤维组织增生

78. 急性普通型肝炎的病变主要是 　　　　　　　　　　　　　（　　）
79. 急性重型肝炎的主要病变是 　　　　　　　　　　　　　　（　　）

备选答案（第 80～83 题）

　　A. 胃底　　　　　B. 幽门窦　　　C. 幽门瓣　　　D. 幽门部　　　E. 胃小凹

80. 胃黏膜胃区表面的小凹陷 　　　　　　　　　　　　　　　（　　）
81. 角切迹与幽门之间的部分 　　　　　　　　　　　　　　　（　　）
82. 贲门切迹平面以上的部分 　　　　　　　　　　　　　　　（　　）
83. 幽门左侧扩大的部分 　　　　　　　　　　　　　　　　　（　　）

备选答案（第 84～85 题）

　　A. 酶原颗粒　　　B. 嗜银颗粒　　C. 糖原颗粒　　D. 粘原颗粒　　E. 膜被颗粒

84. 杯状细胞主要含 　　　　　　　　　　　　　　　　　　　（　　）
85. 胃底腺主细胞主要含 　　　　　　　　　　　　　　　　　（　　）

备选答案（第 86～87 题）

　　A. 十二指肠大乳头　　　　　B. 舌下阜
　　C. 舌下襞　　　　　　　　　D. 十二指肠小乳头
　　E. 平对上颌第二磨牙牙冠的颊黏膜

86. 胆总管开口于 　　　　　　　　　　　　　　　　　　　　（　　）
87. 腮腺管开口于 　　　　　　　　　　　　　　　　　　　　（　　）

【X 型题】

88. 围成咽峡的结构有 　　　　　　　　　　　　　　　　　　（　　）
　　A. 舌根　　　　　B. 会厌　　　C. 腭舌弓　　　D. 腭咽弓　　　E. 腭帆后缘
89. 具有肠脂垂的肠管是 　　　　　　　　　　　　　　　　　（　　）
　　A. 空肠　　　　　B. 盲肠　　　C. 乙状结肠　　D. 直肠　　　　E. 十二指肠
90. 胆囊三角的边界包括 　　　　　　　　　　　　　　　　　（　　）
　　A. 肝总管　　　B. 肝右管　　　C. 肝左管　　　D. 胆囊管　　　E. 肝下面
91. 十二指肠黏膜的构成包括 　　　　　　　　　　　　　　　（　　）
　　A. 黏膜肌层　　　　　　　　　B. 黏膜上皮　　　　　C. 黏膜下层
　　D. 固有层　　　　　　　　　　E. 十二指肠腺
92. 复层扁平上皮分布于 　　　　　　　　　　　　　　　　　（　　）
　　A. 食管黏膜　　　B. 咽黏膜　　　C. 胃黏膜　　　D. 大肠黏膜　　　E. 小肠黏膜
93. 肝小叶内有 　　　　　　　　　　　　　　　　　　　　　（　　）

A. 中央静脉　　　　　　　　B. 肝血窦　　　　　　　C. 肝板

D. 胆小管　　　　　　　　　E. 小叶下静脉

94. 急性阑尾炎可分为哪些类型　　　　　　　　　　　　　　　　　　（　　）

A. 急性单纯性阑尾炎　　　　　B. 急性蜂窝织炎性阑尾炎

C. 急性坏疽性阑尾炎　　　　　D. 急性纤维蛋白性阑尾炎

E. 急性出血性阑尾炎

95. 肝硬化时,与雌激素代谢紊乱有关的临床表现有　　　　　　　　　（　　）

A. 男性乳房发育　　　　　　B. 睾丸萎缩　　　　　　C. 血管痣

D. 肝掌　　　　　　　　　　E. 腹水

96. 黏膜下层含有腺的器官是　　　　　　　　　　　　　　　　　　　（　　）

A. 食管　　　　B. 胃　　　　C. 十二指肠　　　D. 空肠和回肠　E. 气管

(二)填空题

1. 胃的入口称_____ ,与_____相接;出口为_____,与_____相延续。

2. 在中等充盈时,胃的大部分位于_____,小部分位于_____。

3. 小肠上起幽门,下连盲肠,分_____ 、_____ 和_____三部分。

4. 小肠绒毛部上皮由_____ 、_____和少量内分泌细胞组成。

5. 结肠和盲肠在形态上有_____ 、_____ 和_____三大特征,借此与小肠区别。

6. 直肠在矢状面上有两个弯曲,上部的凸向后方叫_____;下部的凸向前叫_____。

7. 消化腺包括_____ 、_____ 和_____ 等大消化腺以及消化管壁内的小腺体。

8. 肝门管区有_____ 、_____ 和_____三种伴行的管道。

9. 胆囊三角是由_____ 、_____ 和_____围成的三角形区域,是胆囊手术中寻找_____的标志。

10. 胆囊底的体表投影在右侧的_____与_____交点处。

11. 胰岛内能分泌胰岛素和胰高血糖素的细胞分别是_____和_____。

12. 肝小叶主要由_____和周围呈放射状排列的_____ 、_____构成。

13. 溃疡病的结局及合并症是_____ 、_____ 、_____ 、_____ 、_____。

14. 在我国引起门脉性肝硬化的主要原因是_____。

15. 门脉性肝硬化镜下特征性病变是_____。

(三)名词解释

1. 咽峡　　　　　　　　2. 角切迹　　　　　　　　3. 微管泡系统

4. 麦氏点　　　　　　　5. 肝门　　　　　　　　　6. 窦周隙

7. 消化性溃疡　　　　　8. 急性单纯性阑尾炎　　　9. 桥接坏死

10. 假小叶　　　　　　11. 腹膜腔　　　　　　　　12. 直肠子宫陷凹

(四)问答题

1. 试述食管的三个生理性狭窄的位置及临床意义。

2. 胃的位置及分部如何?

3. 试述小肠绒毛的结构及其与消化、吸收的关系。

4. 简述胃溃疡的病理变化特点及常见合并症。

5. 简述胰岛的细胞构成和功能。

6. 试述肝脏面的解剖结构。

7. 简述肝细胞的光镜和电镜结构特点及与功能的关系。

8. 试述病毒性肝炎的基本病理变化特点。

三、参考答案

(一)选择题

【A1 型题】

1. C	2. D	3. E	4. B	5. A	6. B	7. C	8. E	9. B	10. D
11. C	12. D	13. D	14. D	15. D	16. C	17. D	18. C	19. C	20. C
21. B	22. C	23. B	24. C	25. A	26. D	27. D	28. D	29. A	30. B
31. C	32. B	33. E	34. D	35. C	36. B	37. B	38. E	39. B	40. B
41. E	42. D	43. A	44. A	45. D	46. B	47. C	48. A	49. B	50. D
51. B	52. A	53. B	54. A	55. B	56. B	57. C	58. C	59. B	60. E
61. E	62. C	63. B	64. A	65. E	66. B	67. D	68. E	69. C	70. D
71. E	72. C	73. A	74. D	75. E					

【B 型题】

76. A	77. D	78. B	79. C	80. E	81. D	82. A	83. B	84. D	85. A
86. A	87. E								

【X 型题】

88. ACE　　89. BC　　90. ADE　　91. ABD　　92. AB　　93. ABCD

94. ABC　　95. ABCD　96. ACE

(二)填空题

1. 贲门　食管　幽门　十二指肠

2. 左季肋区　腹上区

3. 十二指肠　空肠　回肠

4. 吸收细胞　杯状细胞

5. 结肠袋　结肠带　肠脂垂

6. 骶区　会阴区

7. 口腔腺　肝脏　胰腺

8. 小叶间动脉　小叶间静脉　小叶间胆管

9. 胆囊管　肝总管　肝的脏面　胆囊动脉

10. 右锁骨中线　右肋弓

11. B 细胞　A 细胞

12. 中央静脉　肝细胞索　肝血窦

13. 愈合　出血　穿孔　幽门狭窄　癌变

14. 病毒性肝炎

15. 形成假小叶

(三)名词解释

1. 咽峡:腭垂、腭帆游离缘、左、右腭舌弓及舌根共同围成咽峡,是口腔与咽的分界和通道。

2. 角切迹:在胃小弯的最低处,是胃体与幽门部在胃小弯的分界。

3. 微管泡系统:壁细胞分泌小管周围表面光滑的小管和小泡,称微管泡系统。

4. 麦氏点:是阑尾根部的体表投影点,通常在脐与右髂前上棘连线的中、外 1/3 交点处。患急性阑尾炎时,此点附近有明显压痛、反跳痛,具有一定的诊断价值。

5. 肝门:位于肝的下面,即脏面,又称横沟,是肝固有动脉左右支、肝门静脉左右支、肝左右管以及神经和淋巴管出入之处。

6. 窦周隙:为肝血窦内皮细胞与肝细胞之间的狭小间隙,其内充满血浆,还有散在的网状纤维和贮脂细胞。

7. 消化性溃疡:是以胃或十二指肠黏膜形成慢性溃疡为特征的一种常见病,其发生与胃液的自我消化作用有关,故称为消化性溃疡。

8. 急性单纯性阑尾炎:为早期的阑尾炎,病变多只限于阑尾黏膜或黏膜下层。

9. 桥接坏死:指中央静脉与汇管区之间,或两个中央静脉之间出现的互相连接的坏死带,常见于中、重度慢性肝炎。

10. 假小叶:是指由广泛增生的纤维组织将原来的肝小叶和再生的肝细胞结节包绕分割成大小不等的圆形或类圆形的肝细胞团,是肝硬化在形态学上的标志。

11. 腹膜腔:是脏腹膜和壁腹膜相互移行,共同围成的不规则的潜在性腔隙。

12. 直肠子宫陷凹:是直肠与子宫之间的陷凹,为女性腹膜腔最低点,是易积液的部位。

(四)问答题

1. 食管全长有三个生理性狭窄:第一狭窄(颈狭窄)在食管的起始处,距上颌中切牙约15cm;第二狭窄(主支气管狭窄)在食管与左主支气管相交叉处,距上颌中切牙约 25cm;第三狭窄(膈狭窄)在食管穿过膈的食管裂孔处,距上颌中切牙约 40cm。这些狭窄是食管内异物滞留和食管癌的好发部位。当进行食管内插管时,要注意这几处狭窄。

2. 胃在中等充盈状态下,大部分位于左季肋区,小部分位于腹上区。在正常状态下,贲门位于第 11 胸椎体左侧,幽门在第 1 腰椎体右侧。

胃可分为四部,即贲门部、胃底、胃体和幽门部。贲门部位于贲门的附近;贲门平面以上凸出的部分称胃底;胃的中间大部分称胃体;位于角切迹与幽门之间的部分称幽门部。

3. 小肠绒毛由上皮和固有层向肠腔突起而成。绒毛部上皮由吸收细胞、杯状细胞和少量内分泌细胞组成。固有层内有中央乳糜管、有孔毛细血管、平滑肌纤维等。与小肠消化吸收功能相关的结构有:

(1)吸收细胞的游离面有大量的微绒毛,微绒毛表面有一层厚 $0.1\sim0.5\mu m$ 的细胞衣,其中含有双糖酶、肽酶、胰蛋白酶、胰淀粉酶等,可消化糖类和蛋白质,利于吸收。

(2)吸收细胞的胞质内有丰富的滑面内质网和高尔基复合体,可将细胞吸收的脂类物质结合形成乳糜微粒,然后在细胞侧面释出,有利于脂肪的吸收。

(3)相邻吸收细胞侧面顶部有完整的紧密连接,可阻止肠腔内物质由细胞间隙进入组织,保证选择性吸收的进行。

(4)绒毛中轴的固有层内,有 1～2 条纵行毛细淋巴管,称中央乳糜管。中央乳糜管管腔较大,内皮细胞间隙宽,无基膜,通透性大。吸收细胞释出的乳糜微粒进入中央乳糜管后输出。

(5)中央乳糜管周围有丰富的有孔毛细血管,可将肠上皮吸收的葡萄糖、氨基酸等吸收入血。

(6)绒毛内还有少量散在平滑肌纤维,其收缩使绒毛变短,有利于物质吸收及淋巴和血液运行。

4. 肉眼:胃溃疡多见于胃窦部小弯侧,溃疡常一个,呈圆形或椭圆形,直径多在 2.5cm 以内。溃疡边缘整齐,状如刀切,底部平坦、洁净,通常穿越黏膜下层,深达肌层甚至浆膜层。溃疡周围的黏膜皱襞因受溃疡底瘢痕组织的牵拉而呈放射状。

镜下:溃疡底部由表及里可分为四层:表层由少量炎性渗出物(白细胞、纤维蛋白等)覆盖;其下为一层坏死组织;再下则见较新鲜的肉芽组织层;最下层由肉芽组织移行为陈旧瘢痕组织。

常见合并症:出血、穿孔、癌变、幽门狭窄。

5. 胰岛是散在于胰小叶腺泡之间的染色浅淡的内分泌细胞团,主要由 A、B、D 和 PP 四种细胞构成。

(1)A 细胞:分泌高血糖素,能促进肝细胞糖原分解为葡萄糖,并抑制糖原合成,使血糖升高。

(2)B 细胞:分泌胰岛素,主要促进肝细胞、脂肪细胞等细胞吸收血液内的葡萄糖,合成糖原或转化为脂肪贮存,从而使血糖降低。

(3)D 细胞:分泌生长抑素,以旁分泌或经缝隙连接直接作用于邻近的 A 细胞、B 细胞或 PP 细胞,抑制这些细胞的分泌活动。

(4)PP 细胞:分泌胰多肽,有抑制胃、肠运动和胰液分泌以及胆囊收缩的作用。

6. 肝的脏面有一"H"形的沟,横沟处叫肝门,有肝固有动脉、肝门静脉、肝管和淋巴神经等出入。右纵沟前份为胆囊窝,容纳胆囊;后份为腔静脉沟,有下腔静脉通过。左纵沟前份为肝圆韧带,后份为静脉韧带。肝下面可分为左叶、右叶、方叶和尾状叶等四个叶。

7. 肝细胞是构成肝小叶的主要成分,光镜下呈多面体形,体积较大,直径 15～30μm。胞核大而圆,约 1～2 个,居中央,核仁明显,细胞质呈嗜酸性。电镜下可见多种细胞器和内含物:①线粒体为肝细胞的功能活动不断提供能量。②粗面内质网能合成多种血浆蛋白质,如白蛋白、纤维蛋白原、凝血酶原、载体蛋白和脂蛋白等。③滑面内质网可参与胆汁、甘油三酯和极低密度脂蛋白的合成,能灭活类固醇激素如性激素等。④高尔基复合体与分泌胆汁有关。⑤溶酶体参与肝细胞的细胞内消化、胆红素转运和铁的贮存。⑥微体消除过氧化氢对细胞的毒性作用。⑦内含物有糖原、脂滴和色素等,它们的含量均因机体所处不同的生理和病理状态而异。

8.(1)肝细胞变性坏死

变性:①细胞水肿:为最常见的病变,肝细胞体积增大,胞质疏松淡染。严重者称气球样变。②嗜酸性变:肝细胞体积缩小,胞质嗜酸性增强,核小深染,一般仅累及单个或数个肝细胞。

坏死:①嗜酸性坏死:由嗜酸变性发展而来,形成深红色浓染的嗜酸性小体。②溶解性坏死:由严重的细胞水肿发展而来,细胞最终溶解、消失,根据坏死的范围和分布,可分为:点状坏死、碎片状坏死、桥接坏死、大片坏死。

(2)炎症细胞浸润:主要为淋巴细胞和单核细胞,呈散在性或灶状浸润于肝小叶或汇管区。

(3)肝细胞再生:再生的肝细胞体积增大,胞质略呈嗜碱性,核大深染,可沿原有的网状支架排列。但如坏死严重,原小叶内的网状支架塌陷,则呈团块状排列,称为结节状再生。

(4)间质反应性增生和小胆管增生:间质内可见 Kuffer 细胞增生肥大,贮脂细胞增生并转变成成纤维细胞。汇管区或大片坏死灶内,可见小胆管增生。

(张巧英、冉娜)

第八章　呼吸系统

一、重、难点解析

呼吸系统:由呼吸道和肺组成,具有执行机体与外界气体交换的功能,还兼有感受嗅觉和发音等作用。

呼吸道 {
上呼吸道:鼻,咽,喉
下呼吸道:气管,各级支气管
}
肺:由肺泡,肺间质,各级支气管组成

(一)呼吸道

1. 鼻

鼻 {
鼻腔 {
鼻中隔把鼻腔分左、右两腔
由鼻阈(皮肤和黏膜分界标志)分鼻前庭和固有鼻腔
}
鼻窦 {
上颌窦:最大的一对,开口于中鼻道
额　窦:开口于中鼻道
蝶　窦:开口于蝶筛隐窝
筛　窦:前群和中群开口于中鼻道,后群开口于上鼻道
}
}

2. 喉

(1)喉的位置　位于颈前部中份,上借甲状舌骨膜与舌骨相连,下接气管,前面被舌骨下肌群覆盖,后面紧邻咽,两侧为颈部大血管、神经及甲状腺侧叶。

(2)喉软骨 {
甲状软骨:由两块甲状软骨板合成,构成喉外侧壁
环状软骨:呈环形,前方为环状软骨弓,后方为环状软骨板
会厌软骨:上宽下窄似树叶状
杓状软骨:成对,呈三面锥体形,尖向上,底向下
}

(3)喉的连结 {
环甲关节:使声带紧张或松弛
环杓关节:使声带突向内外侧转动,可缩小或开大声门裂
弹性圆锥:急性喉阻塞时,可在此作穿刺,建立临时气体通道
甲状舌骨膜:连于甲状软骨上缘与舌骨之间
}

(4)喉腔 {
两襞 {
前庭襞:喉腔内上方的一对黏膜皱襞
声襞:喉腔内下方的一对黏膜皱襞
}
两裂 {
前庭裂:两侧前庭襞之间的裂隙
声门裂:两侧声襞及杓状软骨基底部之间的裂隙,是喉腔最狭窄部
}
喉前庭:从喉口至前庭裂之间的部分
喉中间腔:前庭裂和声门裂之间的部分
声门下腔:声门裂至环状软骨下缘之间的部分
}

3. 气管

(1)位置 于颈部前正中,食管前方,下行入胸腔,上接环状软骨。

(2)结构 由14～17个"C"形软骨环构成,后部由平滑肌和结缔组织膜构成膜壁。

(3)分部 { 颈部:上起环状软骨,下至胸骨颈静脉切迹
胸部:胸骨颈静脉切迹至第四胸椎下缘(胸骨角平面) }

(4)微细结构 { 黏膜 { 上皮层:假复层纤毛柱状上皮,含纤毛细胞和杯状细胞
固有层:弹性纤维较多的结缔组织,使管壁具有一定弹性 }
黏膜下层:含较多混合性气管腺
外膜:由"C"形透明软骨环和疏松结缔组织构成 }

(二)肺

1. 位置 肺位于胸腔内,纵隔两侧,因心位置偏左,故左肺狭长,右肺略宽短。

2. 形态 { 一尖:圆钝,伸向颈根部,高出锁骨内侧1/3上方2.5cm
一底:又称膈面,稍向上凹
两面
三缘 }

3. 分叶 { 左肺被斜裂分为上、下两叶
右肺被斜裂和水平裂分为上、中、下三叶 }

4. 组织结构 { 导气部 { 叶支气管至终末细支气管
上皮假复层纤毛柱状变薄,杯状细胞减少
固有层腺体减少
软骨呈不规则片状减少至消失,平滑肌增多,呈环形肌束 }
呼吸部 { 呼吸性细支气管:有少量肺泡开口
肺泡管:有许多肺泡开口
肺泡囊:若干个肺泡共同开口
肺泡 { 肺泡上皮 { Ⅰ型肺泡细胞:占25%
Ⅱ型肺泡细胞 }
肺泡隔:相邻肺泡之间的薄层结缔组织
肺泡孔
气血屏障:气体与血液内气体分子交换所通过的结构 } } }

(三)胸膜和纵隔

胸膜是一层薄而光滑的浆膜,在肺根处相互移行所形成的潜在性的腔隙称胸膜腔,分脏胸膜和壁胸膜。

分部 { 脏胸膜:紧贴肺表面,与肺紧密结合而不能分离,并伸入肺叶间裂内
壁胸膜 { 胸膜顶
肋胸膜
纵隔胸膜
膈胸膜
肋膈隐窝:胸膜腔最低部位,胸膜腔积液常积聚于此 } }

（四）常见呼吸系统疾病的形态基础

1. 肺炎

（1）大叶性肺炎　　是以肺泡内弥漫性纤维蛋白渗出为主的急性炎症，左肺下叶多见。

$$
病理变化\begin{cases}
充血水肿期\begin{cases}
肉眼观：肺叶肿胀，充血，呈暗红色\\
镜下：肺泡隔毛细血管扩张充血；肺泡腔内浆液性渗出物
\end{cases}\\
红色肝样变期\begin{cases}
肉眼观：暗红色，质地变实，切面灰红色\\
镜下：毛细血管充血，肺泡腔内大量红细胞、纤维蛋白
\end{cases}\\
灰色肝样变期\begin{cases}
肉眼观：肿胀，灰白色，质实如肝，切面干燥粗糙\\
镜下：渗出物主要为纤维蛋白、中性粒细胞，血管呈贫血
\end{cases}\\
溶解消散期\begin{cases}
肉眼观：质地变软，病灶消失，渐近黄色\\
镜下：中性粒细胞变性、坏死，释放大量蛋白溶解酶
\end{cases}
\end{cases}
$$

（2）小叶性肺炎　　是以肺小叶为单位的呈灶状分布的急性化脓性炎症，又称支气管肺炎。

$$
病理改变\begin{cases}
肉眼观：灰黄色实变病灶，不规则，中央可见受累的细支气管\\
镜下：管壁充血水肿；腔内充满中性粒细胞，少量脱落的上皮细胞
\end{cases}
$$

2. 肺结核

（1）原发性肺结核　　机体第一次感染结核杆菌引起的肺结核病，多见于儿童，又称儿童型肺结核病。

病变特点——原发综合征（原发灶；结核性淋巴管炎；肺门淋巴结结核）。

（2）继发性肺结核　　再次感染结核杆菌引起的肺结核病，多见于成人，又称成人型肺结核病。

（3）原发性和继发性肺结核病的区别（表 8-1）

表 8-1　原发性和继发性肺结核病的比较

	原发性肺结核	继发性肺结核
感染情况	第一次感染	再次感染（主要为内源性）
好发年龄	儿童	成人
特异性免疫力	低，病变易扩散	一般较高，病变易局限
早期病变	肺原发综合征	肺尖或锁骨下局限性病变
病变特点	早期出现渗出性病变和干酪样坏死，病变不易局限	病变复杂，常新旧交替，趋向增生
病程	较短（急性经过），大多自愈	长（慢性经过），多需治疗
播散方式	淋巴道、血管播散为主	支气管播散至肺内为主
常见类型	支气管淋巴结结核、粟粒性结核病	慢性纤维空洞型肺结核、肺结核球、结核性胸膜炎

（冉娜）

二、练习题

(一)选择题

【A1 型题】

1. 鼻出血常见的部位在 （　）
   A. 上鼻甲前下部　　　　　B. 中鼻甲前下部　　　C. 下鼻甲前下部
   D. 鼻中隔前下部　　　　　E. 鼻中隔前上部

2. 鼻旁窦不包括 （　）
   A. 上颌窦　　　B. 额窦　　　C. 乳突窦　　　D. 筛窦　　　E. 蝶窦

3. 喉腔最狭窄的部位是 （　）
   A. 前庭裂　　　B. 喉中间腔　　　C. 喉前庭　　　D. 声门下腔　　　E. 声门裂

4. 关于喉结的描述,哪项正确 （　）
   A. 甲状软骨的前角,其下端向前突出形成喉结
   B. 甲状软骨的前角,其上端向前突出形成喉结
   C. 甲状软骨的上角,其上端表浅向前突出形成喉结
   D. 甲状软骨上角上方的切迹称甲状软骨上切迹
   E. 甲状软骨下角上方的切迹称甲状软骨上切迹

5. 成年人喉的位置平对 （　）
   A. 第 3～5 颈椎体　　　　　B. 第 4～6 颈椎体
   C. 第 2～4 颈椎体　　　　　D. 第 6 颈椎体
   E. 第 1～2 颈椎体

6. 肺尖高出 （　）
   A. 锁骨外侧 1/3 部 2～3cm　　　B. 锁骨中点 2～3cm
   C. 锁骨外侧 1/2 部 2～3cm　　　D. 锁骨内侧 1/3 部 2～3cm
   E. 锁骨内侧 1/2 部 2～3cm

7. 关于肺外形的描述,哪项错误 （　）
   A. 右肺较宽短　　　　　B. 左肺较狭长
   C. 一尖一底(膈面)　　　D. 肋面和内侧面(纵隔面)
   E. 肺尖高度与锁骨一致

8. 平静呼吸时肺下缘的体表投影在锁骨中线相交于 （　）
   A. 第 6 肋　　　B. 第 7 肋　　　C. 第 8 肋　　　D. 第 10 肋　　　E. 第 12 肋

9. 关于左肺特点的描述,哪项错误 （　）
   A. 前缘有心切迹　　　　　B. 分上、下二叶
   C. 内侧面有肺门　　　　　D. 有水平裂
   E. 有斜裂

10. 气管的透明软骨位于 （　）
    A. 黏膜层　　　　　B. 固有层　　　　　C. 黏膜下层
    D. 外膜　　　　　E. 以上都不对

11. 关于右主支气管特点的描述,哪项错误 （　）

  A. 经右肺门入右肺   B. 粗而短

  C. 走行垂直   D. 气管异物易坠入

  E. 与气管中线的夹角为 $35°\sim36°$

12. 参与构成肺小叶的结构是   （　）

  A. 主支气管   B. 叶支气管

  C. 细支气管   D. 小支气管

  E. 终末细支气管

13. 与血-气屏障的组成无关的是   （　）

  A. Ⅰ型肺泡上皮

  B. Ⅰ型肺泡上皮的基膜

  C. 毛细血管内皮

  D. 毛细血管内皮的基膜

  E. Ⅱ型肺泡上皮和基膜

14. 随着分支变细,对肺内导气部的管壁成分变化的描述,哪项错误   （　）

  A. 管径变小,管壁变薄

  B. 杯状细胞逐渐减少直至消失

  C. 平滑肌逐渐减少直至消失

  D. 软骨逐渐减少直至消失

  E. 腺体逐渐减少

15. 关于Ⅱ型肺泡细胞的描述,哪项错误   （　）

  A. 细胞为圆形或立方形   B. 其分泌物能增加肺泡表面张力

  C. 能分泌表面活性物质   D. 在肺泡上皮中数量占大多数

  E. 嵌在Ⅰ型肺泡细胞之间

16. 分泌表面活性物质的细胞是   （　）

  A. Ⅰ型肺泡细胞   B. Ⅱ型肺泡细胞

  C. 纤毛柱状细胞   D. 杯状细胞

  E. 以上都不对

17. 肺泡隔内无   （　）

  A. 毛细血管   B. 弹性纤维

  C. 平滑肌细胞   D. 巨噬细胞

  E. 结缔组织

18. 壁胸膜的分部不包括   （　）

  A. 肋胸膜   B. 膈胸膜   C. 纵隔胸膜   D. 肺胸膜   E. 胸膜顶

19. 27岁男性患者,冒雨踢完一场足球后,第二天觉头痛,全身不适,继而出现寒战、高热、胸痛、呼吸困难,咳铁锈色痰。X线检查:左肺下叶见大片较致密的阴影,该病人最可能患   （　）

  A. 融合性小叶性肺炎   B. 肺脓肿

  C. 大叶性肺炎   D. 肺转移癌

  E. 肺癌伴感染

20. 病变肺叶肿大、实变,肺泡壁毛细血管充血显著,肺泡腔中充满大量纤维蛋白、红细胞,可诊断为　　　　　　　　　　　　　　　　　　　　　　　　(　　)
    A. 大叶性肺炎红色肝样变期
    B. 大叶性肺炎充血水肿期
    C. 大叶性肺炎灰色肝样变期
    D. 大叶性肺炎溶解消散期
    E. 小叶性肺炎

21. 不符合大叶性肺炎的描述是　　　　　　　　　　　　　　(　　)
    A. 多由肺炎链球菌感染引起　　　B. 由肺泡开始
    C. 属于纤维蛋白性炎　　　　　　D. 破坏小支气管壁和肺泡结构
    E. 咳铁锈色痰

22. 大叶性肺炎灰色肝样变期肺泡腔内主要渗出物为　　　　　(　　)
    A. 浆液及红细胞　　　　　　　　B. 纤维蛋白及中性粒细胞
    C. 纤维蛋白及红细胞　　　　　　D. 浆液及中性粒细胞
    E. 纤维素性脓性渗出物

23. 下列哪项不符合小叶性肺炎的特点　　　　　　　　　　　(　　)
    A. 多见于小儿及老年人　　　　　B. 常是其他疾病的并发症
    C. 肺实变体征不明显　　　　　　D. 可由多种细菌引起
    E. 病变常只累及一叶肺组织

24. 小叶性肺炎是　　　　　　　　　　　　　　　　　　　　(　　)
    A. 浆液性炎　　　　　　B. 化脓性炎　　　　　　C. 纤维蛋白性炎
    D. 间质性肺炎　　　　　E. 黏液性卡他性炎

25. 有关间质性肺炎的描述,哪项错误　　　　　　　　　　　(　　)
    A. 主要由病毒和支原体引起
    B. 主要为肺间质的化脓性炎症
    C. 由某些病毒引起的,镜下可见肺透明膜形成
    D. 主要见于儿童和青少年
    E. 镜下支气管和肺泡上皮细胞内可见病毒包含体

26. 结核病的主要传播途径是　　　　　　　　　　　　　　　(　　)
    A. 呼吸道　　　B. 消化道　　　C. 输血　　　D. 皮肤　　　E. 接触

27. 关于原发性肺结核的描述,哪项错误　　　　　　　　　　(　　)
    A. 结核原发病灶　　　　　　　　B. 淋巴管炎
    C. X线呈哑铃状阴影　　　　　　D. 肺门淋巴结结核
    E. 肺门结核球

28. 临床最常见继发性肺结核病的类型是　　　　　　　　　　(　　)
    A. 局灶性肺结核　　　　　　　　B. 浸润性肺结核
    C. 慢性纤维空洞型肺结核　　　　D. 结核性胸膜炎
    E. 结核瘤

29. 下列哪项不是继发性肺结核的特征　　　　　　　　　　　(　　)

A. 病灶位于肺上叶下部、下叶上部　　　B. 再次感染

C. 以支气管播散为主　　　　　　　　　D. 新旧病灶并存

E. 多见于成人

【B 型题】

备选答案(第 30～31 题)

  A. 上鼻道　　　B. 中鼻道　　　C. 蝶筛隐窝　　　D. 筛漏斗　　　E. 下鼻道

30. 上颌窦开口于　　　　　　　　　　　　　　　　　　　　　　　　( )

31. 额窦开口于　　　　　　　　　　　　　　　　　　　　　　　　　( )

备选答案(第 32～34 题)

  A. 以细支气管为中心　　　　　　B. 实变体征

  C. 干酪样坏死　　　　　　　　　D. 桶状胸

  E. 反复咯血

32. 小叶性肺炎　　　　　　　　　　　　　　　　　　　　　　　　　( )

33. 大叶性肺炎(灰色肝样变期)　　　　　　　　　　　　　　　　　　( )

34. 肺结核　　　　　　　　　　　　　　　　　　　　　　　　　　　( )

【X 型题】

35. 上呼吸道包括　　　　　　　　　　　　　　　　　　　　　　　　( )

  A. 鼻　　　　　B. 咽　　　　　C. 喉　　　　　D. 气管　　　　E. 主支气管

36. 肺泡开口于　　　　　　　　　　　　　　　　　　　　　　　　　( )

  A. 细支气管　　　　　　　　　　B. 呼吸性细支气管

  C. 肺泡管　　　　　　　　　　　D. 终末细支气管

  E. 小支气管

37. 肺泡隔有　　　　　　　　　　　　　　　　　　　　　　　　　　( )

  A. 丰富的弹性纤维　　　　　　　B. 丰富的毛细血管

  C. 肺泡管　　　　　　　　　　　D. 肺泡孔

  E. 肺巨噬细胞

38. 有关肺呼吸部的描述,哪些正确　　　　　　　　　　　　　　　　( )

  A. 呼吸性细支气管壁上出现少量肺泡

  B. 肺泡囊为若干肺泡的共同开口处

  C. 肺泡管壁上有许多肺泡,相邻肺泡开口之间呈结节状膨大

  D. 膨大内无平滑肌

  E. 肺泡开口于肺泡囊、肺泡管或呼吸性细支气管

39. 关于Ⅱ型肺泡细胞的描述,哪些正确　　　　　　　　　　　　　　( )

  A. 细胞呈圆形或立方形

  B. 数量较Ⅰ型肺泡细胞多,覆盖肺泡表面积 5%

  C. 分泌颗粒内含嗜锇性板层小体

  D. 参与构成气-血屏障

  E. 分泌表面活性物质

(二)填空题

1. 鼻腔黏膜因结构和功能不同而分为_____和_____两部分。

2. 鼻旁窦包括额窦、蝶窦、_____和_____。

3. 喉软骨主要有_____、_____、_____和_____。

4. 肺的结构单位是_____，由每个_____连同其分支和肺泡组成。

5. 气-血屏障(呼吸膜)由_____、_____、_____和_____构成。

6. 典型的大叶性肺炎可分为_____、_____、_____和_____四期。

7. 肺结核原发综合征包括_____、_____、_____三种病变。

8. 继发性肺结核的常见类型有_____、_____、_____、_____和_____。

(三)名词解释

1. 上呼吸道	2. Little区	3. 肺门
4. 肺小叶	5. 肺泡隔	6. 气-血屏障
7. 胸膜	8. 肺肉质变	9. 结核结节
10. 原发综合征		

(四)问答题

1. 鼻旁窦有哪些？各位于何处？开口在什么部位？

2. 3岁小儿不慎将一枚石子误入呼吸道,请问最易坠入哪侧肺？请依次说出自口腔开始的误入途径。

3. 试述大、小叶性肺炎的区别。

4. 试列表比较原发性与继发性肺结核的不同之处。

三、参考答案

(一)选择题

【A1型题】

1. D	2. C	3. E	4. B	5. B	6. D	7. E	8. A	9. D	10. D
11. E	12. C	13. E	14. C	15. B	16. B	17. C	18. D	19. C	20. A
21. D	22. B	23. E	24. B	25. B	26. A	27. E	28. B	29. A	

【B型题】

30. B　31. B　32. A　33. B　34. C

【X型题】

35. ABC　36. BC　37. ABE　38. ABCE　39. ABCE

(二)填空题

1. 呼吸区　嗅区

2. 上颌窦　筛窦

3. 甲状软骨　构状软骨　环状软骨　会厌软骨

4. 肺小叶　细支气管

5. 肺泡表面液体层　Ⅰ型肺泡细胞与基膜　薄层结缔组织　毛细血管基膜与内皮

6. 充血水肿期　红色肝样变性　灰色肝样变性　溶解消散期

7. 肺的原发病灶　结核性淋巴管炎　肺门淋巴结结核

8. 局灶型　浸润型　慢性纤维空洞性肺结核　干酪性肺炎　结核球　结核性胸膜炎

(三)名词解释

1. 上呼吸道:临床上通常把鼻、咽和喉称上呼吸道。

2. Little区:鼻中隔前下方黏膜内血管丰富而表浅,易受刺激而破裂出血,故称易出血区(Little区),90%的鼻出血发生于此。

3. 肺门:肺内侧面毗邻纵隔,亦称纵隔面,此面中部凹陷,称肺门,是主支气管、肺动脉、肺静脉、淋巴管和神经等出入之处。

4. 肺小叶:每个细支气管连同它的分支和肺泡,组成一个肺小叶,是肺的结构单位。

5. 肺泡隔:相邻肺泡之间的薄层结缔组织,属肺的间质,内含密集的连续毛细血管、丰富的弹性纤维、巨噬细胞等。

6. 气-血屏障:肺泡内气体与血液内气体分子交换所通过的结构,又称呼吸膜,由肺泡表面液体层、Ⅰ型肺泡细胞与基膜、薄层结缔组织、毛细血管基膜与内皮构成。

7. 胸膜:是一层薄而光滑的浆膜,可分脏胸膜与壁胸膜两部分。

8. 肺肉质变:也称机化性肺炎,是大叶性肺炎的并发症之一。由于肺泡腔内渗出的中性粒细胞释放的蛋白溶解酶不足以使渗出的纤维蛋白完全溶解清除,而由肉芽组织取代并机化而形成,病变肺为褐色肉样纤维组织。

9. 结核结节:是结核病的特征性病变,为境界清楚的结节状病灶,由上皮样细胞、朗汉斯巨细胞加上外周局部集聚的淋巴细胞和少量反应性增生的纤维母细胞构成。典型者中央有干酪样坏死。

10. 原发综合征:是原发性肺结核病的特征性病变,由原发灶、结核性淋巴管炎和肺门淋巴结结核组成,X线呈哑铃状阴影。

(四)问答题

1. 鼻旁窦由骨性鼻旁窦内衬黏膜构成,包括上颌窦、额窦、筛窦和蝶窦各一对。额窦、上颌窦和筛窦前群、中群开口于中鼻道;筛窦后群开口于上鼻道;蝶窦开口于蝶窦隐窝。

2. 最易坠入右肺。途径:口→咽→喉→气管→右主支气管→右肺。

3.
大、小叶性肺炎的区别

	大叶性肺炎	小叶性肺炎
相同点	急性渗出性炎,均可引起肺实变,均有细菌感染引起	
发病年龄	青壮年	小儿和年老体弱者
病因	肺炎球菌	多种细菌
基本病变	纤维素性炎	化脓性炎
病变范围	一个肺段至整个肺大叶	以细支气管为中心,小叶为单位,散在分布
预后	好,并发症少	差,并发症多见

4. **原发性和继发性肺结核病的比较**

	原发性肺结核	继发性肺结核
感染情况	第一次感染	再次感染（主要为内源性）
好发年龄	儿童	成人
特异性免疫力	低,病变易扩散	一般较高,病变易局限
早期病变	肺原发综合征	肺尖或锁骨下局限性病变
病变特点	早期出现渗出性病变和干酪样坏死,病变不易局限	病变复杂,常新旧交替,趋向增生
病程	较短（急性经过）,大多自愈	长（慢性经过）,多需治疗
播散方式	淋巴道、血管播散为主	支气管播散至肺内为主
常见类型	支气管淋巴结结核、粟粒性结核病	慢性纤维空洞型肺结核、肺结核球、结核性胸膜炎

（张巧英、冉娜）

第九章　泌尿系统

一、重、难点解析

1. 泌尿系统的组成

泌尿器官——肾脏

排尿器官——输尿管、膀胱、尿道

2. 泌尿系统的功能

(1)排出代谢产物(含氮废物);

(2)调节水和电解质平衡;

(3)分泌生物活性物质肾素、前列腺素、促红细胞生成素。

(一)肾

1. 肾的位置　位于腹后壁腹膜后隙内,脊柱两侧,左右各一,表面光滑。

以椎骨为标志 {
左肾:上端平第 12 胸椎上缘,下端平第 3 腰椎上缘
肾门约平第 1 腰椎,距正中线 5cm
右肾:上端平第 12 胸椎下缘,下端平第 3 腰椎下缘
}

以第十二指肋为标志 {
第 12 肋斜过左肾后面中部
第 12 肋斜过右肾后面上部
肾区:竖脊肌的外缘与第 12 肋之间的部位,又称脊肋角
}

2. 肾的形态 {
外形 {
两端:上端宽而薄;下端窄而厚
两面:前面较凸,朝向前外侧;后面较平,贴靠腹后壁
两缘:外侧缘隆凸;内侧缘中部凹陷,有肾门
}
肾蒂:出入肾门的结构合称为肾蒂
肾窦:肾门向肾实质内伸入,由肾实质围成的腔隙
}

(1)肾的一般结构　肾实质分为皮质和髓质。

①肾皮质:位于肾的浅层,富含血管,颜色深。肉眼可见许多红色点状颗粒的肾小球。肾皮质伸入肾髓质之间的部分称肾柱。

②肾髓质:位于肾皮质的深部,由 15～20 个肾椎体构成,血管少,色淡。

(2)肾的微细结构　肾实质由大量泌尿小管组成。泌尿小管的管壁由单层上皮构成,包括肾小管和集合小管系两部分。

肾单位是尿生成与排泄的基本单位,由肾小体和肾小管组成。根据部位不同可分为髓旁肾单位和浅表肾单位。

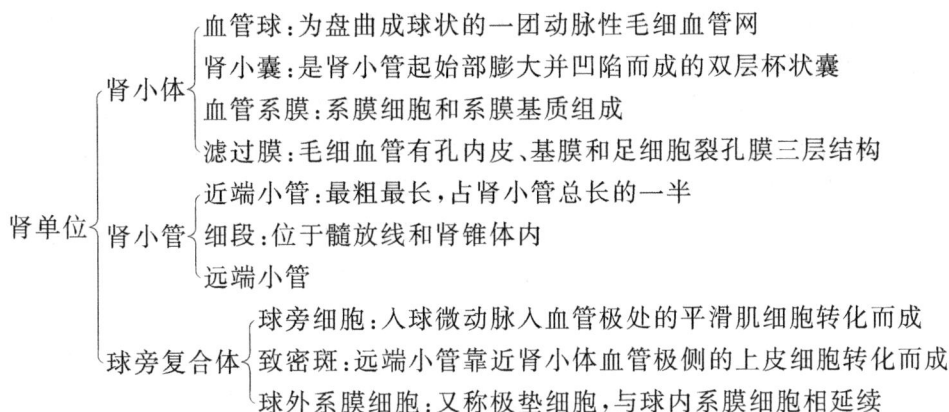

肾单位
├─ 肾小体
│ ├─ 血管球:为盘曲成球状的一团动脉性毛细血管网
│ ├─ 肾小囊:是肾小管起始部膨大并凹陷而成的双层杯状囊
│ ├─ 血管系膜:系膜细胞和系膜基质组成
│ └─ 滤过膜:毛细血管有孔内皮、基膜和足细胞裂孔膜三层结构
├─ 肾小管
│ ├─ 近端小管:最粗最长,占肾小管总长的一半
│ ├─ 细段:位于髓放线和肾锥体内
│ └─ 远端小管
└─ 球旁复合体
   ├─ 球旁细胞:入球微动脉入血管极处的平滑肌细胞转化而成
   ├─ 致密斑:远端小管靠近肾小体血管极侧的上皮细胞转化而成
   └─ 球外系膜细胞:又称极垫细胞,与球内系膜细胞相延续

(二)输尿管

1. 输尿管　为一对细长稍扁的肌性管道,左右各一,位于腹膜后方。输尿管起于肾盂,终于膀胱,全长约 25～30cm。

2. 分部
　├─ 输尿管腹部
　├─ 输尿管盆部
　└─ 输尿管壁内部

3. 输尿管狭窄
　├─ 第一狭窄:位于肾盂与输尿管移行处
　├─ 第二狭窄:位于小骨盆入口处,即输尿管与髂血管交叉处
　└─ 第三狭窄:输尿管穿过膀胱壁的一段,为输尿管最狭窄处

(三)膀胱

1. 膀胱的形态　空虚时,膀胱呈三棱锥体形,分尖、底、体、颈四部分。

2. 膀胱的位置　成人的膀胱位于盆腔内,耻骨联合的后方,临床上在耻骨联合上缘行膀胱穿刺术,可避免伤及腹膜。空虚时,膀胱尖一般不超过耻骨联合上缘。属腹膜间位器官。

3. 膀胱黏膜的特点

(1)膀胱三角　在膀胱底的内面,两输尿管口与尿道内口之间的三角区域,无论膀胱充盈还是空虚,黏膜始终薄而光滑,此区即膀胱三角,是炎症、结核和肿瘤的好发部位。

(2)输尿管间襞　两输尿管口之间有一横行皱襞,活体呈苍白色,是膀胱镜检查时寻找输尿管的标志。

(四)尿道

女性尿道起于膀胱颈的尿道内口,向下穿过尿生殖膈,终于阴道前庭的尿道外口,全长 3～5cm。女性尿道具有短、宽、直和易于扩张等特点,故易引起逆行性尿路感染。

(五)常见泌尿系统疾病的形态学基础

1. 肾小球肾炎　是以肾小球损伤为主的变态反应炎,是一种比较常见的疾病。

基本病理变化
├─ 肾小球细胞增多:主要是系膜细胞、内皮细胞及上皮细胞增生
├─ 基膜增厚
├─ 炎性渗出和坏死
└─ 玻璃样变

2. 常见类型及病变特点

（1）急性弥漫性增生性肾小球肾炎　肾小球系膜细胞和内皮细胞增生肿胀,并有少量中性粒细胞及巨噬细胞浸润。

（2）新月体性肾小球肾炎　肾小囊壁层上皮细胞显著增生,与渗出的单核细胞等与毛细血管丛粘连,使肾小囊腔闭塞,严重破坏肾小球的结构和功能,影响血浆从肾小球滤过。最后,肾小球毛细血管丛萎缩,整个肾小球纤维化及玻璃样变。

（3）慢性硬化性肾小球肾炎　病变早期尚可见到原发肾炎病理类型的病变特点。后期大部分肾小球纤维化及玻璃样变,少部分残存的相对正常的肾小球发生代偿性肥大。

（冉娜）

二、练习题

（一）选择题

【A1 型题】

1. 肾区位于　　　　　　　　　　　　　　　　　　　　　　　　　（　　）
    A. 腰大肌外侧缘与第 12 肋之间的部位
    B. 腰方肌与第 12 肋之间的部位
    C. 竖脊肌外侧缘与第 12 肋之间的部位
    D. 竖脊肌外侧缘与第 11 肋之间的部位
    E. 竖脊肌内侧缘与第 12 肋之间的部位

2. 关于肾的描述,哪项错误　　　　　　　　　　　　　　　　　　（　　）
    A. 是腹膜外位器官　　　　　　　　B. 左肾低于右肾半个椎体
    C. 成人肾门约平第 1 腰椎体　　　　D. 第 12 肋斜过左肾中部后方
    E. 位于腹后壁脊柱的两侧

3. 肾门约平　　　　　　　　　　　　　　　　　　　　　　　　　（　　）
    A. 第 12 胸椎　　　　　　　B. 第 1 腰椎　　　　　C. 第 2 腰椎
    D. 第 3 腰椎　　　　　　　　E. 第 4 腰椎

4. 出入肾门的结构有　　　　　　　　　　　　　　　　　　　　　（　　）
    A. 肾小盏　　　　　　　　　　B. 输尿管
    C. 肾大盏　　　　　　　　　　D. 肾盂
    E. 以上都不对

5. 肾被膜的最内层是　　　　　　　　　　　　　　　　　　　　　（　　）
    A. 腹膜　　　　　　　　　　　B. 肾筋膜
    C. 脂肪囊　　　　　　　　　　D. 纤维囊
    E. 以上都不对

6. 肾柱位于　　　　　　　　　　　　　　　　　　　　　　　　　（　　）
    A. 皮质之间　　　　　　　　B. 髓质内　　　　　　C. 皮髓质交界处
    D. 肾锥体之间　　　　　　　E. 皮质浅层

7. 肾单位由什么组成　　　　　　　　　　　　　　　　　　　　　（　　）
    A. 肾小体和肾小囊　　　　　　　　B. 肾小球和肾小囊

C. 血管球和肾小管   D. 肾小管和肾小囊

E. 肾小体和肾小管

8. 关于肾单位的描述,哪项错误   （   ）

A. 是肾的结构与功能单位   B. 由肾小体和肾小管组成

C. 分为浅表肾单位和髓旁肾单位   D. 与集合管共同行使泌尿功能

E. 两肾有 100 万个以上的肾单位

9. 近端小管曲部的游离面有   （   ）

A. 纤毛   B. 绒毛   C. 纹状缘

D. 刷状缘   E. 以上都不是

10. 不参与构成滤过膜的结构是   （   ）

A. 肾小囊外层   B. 足细胞的裂孔膜

C. 毛细血管有孔内皮   D. 基膜

E. 以上都不参与

11. 肾滤过膜除包括毛细血管有孔内皮外,还包括   （   ）

A. 肾小囊脏层   B. 基膜和肾小囊脏层

C. 基膜和足细胞裂孔膜   D. 足细胞裂孔

E. 基膜和足细胞间隙

12. 肾小管不包括   （   ）

A. 集合小管   B. 远端小管

C. 近端小管直部   D. 近端小管曲部

E. 细段

13. 近端小管游离面的微绒毛在光镜下称   （   ）

A. 微绒毛   B. 纹状缘   C. 刷状缘   D. 皱褶缘   E. 螺旋缘

14. 抗利尿激素和醛固酮的靶细胞是   （   ）

A. 近端小管上皮细胞

B. 远端小管上皮细胞

C. 远曲小管与集合小管上皮细胞

D. 肾单位祥上皮细胞

E. 肾小囊脏层细胞

15. 球旁细胞的分泌颗粒内含有   （   ）

A. 血管紧张素   B. 红细胞生成素

C. 前列腺素   D. 肾素

E. 髓脂 I

16. 能分泌肾素的细胞是   （   ）

A. 球旁细胞   B. 足细胞

C. 球内系膜细胞   D. 球外系膜细胞

E. 以上都不对

17. 膀胱空虚时,下列描述哪项错误   （   ）

A. 位于骨盆腔内   B. 居耻骨联合后方

    C. 上面盖有腹膜   D. 可在耻骨上缘穿刺

    E. 成人容量约 350～500ml

18. 输尿管第三个狭窄位于   (　　)

    A. 与髂血管交叉处   B. 与腹主动脉交叉处

    C. 与输精管交叉处(男性)   D. 斜穿膀胱壁处

    E. 与子宫动脉交叉处(女性)

19. 膀胱三角位于   (　　)

    A. 膀胱尖   B. 膀胱体

    C. 膀胱颈   D. 膀胱底

    E. 以上都不对

20. 膀胱肿瘤与结核好发于   (　　)

    A. 膀胱前壁   B. 膀胱体   C. 膀胱尖   D. 膀胱颈   E. 膀胱三角

21. 女性易患泌尿道感染,原因之一是女性尿道   (　　)

    A. 短、细、直   B. 短、粗、弯

    C. 长、粗、直   D. 短、细、弯

    E. 短、粗、直

22. 与链球菌感染密切相关的肾小球肾炎是   (　　)

    A. 新月体性肾炎   B. 膜性肾炎

    C. 膜性增生性肾炎   D. 急性弥漫性增生性肾小球肾炎

    E. 轻微病变性肾炎

23. 急性弥漫性增生性肾小球肾炎的肉眼变化主要呈现   (　　)

    A. 大白肾   B. 大红肾   C. 颗粒性固缩肾

    D. 瘢痕肾   E. 多囊肾

24. 新月体主要由哪些细胞构成   (　　)

    A. 肾小囊脏层上皮细胞   B. 肾小囊壁层上皮细胞和单核细胞

    C. 肾小球系膜细胞   D. 肾小球内渗出的巨噬细胞

    E. 肾小球血管内皮细胞

25. 慢性肾小球肾炎的肾小球变化主要是   (　　)

    A. 肾小球纤维化,玻璃样变性

    B. 肾小球周围纤维化,肾小囊壁增厚

    C. 入球小动脉玻璃样变性,肾小球萎缩

    D. 肾小球毛细血管内皮细胞增生,肾小球缺血

    E. 肾小球球囊脏层上皮细胞显著增生

【B 型题】

备选答案(第 26～29 题)

    A. 第 12 胸椎体上缘   B. 第 12 胸椎体下缘

    C. 第 3 腰椎体上缘   D. 第 3 腰椎体下缘

    E. 第 2 腰椎体下缘

26. 左肾上端平   (　　)

27. 左肾下端平 （　　）
28. 右肾上端平 （　　）
29. 右肾下端平 （　　）

备选答案（第 30～32 题）

A. 壁内段　　　　　　　　　B. 与输精管相交处
C. 与髂血管交叉处　　　　　D. 与子宫动脉交叉处（女性）
E. 肾盂与输尿管移行处

30. 输尿管第一个狭窄位于 （　　）
31. 输尿管第二个狭窄位于 （　　）
32. 输尿管第三个狭窄位于 （　　）

备选答案（第 33～35 题）

A. 球旁细胞　　　　　　　　B. 足细胞
C. 球外系膜细胞　　　　　　D. 致密斑
E. 肾间质细胞

33. 钠离子感受器 （　　）
34. 参与滤过膜形成 （　　）
35. 分泌肾素 （　　）

【X 型题】

36. 泌尿系统包括 （　　）
　　A. 肾　　　　B. 输尿管　　　C. 尿道球腺　　　D. 阴茎　　　E. 膀胱
37. 关于肾的位置,下列哪些描述是对的 （　　）
　　A. 右肾高于左肾　　　　　　B. 位于腹腔后上部
　　C. 位于脊柱两侧　　　　　　D. 肾门约平第 1 腰椎
　　E. 十二肋斜过右肾后面中部
38. 血管球 （　　）
　　A. 是肾小囊周围的球形结构
　　B. 是毛细血管团,周围有肾小囊包裹
　　C. 内皮细胞属有孔型
　　D. 有连续的基膜
　　E. 有滤过功能
39. 关于近曲小管结构特点的描述,哪些正确 （　　）
　　A. 细胞分界较清晰　　　　　B. 胞体大,胞质嗜酸性
　　C. 上皮细胞呈立方形或锥形　D. 核圆,位于近基部
　　E. 基部有纵纹
40. 关于球旁复合体的描述,哪些正确 （　　）
　　A. 位于肾小体的血管极处
　　B. 球旁细胞由入球微动脉管壁中的平滑肌细胞分化而成

    C. 致密斑分泌肾素

    D. 球外系膜细胞与球旁细胞之间有缝隙连接

    E. 由球旁细胞、致密斑、球外系膜细胞组成

(二)填空题

1. 肾的被膜由内到外依次为_____、_____和_____。

2. 肾单位包括_____和_____。

3. 肾滤过屏障包括_____、_____和_____三层结构。

4. 膀胱三角位于膀胱底内面,是_____和_____之间的三角形区域。

5. 输尿管按其行程可分为_____、_____和_____三部分。

6. 肾盂肾炎的感染途径主要有_____、_____。

7. 弥漫性毛细血管内增生性肾小球肾炎主要增生成分是_____和_____。

(三)名词解释

1. 肾门　　　　　　2. 滤过屏障　　　　　3. 球旁复合体

4. 膀胱三角　　　　5. 新月体　　　　　　6. 颗粒性固缩肾

(四)问答题

1. 试述肾与尿液生成的关系。

2. 简述尿的产生及排出途径。

3. 简述三型肾小球肾炎光学显微镜下的肾小球内病变特点。

三、参考答案

(一)选择题

【A1 型题】

1. C　2. B　3. B　4. D　5. D　6. D　7. E　8. E　9. D　10. A

11. C　12. A　13. C　14. C　15. D　16. A　17. D　18. D　19. D　20. E

21. E　22. D　23. B　24. B　25. A

【B 型题】

26. A　27. C　28. B　29. D　30. E　31. C　32. A　33. D　34. B　35. A

【X 型题】

36. ABE　37. BCD　38. BCDE　39. BCDE　40. ABDE

(二)填空题

1. 纤维囊　脂肪囊　肾筋膜

2. 肾小体　肾小管

3. 毛细血管有孔内皮　基膜　足细胞裂孔膜

4. 两输尿管口　尿道内口

5. 输尿管腹部　输尿管盆部　输尿管壁内部

6. 上行性感染　血源性感染

7. 毛细血管内皮细胞　系膜细胞

(三)名词解释

1. 肾门:肾内侧缘的中部凹陷称肾门,是肾血管、肾盂、神经和淋巴管等出入的部位。

2. 滤过屏障:肾小体类似一个滤过器,血管球毛细血管内的水和小分子物质经毛细血管有孔内皮、基膜和足细胞裂孔膜滤入肾小囊腔成为原尿,这三层结构称为滤过屏障。

3. 球旁复合体:又称肾小球旁器,由球旁细胞、致密斑和球外系膜细胞组成。位于肾小体的血管极处,呈三角形。

4. 膀胱三角:在膀胱底的内面,两输尿管口与尿道内口之间的三角形区域,无论膀胱充盈还是空虚,黏膜始终薄而光滑,此区即膀胱三角,是炎症、结核和肿瘤的好发部位

5. 新月体:是肾小囊壁层上皮细胞显著增生,堆积成层,在毛细血管丛周围形成的新月形小体,是新月体性肾小球肾炎的病变特征。

6. 颗粒性固缩肾:是硬化性肾小球肾炎的肉眼形态,表现为两肾对称性缩小,苍白,质地变硬,表面呈均匀的细颗粒状。切面可见肾皮质变薄,皮髓质界限不清,小动脉壁硬化、增厚,呈哆开状。肾盂周围脂肪组织增多。

(四)问答题

1. 肾是一个泌尿器官,其结构与功能单位为肾单位,浅表肾单位较多,在尿液形成过程中起重要作用。髓旁肾单位较少,在尿液浓缩过程中起重要作用。肾单位由肾小体与肾小管组成。肾小体类似一个滤过器,当血液流经血管球毛细血管时,由于压力高,血浆内的水和小分子物质经毛细血管有孔内皮、基膜和足细胞裂孔膜滤入肾小囊腔成为原尿,在成人,一昼夜两肾可形成原尿约 180L。原尿流经各段肾小管及其后的集合小管后,其中 99% 的水、营养物质和无机盐等被重吸收入血,部分离子也在此进行交换,因此终尿量仅为原尿量的 1%。

2. 血浆→有孔毛细血管内皮→基膜→裂孔膜→肾小囊腔→近端小管曲部→近端小管直部→细段→远端小管直部→远端小管曲部→集合小管→肾乳头管→肾小盏→肾大盏→肾盂→输尿管→膀胱→尿道→体外。

3.(1)急性弥漫性增生性肾小球肾炎:肾小球系膜细胞和内皮细胞增生肿胀,并有少量中性粒细胞及巨噬细胞浸润。肾小球内细胞数目显著增多可使毛细血管腔狭窄或闭塞,肾小球血量减少。病变严重处血管壁发生纤维蛋白样坏死,局部出血,可伴血栓形成。

(2)新月体性肾小球肾炎:肾小囊壁层上皮细胞显著增生,堆积成层,与渗出的单核细胞等在毛细血管丛周围形成新月体或环状体。新月体或环状体既可压迫毛细血管丛,又可与肾小球毛细血管丛粘连,使肾小囊腔闭塞,严重破坏肾小球的结构和功能,影响血浆从肾小球滤过。最后,肾小球毛细血管丛萎缩,整个肾小球纤维化及玻璃样变。

(3)慢性硬化性肾小球肾炎:病变早期尚可见到原发肾炎病理类型的病变特点。后期大部分肾小球纤维化及玻璃样变,少部分残存的相对正常的肾小球发生代偿性肥大。

(张巧英、冉娜)

第十章 生殖系统

一、重、难点解析

生殖系统包括男性生殖系统和女性生殖系统。

功能：产生生殖细胞，繁殖后代，延续种族；分泌性激素，以促进和维持生殖器的发育，激发并维持第二性征。

(一)男性生殖系统

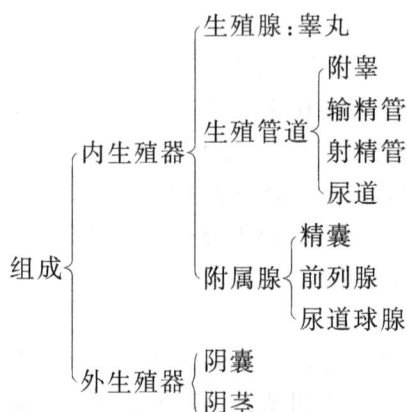

组成
- 内生殖器
  - 生殖腺：睾丸
  - 生殖管道
    - 附睾
    - 输精管
    - 射精管
    - 尿道
  - 附属腺
    - 精囊
    - 前列腺
    - 尿道球腺
- 外生殖器
  - 阴囊
  - 阴茎

1. 睾丸　是男性生殖腺，具有产生精子和分泌雄激素的功能。

(1)位置和形态　位于阴囊内，左右各一，呈扁椭圆形。分上、下两端，前、后两缘和内、外两面。鞘膜脏、壁两层在睾丸后缘相互移行，围成密闭的鞘膜腔。鞘膜腔内含少量浆液，起润滑作用。

(2)结构　睾丸表面为白膜，白膜伸入睾丸实质，将其分隔成100～250个锥体形的睾丸小叶，小叶内含生精小管，其之间的结缔组织为睾丸间质。

1)生精小管　是产生精子的场所。成人生精小管的管壁主要由生精上皮构成。生精上皮由生精细胞和支持细胞组成。青春期前生精小管为实心结构，生精细胞仅为精原细胞。

①生精细胞：包括精原细胞、初级精母细胞、次级精母细胞、精子细胞和精子。

精子发生：从精原细胞到形成精子的过程。在人约需64 ± 4.5天，经历了精原细胞的增殖和分化、精母细胞的成熟分裂和精子形成3个阶段。

精子形成：精子细胞变态形成精子的过程。

精子：形似蝌蚪，长约$60\mu m$，分为头、尾两部。头部主要为高度浓缩的细胞核，核的前2/3有顶体覆盖。顶体内含有多种水解酶，在受精过程中起重要作用。尾部细长，称鞭毛，是精子的运动装置。构成尾部全长的轴心是轴丝，由9+2排列的微管构成。

②支持细胞：又称Sertoli细胞。呈不规则的高锥体形，细胞基部附着在基膜上，顶部伸至腔面。光镜下细胞轮廓不清，核呈三角形或不规则形，染色较浅，核仁明显。电镜下，胞质内高尔基复合体发达，粗面内质网和滑面内质网丰富，线粒体、溶酶体、微丝和微管较多。相

邻支持细胞的侧突胞膜在精原细胞的上方形成紧密连接,参与构成血-睾屏障。

功能:支持、营养和保护各级生精细胞;吞噬精子形成时脱落的胞质;合成并分泌雄激素结合蛋白;分泌抑制素;参与构成血-睾屏障。

血-睾屏障:位于生精小管与血液之间的结构,由间质毛细血管内皮及其基膜、结缔组织、生精上皮基膜和支持细胞紧密连接而成,其中紧密连接最重要。该屏障可阻止大分子物质进出生精上皮,形成有利于精子发生的微环境。若精子抗原物质外逸可引起自身免疫反应,造成自身免疫性不孕症。

2)睾丸间质 位于生精小管之间的疏松结缔组织,内含间质细胞,又称 Leydig 细胞,具有分泌类固醇激素细胞的超微结构特点。间质细胞分泌雄激素,可促进精子发生和男性生殖器官发育,以及维持男性第二性征和性功能。

2. 附睾

(1)位置和形态 附于睾丸的上端和后缘。上端膨大,下端细小,颇似蚕形。从上至下可分为头、体、尾 3 部分。

(2)结构 头部由输出小管构成,体和尾由附睾管构成。

(3)功能 输送精子;促使精子成熟;贮存精子。

3. 输精管 是附睾管的延续,长约 50cm,管壁较厚,活体触摸时呈细的圆索状。

(1)分部
- 睾丸部:附睾尾至睾丸上端
- 精索部:睾丸上端至腹股沟管皮下环,是输精管结扎术的常用部位
- 腹股沟管部:腹股沟管内
- 盆部:腹股沟管腹环至输精管末端

(2)功能 输送精子。

精索:位于睾丸上端与腹股沟管腹环之间的圆索状结构,由输精管、睾丸动脉、蔓状静脉丛、输精管动、静脉、神经、淋巴管和鞘韧带等外包被膜组成。

4. 前列腺

(1)位置和形态 位于膀胱颈和尿生殖膈之间,包绕尿道的起始部。呈前后略扁的栗子形,前列腺底与膀胱颈相贴,有尿道穿入;前列腺尖与尿生殖膈相贴,尿道由此穿出;前列腺体的后面正中有前列腺沟。肛门指诊可扪及前列腺的后面和前列腺沟,患前列腺炎或前列腺肥大时,此沟变浅或消失。

前列腺一般分前叶、中叶、后叶和两个侧叶。前叶位于尿道前方;中叶位于尿道与射精管之间;后叶位于射精管的后下方;两个侧叶紧贴尿道的两侧。前列腺肥大(中叶和侧叶多见),可压迫尿道,引起排尿困难。

(2)结构 前列腺实质为复管泡状腺。腺腔中分泌物常浓缩形成圆形或卵圆形的嗜酸性的前列腺凝固体,它随年龄增长而增多,并可钙化形成前列腺结石。

(3)功能 分泌物参与精液的组成,呈乳白色的稀薄液体,弱酸性,内含丰富的柠檬酸、酸性磷酸酶、纤维蛋白溶酶等,纤维蛋白溶酶可使凝固的精液液化。

5. 精液 由精子与生殖管道及其附属腺的分泌物混合组成,呈乳白色,弱碱性。正常男性每次射精约 2~5ml,含精子 3 亿~5 亿个。

6.男性尿道

$$
男性尿道
\begin{cases}
三部
\begin{cases}
前列腺部 \\
膜部
\end{cases} 后尿道 \\
\qquad 海绵体部——前尿道 \\
三狭窄
\begin{cases}
尿道内口 \\
膜部 \\
尿道外口:最狭窄
\end{cases} \\
三扩大
\begin{cases}
前列腺部 \\
尿道球部 \\
尿道舟状窝
\end{cases} \\
两弯曲
\begin{cases}
耻骨下弯:凹向前上方,不可变 \\
耻骨前弯:凹向后下方,可变
\end{cases}
\end{cases}
$$

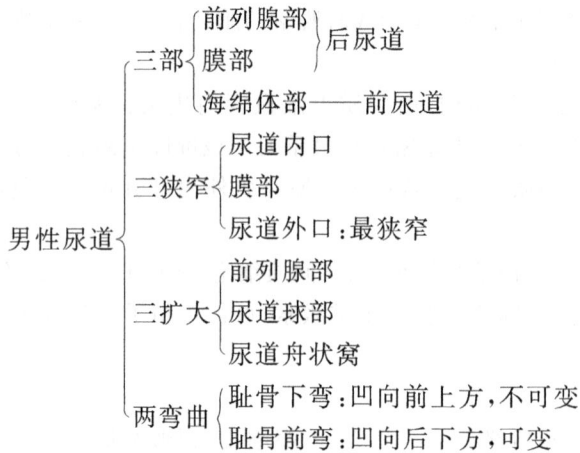

功能:排尿和排精。

(二)女性生殖系统

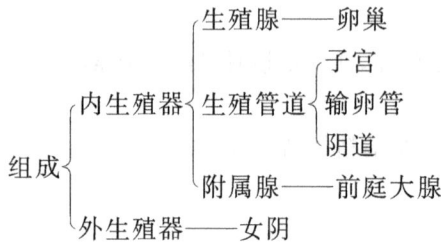

$$
组成
\begin{cases}
内生殖器
\begin{cases}
生殖腺——卵巢 \\
生殖管道
\begin{cases}
子宫 \\
输卵管 \\
阴道
\end{cases} \\
附属腺——前庭大腺
\end{cases} \\
外生殖器——女阴
\end{cases}
$$

1.卵巢

(1)位置和形态　位于盆腔内,贴靠于盆腔侧壁的卵巢窝(相当于髂内、外动脉夹角处)内。卵巢呈扁卵圆形,可分两面(内侧面和外侧面)、两端(上端和下端)、两缘(前缘和后缘)。卵巢上端与输卵管伞相接触,并借卵巢悬韧带连于骨盆上口;下端借卵巢固有韧带连于子宫角上。前缘借卵巢系膜与子宫阔韧带相连,前缘中部为卵巢门,有血管、神经等出入。

幼女的卵巢较小,表面光滑。性成熟期最大,表面凹凸不平。35～40岁开始缩小,50岁左右逐渐萎缩。

(2)结构　卵巢表面被覆一层表面上皮,其下方为白膜。卵巢实质的外周部分为皮质,含有不同发育阶段的卵泡、黄体和退化的闭锁卵泡等,卵泡间的结缔组织富含网状纤维和梭形基质细胞。中央为髓质,由疏松结缔组织构成。近卵巢门处有门细胞。

1)卵泡的发育与成熟　卵泡是由卵母细胞和卵泡细胞组成的球形结构。新生儿两侧卵巢内有100万～200万个原始卵泡,青春期时仅存4万个。女性一生约排400个卵。卵泡发育是一个连续的生长过程,根据其结构特点,把卵泡发育分为原始卵泡、初级卵泡、次级卵泡和成熟卵泡四个阶段。

原始卵泡:由中央的一个初级卵母细胞(停滞于第一次成熟分裂前期)和周围的一层扁平卵泡细胞组成

初级卵泡:初级卵母细胞(停滞于第一次成熟分裂前期)增大;卵泡细胞由扁平→立方或柱状,单层→多层;出现透明带、放射冠和卵泡膜

卵泡

次级卵泡:初级卵母细胞(停滞于第一次成熟分裂前期)继续增大;出现卵泡腔;卵丘和颗粒层形成;卵泡膜形成内、外两层。内层含有内分泌功能的膜细胞

成熟卵泡:初级卵母细胞在排卵前36~48小时恢复并完成第一次成熟分裂,形成一个次级卵母细胞(停滞于第二次成熟分裂中期)和一个第一极体。卵泡腔扩大,卵泡壁变薄

2)排卵　成熟卵泡破裂,次级卵母细胞及其外周的透明带和放射冠随卵泡液一起从卵巢排出的过程。

通常发生在月经周期的第14天左右。次级卵母细胞若排卵后24小时内未受精,则退化消失;如受精,则继续完成第二次成熟分裂,形成一个成熟的卵细胞和一个第二极体。

3)黄体

①黄体的形成:排卵后,残留在卵巢内的颗粒细胞和卵泡膜细胞向腔内塌陷,卵泡膜内的结缔组织和毛细血管也伸入其中,逐渐形成具有内分泌功能的细胞团,新鲜时呈黄色,故称黄体。颗粒细胞分化的颗粒黄体细胞,数量多,体积大,染色浅,位于黄体的中央。膜细胞分化的膜黄体细胞,数量少,体积小,染色深,位于黄体的周边。两种黄体细胞都具有分泌类固醇激素细胞的结构特征。

②黄体的发育与退化:黄体的发育取决于排出的卵是否受精。若卵未受精,黄体维持两周左右,称月经黄体;若卵受精,黄体继续发育,可维持5~6个月,称妊娠黄体。两种黄体最终均退化而被结缔组织取代,形成白体。

③功能:颗粒黄体细胞分泌孕激素和松弛素,膜黄体细胞与颗粒黄体细胞协同分泌雌激素。

4)卵巢的内分泌作用

①雌激素:膜细胞和颗粒细胞、膜黄体细胞和颗粒黄体细胞协同分泌雌激素。雌激素能促进女性生殖器官的发育、激发和维持第二性征。

②孕激素:由颗粒黄体细胞产生,在雌激素作用基础上,促进子宫内膜增生肥厚及子宫腺的分泌,使子宫内膜维持在分泌期,有利于胚泡的着床。

③松弛素:由妊娠黄体的颗粒黄体细胞产生,可使妊娠子宫的平滑肌松弛,以维持妊娠;分娩时使子宫颈平滑肌松弛,以利于胎儿娩出。

④雄激素:由卵巢门处的门细胞产生。

2. 输卵管

输卵管分部

输卵管子宫部:最狭窄

输卵管峡部:结扎时常用的部位

输卵管壶腹:受精的部位

输卵管漏斗:输卵管伞是识别输卵管的标志

3. 子宫

(1)位置和形态　位于盆腔中央,介于膀胱与直肠之间,呈前倾、前屈位。成人未孕的子

宫呈前后略扁的倒置梨形。

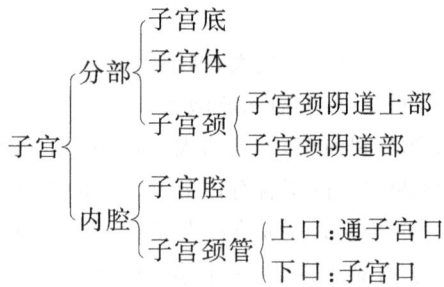

$$
子宫\begin{cases}
分部\begin{cases}
子宫底\\
子宫体\\
子宫颈\begin{cases}子宫颈阴道上部\\子宫颈阴道部\end{cases}
\end{cases}\\
内腔\begin{cases}
子宫腔\\
子宫颈管\begin{cases}上口：通子宫口\\下口：子宫口\end{cases}
\end{cases}
\end{cases}
$$

（2）子宫的固定装置（表 10-1）

表 10-1　子宫固定装置及作用

名　称	作　用
子宫阔韧带	限制子宫向两侧移动
子宫圆韧带	维持子宫前倾
子宫主韧带	防止子宫脱垂
骶子宫韧带	维持子宫前屈
尿生殖膈、盆底肌	承托

（3）子宫内膜的周期变化　自青春期开始，子宫内膜功能层在卵巢分泌的雌激素和孕激素的作用下，出现周期性变化。一般每隔 28 天左右发生一次功能层的剥脱、出血，并经阴道排出体外，即为月经。子宫内膜的周期性变化，称月经周期。每一月经周期是从月经第一天起至下次月经来潮为止，一般分为月经期、增生期和分泌期三个时期。

①月经期：为月经周期的第 1～4 天。此期卵巢中的月经黄体退化，雌激素和孕激素分泌减少，使子宫内膜中的螺旋动脉收缩，导致子宫内膜功能层缺血、坏死。之后，螺旋动脉短暂扩张，使毛细血管充血以致破裂，血液聚积于子宫内膜功能层，内膜表层崩溃，坏死的组织块随血液一起经阴道排出，形成月经。

②增生期：又称卵泡期。月经周期的第 5～14 天，即从月经结束至排卵为止。此期卵巢正处于卵泡发育期，在卵泡分泌的雌激素作用下，子宫内膜修复增生，子宫腺增多、增长，腺腔增大，腺上皮细胞呈柱状，胞质内出现糖原；螺旋动脉也增长弯曲；子宫内膜从 1mm 增至 3～4mm。至增生期末，卵巢内的成熟卵泡排卵，子宫内膜由增生期转入分泌期。

③分泌期：又称黄体期。月经周期的第 15～28 天，即排卵后到下一次月经前。卵巢排卵后形成黄体，在黄体分泌的孕激素和雌激素的共同作用下，子宫内膜继续增厚，可达 5～6mm。子宫腺极度弯曲，腺腔膨胀，充满腺细胞的分泌物，内含大量糖原。固有层内组织液增多呈水肿状态。如果卵细胞受精，内膜继续增厚，发育为蜕膜，一部分基质细胞增生肥大，胞质内充满糖原颗粒和脂滴，转化成为蜕膜细胞；另一部分基质细胞体积较小，胞质颗粒内含松弛素。如果卵细胞未受精，黄体退化，孕激素和雌激素减少，子宫内膜又将萎缩、剥脱，即进入下一个月经周期。

4. 阴道

阴道 {
　位置:连接于子宫与外生殖器之间
　两端 {
　　上端:呈穹窿状包绕子宫颈阴道部,并在子宫颈周围形成环行凹陷的阴道
　　　　穹,阴道后穹最深
　　下端:开口于阴道前庭
　}
　两壁 {
　　前壁:较短,与膀胱和尿道相邻
　　后壁:较长,与直肠相邻
　}
}

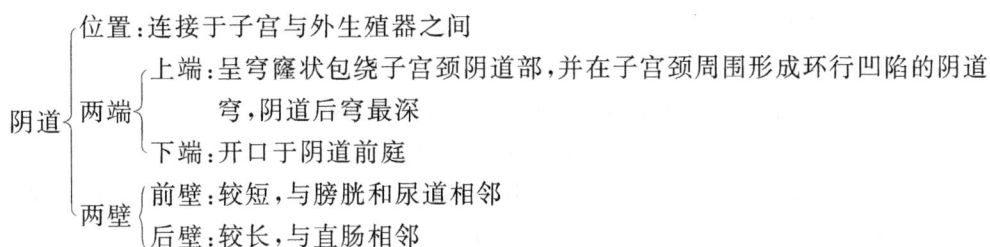

阴道黏膜的结构特点:阴道上皮为非角化的复层扁平上皮,受卵巢激素的影响也呈周期性变化。雌激素刺激阴道上皮增生,使细胞合成大量糖原,糖原受乳酸杆菌作用后分解为乳酸,可保持阴道内的酸性环境,对阴道起自净作用。

5. 会阴

会阴 {
　概念:通常指封闭骨盆下口的全部软组织
　境界 {
　　前界:耻骨联合下缘
　　后界:尾骨尖
　　两侧界:耻骨弓、坐骨结节、骶结节韧带
　}
　分区 {
　　尿生殖区 {
　　　男性:尿道通过
　　　女性:尿道、阴道通过
　　}
　　肛区:肛管通过
　}
}

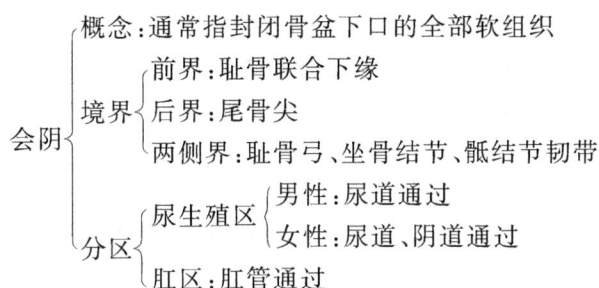

临床上,常将肛门与外生殖器之间的狭小区域称为会阴,此为狭义会阴,或称产科会阴。分娩时应注意保护此区域,以免造成撕裂。

二、练习题

(一)选择题

【A1 型题】

1. 有关男性生殖器的描述,错误的是　　　　　　　　　　　　　　　　　　（　　）
　　A. 内生殖器包括睾丸、输精管道和附属腺
　　B. 输精管按行程可分为四部
　　C. 内生殖器均位于阴囊内
　　D. 精囊为附属腺
　　E. 前列腺位于膀胱颈下方及直肠的前方

2. 有关睾丸的描述,错误的是　　　　　　　　　　　　　　　　　　　　　（　　）
　　A. 产生精子　　　　　　　　B. 分泌雄激素　　　　　　C. 位于阴囊内
　　D. 全部被覆有鞘膜　　　　　E. 上端和后缘附有附睾

3. 构成成人生精小管内生精上皮的细胞是　　　　　　　　　　　　　　　　（　　）
　　A. 支持细胞与间质细胞　　　　B. 支持细胞与生精细胞
　　C. 间质细胞与生精细胞　　　　D. 支持细胞和精原细胞
　　E. 间质细胞和精原细胞

4. 有关精原细胞的描述,错误的是　　　　　　　　　　　　　　　　　　　（　　）
　　A. 为最幼稚的生精细胞

    B. 是青春期前唯一存在于生精小管内的生精细胞

    C. 分 A、B 两型

    D. 位于基膜内侧

    E. A 型精原细胞经数次分裂后分化为初级精母细胞

5. 生精小管的切面中最不容易见到的生精细胞是　　　　　　　　　　　　　　（　　）

    A. 精原细胞　　　　　　　　B. 初级精母细胞　　　　　C. 次级精母细胞

    D. 精子细胞　　　　　　　　E. 精子

6. 血-睾屏障的组成不包括　　　　　　　　　　　　　　　　　　　　　　　　（　　）

    A. 间质内毛细血管内皮及其基膜　B. 结缔组织

    C. 生精上皮基膜　　　　　　　D. 支持细胞基底面的细胞膜

    E. 支持细胞紧密连接

7. 不属于支持细胞功能的是　　　　　　　　　　　　　　　　　　　　　　　（　　）

    A. 支持和营养生精细胞　　　　B. 合成和分泌雄激素结合蛋白

    C. 分泌抑制素　　　　　　　　D. 可吞噬衰老的生精细胞

    E. 参与构成血-睾屏障

8. 结扎输精管的部位在　　　　　　　　　　　　　　　　　　　　　　　　　（　　）

    A. 睾丸部　　　　B. 精索部　　　　C. 腹股沟部　　　　D. 壶腹部　　　　E. 末端

9. 关于精索的描述,错误的是　　　　　　　　　　　　　　　　　　　　　　（　　）

    A. 位于腹股沟管内　　　　　　B. 较硬的圆索状结构

    C. 其内含输精管和血管　　　　D. 外包被膜

    E. 精索静脉曲张可影响精液的质量

10. 射精管开口于尿道的　　　　　　　　　　　　　　　　　　　　　　　　　（　　）

    A. 前列腺部　　　　B. 膜部　　　　C. 海绵体部　　　　D. 球部　　　　E. 舟状窝

11. 有关前列腺的描述,错误的是　　　　　　　　　　　　　　　　　　　　　（　　）

    A. 位于膀胱颈和尿生殖膈之间　B. 其内有尿道穿入

    C. 后面与直肠相邻　　　　　　D. 前面与精囊及输精管壶腹相邻

    E. 其分泌物参与精液的组成

12. 关于男性尿道的描述,错误的是　　　　　　　　　　　　　　　　　　　　（　　）

    A. 根据行程由下而上分为尿道前列腺部、尿道膜部、尿道海绵体部

    B. 临床上将前列腺部和膜部称后尿道

    C. 临床上将海绵体部称前尿道

    D. 有三个狭窄、三个扩大和两个弯曲

    E. 兼有排尿和排精作用

13. 男性尿道最宽阔处在　　　　　　　　　　　　　　　　　　　　　　　　　（　　）

    A. 尿道前列腺部　　　　　　　B. 尿道球部　　　　　　　C. 尿道膜部

    D. 尿道舟状窝　　　　　　　　E. 尿道内口

14. 男性尿道第 2 个狭窄部位在　　　　　　　　　　　　　　　　　　　　　（　　）

    A. 尿道内口　　　　　　　　　B. 尿道球部　　　　　　　C. 尿道膜部

    D. 尿道舟状窝　　　　　　　　E. 尿道外口

15. 有关卵巢的描述,错误的是 （ ）
    A. 位于盆腔内
    B. 上端与输卵管伞相接触
    C. 下端借卵巢固有韧带连于子宫角上
    D. 前缘借卵巢悬韧带与子宫阔韧带相连
    E. 卵巢门细胞分泌雄激素

16. 有关卵巢的描述,错误的是 （ ）
    A. 其形态、大小与年龄有关　　B. 表面上皮为单层立方或单层扁平
    C. 皮质与髓质界限明显　　　　D. 产生卵细胞,分泌女性激素
    E. 绝经期后停止排卵

17. 有关原始卵泡的描述,错误的是 （ ）
    A. 位于皮质浅层
    B. 由卵原细胞和周围一层扁平的卵泡细胞构成
    C. 卵泡细胞较小,与结缔组织之间有基膜
    D. 由初级卵母细胞和周围一层扁平的卵泡细胞构成
    E. 数量多,体积小

18. 有关初级卵母细胞的描述,错误的是 （ ）
    A. 为圆形,直径约 $40\mu m$　　　B. 核大而圆,染色浅,核仁明显
    C. 胞质嗜酸性　　　　　　　　D. 在胚胎期由卵原细胞分裂分化而来
    E. 至次级卵泡阶段完成第一次成熟分裂,形成次级卵母细胞

19. 有关透明带的描述,错误的是 （ ）
    A. 由卵泡细胞分泌产生　　　　B. 存在于初级卵母细胞和放射冠之间
    C. 呈均质状、折光性强、嗜酸性　D. 从初级卵泡开始出现
    E. 其中的 ZP3 为精子受体

20. 有关卵泡的描述,错误的是 （ ）
    A. 原始卵泡内为初级卵母细胞
    B. 次级卵泡内为初级卵母细胞
    C. 初级卵泡和次级卵泡合称生长卵泡
    D. 次级卵泡和成熟卵泡合称囊状卵泡
    E. 在排卵前完成第二次成熟分裂

21. 排出的卵处于 （ ）
    A. 第一次成熟分裂前期　　　　B. 第一次成熟分裂中期
    C. 第二次成熟分裂前期　　　　D. 第二次成熟分裂中期
    E. 完成第二次成熟分裂

22. 与排卵无关的是 （ ）
    A. 一般发生在月经周期的第 14 天
    B. 通常左、右卵巢交替排卵
    C. 排卵时,次级卵母细胞连同放射冠、透明带、颗粒层和卵泡液排出,进入输卵管
    D. 成熟卵泡破裂,次级卵母细胞从卵巢排出的过程

E. 一般每次排一个卵

23. 与黄体无关的是   （   ）

    A. 颗粒黄体细胞由颗粒细胞分化而成

    B. 膜黄体细胞由膜细胞分化而成

    C. 可分泌孕激素和雌激素

    D. 妊娠黄体还分泌松弛素

    E. 雌激素、孕激素和松弛素均为类固醇激素

24. 精子与卵子相遇而受精的部位是   （   ）

    A. 输卵管子宫部   B. 输卵管峡   C. 输卵管壶腹

    D. 输卵管漏斗   E. 输卵管伞

25. 有关子宫的描述,正确的是   （   ）

    A. 位于小骨盆腔的后方   B. 子宫的内腔称子宫腔

    C. 子宫颈为炎症和肿瘤好发部位   D. 子宫的后方为膀胱

    E. 子宫的前方为耻骨联合的后方

26. 子宫口是指   （   ）

    A. 输卵管子宫口   B. 输卵管腹腔口   C. 子宫颈管上口

    D. 子宫颈管下口   E. 子宫腔下角

27. 临床上行剖宫产术的常用部位   （   ）

    A. 子宫底   B. 子宫体   C. 子宫颈

    D. 子宫颈阴道上部   E. 子宫峡

28. 关于子宫内膜的描述,错误的是   （   ）

    A. 由上皮和固有层组成   B. 宫颈外口是肿瘤的好发部位

    C. 按功能特点分功能层和基底层   D. 功能层有修复内膜的功能

    E. 出现周期性变化

29. 月经期血液中哪种激素含量下降   （   ）

    A. 卵泡刺激素   B. 黄体生成素   C. 雌激素

    D. 孕激素   E. 雌激素和孕激素

30. 属于月经周期的易受孕期   （   ）

    A. 第 4～7 天   B. 第 8～11 天   C. 第 12～16 天

    D. 第 17～21 天   E. 第 22～28 天

31. 关于女性乳房的描述,哪项错误   （   ）

    A. 乳头有输乳管开口

    B. 输乳管呈放射状排列

    C. 乳腺被纤维隔分隔成 15～20 个乳腺叶

    D. 乳房手术采用环状切口

    E. 乳腺癌早期,乳房的皮肤可出现不同程度的凹陷

32. 关于会阴的描述,错误的是   （   ）

    A. 封闭骨盆下口的全部软组织

    B. 男性尿生殖区内有尿道通过

C. 女性尿生殖区内有尿道和阴道通过

D. 肛区有直肠通过

E. 产科会阴是指肛门与外生殖器之间的狭小区域

【A2 型题】

病例:患者,女性,29 岁。主诉:哺乳 3 个月,左乳房肿痛 3 天。经检查,初步诊断为:左侧化脓性乳腺炎。

33. 问:医生决定做放射状切口引流,其原因是 （ ）

    A. 便于脓液引流   B. 减少损伤血管

    C. 减少损伤神经   D. 减少损伤输乳管

    E. 减少损伤 Cooper 韧带

【A3 型题】

病例:患者,男性,68 岁。主诉:排尿困难 3 年,间歇性血尿 1 个月,尿胀 1 天。经检查,初步诊断为:

(1)前列腺肥大伴尿潴留

(2)膀胱肿瘤

34. 现需在耻骨联合上方行膀胱穿刺术,可不经过腹膜腔而直接进入膀胱,其解剖学根据是 （ ）

    A. 膀胱位置表浅

    B. 膀胱是腹膜间位器官

    C. 膀胱位于盆腔内,耻骨联合上方

    D. 膀胱的位置可随其充盈程度不同而发生变化

    E. 膀胱上面的腹膜可随膀胱的充盈而上移

35. 膀胱肿瘤发生的部位多见于 （ ）

    A. 膀胱尖   B. 膀胱底   C. 膀胱体   D. 膀胱颈   E. 膀胱三角

36. 请从前列腺的分叶考虑,该患者前列腺肥大的具体部位是 （ ）

    A. 前列腺前叶   B. 前列腺后叶

    C. 前列腺前叶和中叶   D. 前列腺中叶和侧叶

    E. 前列腺中叶和后叶

病例:患者,女性,34 岁,已婚,现有一子。主诉:停经 50 天,下腹部剧烈疼痛 1 小时。经检查,初步诊断为:宫外孕——输卵管妊娠破裂。

37. 请从受精的部位考虑,该患者因受精致输卵管破裂的部位应见于 （ ）

    A. 输卵管子宫部   B. 输卵管峡

    C. 输卵管壶腹   D. 输卵管漏斗

    E. 输卵管伞

38. 经患者同意行患侧输卵管结扎术,请问输卵管结扎的常用部位在 （ ）

    A. 输卵管子宫部   B. 输卵管峡   C. 输卵管壶腹

    D. 输卵管漏斗   E. 输卵管伞

39. 手术时,识别输卵管的标志是 （ ）

    A. 输卵管子宫部   B. 输卵管峡   C. 输卵管壶腹

　　D. 输卵管漏斗　　　　　　　　　E. 输卵管伞

【B 型题】

备选答案(第 40～42 题)

　　A. 睾丸　　　　B. 附睾　　　　C. 精索　　　　D. 精囊　　　　E. 尿道球

40. 男性生殖腺是　　　　　　　　　　　　　　　　　　　　　　　　　(　　)
41. 男性附属腺是　　　　　　　　　　　　　　　　　　　　　　　　　(　　)
42. 暂时储存精子的器官是　　　　　　　　　　　　　　　　　　　　　(　　)

备选答案(第 43～46 题)

　　A. 尿道前列腺部　　　　　　　B. 尿道膜部　　　　　　　C. 尿道海绵体部
　　D. 尿道球部　　　　　　　　　E. 尿道外口

43. 男性尿道最狭窄处　　　　　　　　　　　　　　　　　　　　　　　(　　)
44. 射精管开口于　　　　　　　　　　　　　　　　　　　　　　　　　(　　)
45. 穿过尿生殖膈一段的是　　　　　　　　　　　　　　　　　　　　　(　　)
46. 前列腺排泄管开口于　　　　　　　　　　　　　　　　　　　　　　(　　)

备选答案(第 47～50 题)

　　A. 精原细胞　　　　　　　　　B. 精母细胞　　　　　　　C. 支持细胞
　　D. 精子细胞　　　　　　　　　E. 间质细胞

47. 体积小,最幼稚的细胞　　　　　　　　　　　　　　　　　　　　　(　　)
48. 单倍体细胞　　　　　　　　　　　　　　　　　　　　　　　　　　(　　)
49. 历经两次成熟分裂的细胞　　　　　　　　　　　　　　　　　　　　(　　)
50. 可支持和营养生精细胞　　　　　　　　　　　　　　　　　　　　　(　　)

备选答案(第 51～55 题)

　　A. 可分为 A、B 两型　　　　　B. 经过 DNA 复制后进行第一次成熟分裂
　　C. 不再分裂　　　　　　　　　D. 内含多种水解酶
　　E. 不进行 DNA 复制,迅速进入第二次成熟分裂

51. 精原细胞　　　　　　　　　　　　　　　　　　　　　　　　　　　(　　)
52. 初级精母细胞　　　　　　　　　　　　　　　　　　　　　　　　　(　　)
53. 次级精母细胞　　　　　　　　　　　　　　　　　　　　　　　　　(　　)
54. 精子细胞　　　　　　　　　　　　　　　　　　　　　　　　　　　(　　)
55. 精子　　　　　　　　　　　　　　　　　　　　　　　　　　　　　(　　)

备选答案(第 56～59 题)

　　A. 血-睾屏障　　　B. 输出小管　　　C. 直精小管　　　D. 附睾管　　　E. 前列腺

56. 管腔内充满精子和分泌物　　　　　　　　　　　　　　　　　　　　(　　)
57. 可阻止某些物质进出生精上皮　　　　　　　　　　　　　　　　　　(　　)
58. 连接在生精小管和睾丸网之间　　　　　　　　　　　　　　　　　　(　　)

59. 分泌物为稀薄的乳白色液体 （　　）

备选答案（第 60～63 题）

　　A. 卵原细胞　　　　　　　B. 卵细胞　　　　　　　C. 初级卵母细胞
　　D. 次级卵母细胞　　　　　　E. 初级卵母细胞或次级卵母细胞

60. 原始卵泡内含有 （　　）

61. 初级卵泡内含有 （　　）

62. 次级卵泡内含有 （　　）

63. 排卵时排出的是 （　　）

备选答案（第 64～68 题）

　　A. 原始卵泡　　B. 初级卵泡　　C. 次级卵泡　　D. 成熟卵泡　　E. 闭锁卵泡

64. 出现透明带、放射冠 （　　）

65. 出现卵丘 （　　）

66. 数量多,体积小 （　　）

67. 颗粒细胞的数目不再增加 （　　）

68. 退化的卵泡 （　　）

备选答案（第 69～72 题）

　　A. 透明带　　B. 黄体　　C. 颗粒层　　D. 卵泡液　　E. 放射冠

69. 卵泡腔周围的数层卵泡细胞 （　　）

70. 由初级卵母细胞和卵泡细胞共同分泌形成 （　　）

71. 含营养成分、雌激素和多种生物活性物质,与卵泡发育有关 （　　）

72. 由颗粒黄体细胞和膜黄体细胞共同形成 （　　）

【X 型题】

73. 属于男性附属腺的有 （　　）

　　A. 前列腺　　B. 前庭大腺　　C. 精囊　　D. 尿道球腺　　E. 附睾

74. 男性尿道 （　　）

　　A. 有排精作用

　　B. 尿道前列腺部有射精管开口

　　C. 尿道海绵体部最长

　　D. 尿道膜部为穿过盆膈的一段

　　E. 尿道膜部括约肌控制排尿

75. 临床上后尿道是指 （　　）

　　A. 尿道前列腺部　　　　　　B. 尿道膜部　　　　　　C. 尿道海绵体部
　　D. 尿道球部　　　　　　　　E. 尿道前列腺部与尿道舟状窝

76. 生精细胞是指 （　　）

　　A. 精原细胞　　B. 支持细胞　　C. 间质细胞　　D. 精子　　E. 精子细胞

77. 精子发生经历哪几个阶段 （　　）

A. 精原细胞的增殖和分化　　　　B. 精母细胞的成熟分裂

C. 精子形成　　　　　　　　　　D. 精子的获能

E. 精子的成熟

78. 有关精子细胞的描述,正确的是　　　　　　　　　　　　　　　（　　）

A. 位于生精小管近腔面　　　　　B. 细胞不再分裂

C. 可变态成为精子　　　　　　　D. 核型为 23,X 或 23,Y

E. 是单倍体的细胞

79. 与睾丸间质有关的是　　　　　　　　　　　　　　　　　　　（　　）

A. 为疏松结缔组织　　　　　　　B. 富含血管和淋巴管

C. 含睾丸间质细胞　　　　　　　D. 于生精小管之间

E. 其中的结缔组织参与血-睾屏障的组成

80. 合成雄激素的细胞是　　　　　　　　　　　　　　　　　　　（　　）

A. 支持细胞　　　　　　　B. 睾丸间质细胞　　　　　C. 精原细胞

D. 肌样细胞　　　　　　　E. 肾上腺皮质网状带的细胞

81. 有关间质细胞的描述,正确的是　　　　　　　　　　　　　　　（　　）

A. 细胞呈圆形或多边形,核圆居中

B. 胞质嗜酸性

C. 具有类固醇激素分泌细胞的超微结构特征

D. 于生精小管之间的结缔组织内　　　E. 分泌雄激素

82. 含有正常初级卵母细胞的卵泡有　　　　　　　　　　　　　　　（　　）

A. 原始卵泡　　　　　　　B. 初级卵泡　　　　　　　C. 次级卵泡

D. 正在排卵的成熟卵泡　　E. 闭锁卵泡

83. 次级卵泡包括　　　　　　　　　　　　　　　　　　　　　　　（　　）

A. 初级卵母细胞　　B. 透明带　　C. 放射冠　　D. 颗粒层　　E. 卵泡膜

84. 关于女性生殖器的描述,正确的是　　　　　　　　　　　　　　　（　　）

A. 输卵管峡是输卵管结扎的常用部位

B. 阴道穹后部最深

C. 子宫底为子宫下端的部分

D. 子宫主韧带有防止子宫脱垂的作用

E. 子宫阔韧带可限制子宫向两侧移动

85. 子宫正常位置的维持依靠　　　　　　　　　　　　　　　　　　（　　）

A. 子宫阔韧带　　　　　　　　　B. 子宫圆韧带

C. 子宫主韧带　　　　　　　　　D. 骶子宫韧带

E. 尿直肠膈、阴道和盆底肌的承托

86. 在女性,外界与腹膜腔相通,需经过的器官有　　　　　　　　　　（　　）

A. 子宫　　　　B. 输卵管　　　　C. 阴道　　　　D. 输尿管　　　E. 尿道

87. 关于子宫内膜分泌期的特点,正确的是　　　　　　　　　　　　　（　　）

A. 子宫腺极度弯曲,腺腔膨胀,细胞内充满分泌物,内有大量糖原

B. 固有层基质中含大量组织液而呈现水肿

C. 螺旋动脉增长,更加弯曲

D. 内膜增厚至 5mm

E. 基质细胞肥大,胞质内充满糖原、脂滴

88. 分泌雌激素的结构有　　　　　　　　　　　　　　　　　（　　）

A. 黄体　　　　　　　　B. 间质腺　　　　　　　　C. 次级卵泡

D. 子宫腺　　　　　　　E. 肾上腺皮质网状带

89. 关于阴道穹的描述,正确的是　　　　　　　　　　　　　　（　　）

A. 位于阴道的上端　　　　　B. 包绕子宫颈阴道部

C. 分前部、后部及两侧部　　　D. 阴道前穹最深

E. 阴道后穹与直肠子宫陷凹仅隔阴道后壁

90. 女性乳房　　　　　　　　　　　　　　　　　　　　　　（　　）

A. 是内分泌腺　　　　　　　B. 乳头有输乳管开口

C. 输乳管呈放射状排列　　　　D. 乳腺被纤维隔分成 15～20 个乳腺叶

E. 乳腺癌早期,乳房的皮肤可出现不同程度的凹陷

(二)填空题

1. 男性生殖腺是_____;女性生殖腺是_____。

2. 生精细胞包括_____、_____、_____、_____和_____。

3. 从精原细胞到形成精子的过程称_____,经历了_____、_____和_____ 3 个阶段。

4. 初级精母细胞的核型为_____,次级精母细胞的核型为_____。

5. 睾丸间质内含有_____,可分泌_____。

6. 输精管道包括_____、_____、_____和_____。

7. 输精管可分为_____、_____、_____和_____四部,其中_____位置表浅,是输精管结扎的常用部位。

8. 前列腺位于_____,有_____穿过,_____穿入。

9. 阴茎主要由 2 条_____和 1 条_____构成,其中_____内有尿道穿过。

10. 男性尿道可分_____、_____、_____三部分,其中最长的一段是_____,最宽阔处是_____,最狭窄处是_____;外伤性尿道断裂最易发生在_____。

11. 卵巢的形态、大小与年龄有关。_____卵巢较小,_____卵巢最大,_____岁开始缩小,_____岁左右逐渐萎缩。

12. 卵泡的发育分为_____、_____、_____和_____四个阶段。

13. 初级卵母细胞在胚胎时期由_____分裂分化形成,并长期(12～50 年不等)停滞在_____,直至_____才完成分裂。

14. 透明带是由_____和_____共同分泌的。

15. 成熟卵泡在排卵前_____小时,_____恢复并完成_____,形成_____

_____ 和 _____ 。 _____ 迅速进入 _____ ,停滞在分裂 _____ 。

16. 排卵时,次级卵母细胞连同 _____ 、 _____ 和 _____ 排出,进入输卵管。

17. 黄体中的 _____ 分泌孕激素, _____ 与 _____ 协同作用分泌雌激素。

18. 子宫位于 _____ ,在 _____ 和 _____ 之间,呈 _____ 、 _____ 位。

19. 子宫分为 _____ 、 _____ 和 _____ 3 部分;子宫内腔分为 _____ 和 _____ 。

20. 子宫内膜上皮为 _____ ,固有层结缔组织较厚,含大量低分化的梭形或星形的 _____ 、网状纤维、血管和 _____ 。

21. 子宫内膜可分为浅表的 _____ 和深部的 _____ 。 _____ 较厚,自青春期开始,在卵巢激素作用下,发生周期性剥脱、出血,即 _____ 。

22. 月经周期的 28 天中,第 1～4 天为 _____ ;第 5～14 天为 _____ ,又称 _____ ;15～28 天为 _____ ,又称 _____ 。

23. 输卵管由内侧向外侧依次可分为 _____ 、 _____ 、 _____ 和 _____ 四部分。输卵管结扎的常用部位是 _____ ;识别输卵管的标志是 _____ 。

24. 阴道前壁与 _____ 和 _____ 相邻,后壁与 _____ 相邻。

(三)名词解释

1. 鞘膜腔   2. 精索   3. 精子发生

4. 精子形成   5. 子宫附件   6. 排卵

7. 黄体   8. 月经周期   9. 阴道前庭

10. 阴道穹   11. 狭义会阴

(四)问答题

1. 简述精子的产生部位和排出途径(可用箭头示之)。

2. 一成年男性患者需进行导尿,问:①男性尿道的长度是多少? 可分为哪几部分? ②有哪几个狭窄、扩大和弯曲? ③导尿时,应注意什么?

3. 试述子宫的形态、位置与固定装置。

4. 比较子宫内膜增生期和分泌期的结构特点。

5. 阴道穹分哪几部分? 其临床意义如何?

三、参考答案

(一)选择题

【A1 型题】

1. C   2. D   3. B   4. E   5. C   6. D   7. D   8. B   9. B   10. A

11. D   12. A   13. A   14. C   15. D   16. C   17. B   18. E   19. A   20. E

21. D   22. C   23. E   24. C   25. C   26. D   27. E   28. D   29. E   30. C

31. D   32. D

【A2 型题】

33. D

【A3 型题】

34. E　　35. E　　36. D　　37. C　　38. B　　39. E

【B 型题】

40. A　41. D　42. B　43. E　44. A　45. B　46. A　47. A　48. D　49. B
50. C　51. A　52. B　53. E　54. C　55. D　56. D　57. A　58. C　59. E
60. C　61. C　62. C　63. D　64. B　65. C　66. A　67. D　68. E　69. C
70. A　71. D　72. B

【X 型题】

73. ACD　　74. ABCE　　75. AB　　76. ADE　　77. ABC　　78. ABCDE
79. ABCDE　80. BE　　81. ABCDE　82. ABC　　83. ABCDE　84. ABDE
85. ABCDE　86. ABC　　87. ABCDE　88. ABCE　89. ABCE　90. BCDE

(二)填空题

1. 睾丸　卵巢

2. 精原细胞　初级精母细胞　次级精母细胞　精子细胞　精子

3. 精子发生　精原细胞的增殖和分化　精母细胞的成熟分裂　精子形成

4. 46,XY　　23,X 或 23,Y

5. 间质细胞　雄激素

6. 附睾　输精管　射精管　男性尿道

7. 睾丸部　精索部　腹股沟管部　盆部　精索部

8. 膀胱颈下方　尿道　射精管

9. 阴茎海绵体　尿道海绵体　尿道海绵体

10. 尿道前列腺部　尿道膜部　尿道海绵体部　尿道海绵体部　尿道前列腺部　尿道外口　尿道膜部

11. 幼年时　性成熟期　35～40　50

12. 原始卵泡　初级卵泡　次级卵泡　成熟卵泡

13. 卵原细胞　第一次成熟分裂前期　排卵前

14. 初级卵母细胞　卵泡细胞

15. 36～48　初级卵母细胞　第一次成熟分裂　次级卵母细胞　第一极体　次级卵母细胞　第二次成熟分裂　中期

16. 放射冠　透明带　卵泡液

17. 颗粒黄体细胞　膜黄体细胞　颗粒黄体细胞

18. 小骨盆中央　膀胱　直肠　前倾　前屈

19. 子宫底　子宫体　子宫颈　子宫腔　子宫颈管

20. 单层柱状　基质细胞　子宫腺

21. 功能层　基底层　功能层　月经

22. 月经期　增生期　卵泡期　分泌期　黄体期

23. 输卵管子宫部　输卵管峡　输卵管壶腹　输卵管漏斗　输卵管峡　输卵管伞

24. 膀胱底　尿道　直肠

(三)名词解释

1. 鞘膜腔:睾丸鞘膜脏、壁两层在睾丸后缘处相互移行,构成一个封闭的腔隙,称鞘膜腔。

2. 精索:位于睾丸上端与腹股沟管腹环之间的一对柔软的圆索状结构,由输精管、睾丸动脉、蔓状静脉丛、输精管动、静脉、神经、淋巴管、鞘韧带等外包被膜组成。

3. 精子发生:从精原细胞到形成精子的过程称精子发生,经历了精原细胞的增殖和分化、精母细胞的成熟分裂和精子形成三个阶段。

4. 精子形成:精子细胞变态形成精子的过程。

5. 子宫附件:临床上将输卵管和卵巢称为子宫附件。

6. 排卵:次级卵母细胞及其外周的透明带和放射冠随卵泡液一起从卵巢排出的过程。

7. 黄体:排卵后,残留在卵巢内的卵泡颗粒层和卵泡膜向腔内塌陷,卵泡膜的结缔组织和毛细血管也伸入颗粒层,这些成分逐渐演化成具有内分泌功能的细胞团,新鲜时呈黄色,故称黄体。

8. 月经周期:自青春期始,在卵巢分泌的雌激素和孕激素的周期性作用下,子宫底部和体部的内膜功能层发生周期性变化,即每 28 天左右发生一次内膜剥脱、出血、修复和增生,称月经周期。

9. 阴道前庭:位于两侧小阴唇之间的裂隙,其前部有尿道外口,后部是阴道口。

10. 阴道穹:阴道上端呈穹窿状包绕子宫颈阴道部,两者之间形成的环形凹陷,称阴道穹。可分为前部、后部和侧部,以后部最深。

11. 狭义会阴:临床上常将肛门与外生殖器之间的狭小区域称为狭义会阴,也称产科会阴。

(四)问答题

1. 睾丸生精小管生精上皮产生精子→生精小管→直精小管→睾丸网→输出小管→附睾管→输精管→射精管→尿道→体外。

2. ①成年男性尿道长约 16～22cm,根据其行程由上而下可分为尿道前列腺部、尿道膜部和尿道海绵体部。临床上将前列腺部和膜部称后尿道,海绵体部称前尿道。

②男性尿道有三个狭窄:即尿道内口、膜部和尿道外口,其中尿道外口最狭窄;三个扩大:即前列腺部、尿道球部和尿道舟状窝;两个弯曲:耻骨下弯和耻骨前弯。

③耻骨下弯凹向前下方,是固定的,耻骨前弯凹向后下方,是可改变的。导尿时,应将阴茎向上提起,使耻骨前弯减小或消失,避免损伤尿道。

3. 形态:成人未孕的子宫呈前后略扁的倒置梨形,长约 7～8cm,最宽径约 4cm,厚约 2～3cm。可分底、体、颈三部分。子宫底为两输卵管子宫口以上的圆凸部分;子宫颈为子宫下端呈细圆柱状的部分,其下 1/3 伸入阴道内,称子宫颈阴道部;上 2/3 位于阴道的上方,称子宫颈阴道上部,子宫颈为炎症和肿瘤的好发部位。子宫底与子宫颈之间的部分为子宫体。子宫颈与子宫体连接的狭细部,称子宫峡,妊娠时,此部随子宫的增大而逐渐延长。临床常经此行剖宫产术。

位置:位于盆腔的中央,在膀胱与直肠之间,呈前倾、前屈位。

子宫的固定装置及功能:①子宫阔韧带:可限制子宫向两侧移动;②子宫圆韧带:是维持子宫前倾的主要结构;③子宫主韧带:固定子宫颈,防止子宫脱垂;④骶子宫韧带:与子宫圆韧带共同维持子宫的前倾、前屈位。⑤以上韧带的固定为主,辅以尿生殖膈、阴道和盆底肌的承托等,使子宫保持其正常位置。

4. 增生期又称卵泡期。在卵泡分泌的雌激素作用下,上皮细胞与基质细胞不断分裂增生,使内膜增厚。至增生晚期,子宫内膜增厚至 2～3mm,子宫腺增多、增长,腺腔增大,腺上皮细胞呈柱状,胞质内出现糖原;螺旋动脉也增长、弯曲。此时,卵巢内的成熟卵泡排卵,子宫内膜进入分泌期。

分泌期又称黄体期。在黄体分泌的雌激素和孕激素的作用下,子宫内膜继续增厚至 5mm。子宫腺极度弯曲,腺腔膨胀,腺细胞内有大量糖原。固有层基质中含大量组织液而呈现水肿。基质细胞肥大,胞质内充满糖原、脂滴。螺旋动脉增长,更加弯曲。卵若受精,内膜继续增厚,发育为蜕膜;否则,进入月经期。

5. 阴道穹可分为前部、后部和两侧部,其中以阴道后穹最深,并与直肠子宫陷凹仅隔阴道后壁,临床上可经阴道后穹穿刺以引流腹膜腔的积液或积血,以协助诊断和治疗。

（张金萍）

第十一章 感觉器

一、重、难点解析

感觉器是感受器及其附属结构的总称。感受器是能感受特定刺激并将其转换为神经信号的结构,广泛分布于人体各部的组织、器官内。

感受器的种类繁多,形态和功能各异。感受器根据其所在的部位和接受刺激的来源可分为三类。

1. 外感受器　分布于皮肤、黏膜、视器和听器等处,感受来自外界环境的刺激,如痛、温、触、压觉、光和声等刺激。

2. 内感受器　分布于内脏和心血管等处,接受物理和化学刺激,如温度、压力、渗透压、离子和化合物浓度等的刺激。嗅觉和味觉感受器虽接受来自外界的刺激,但与内脏活动有关,故将其列入内感受器。

3. 本体感受器　分布于肌、肌腱、关节和内耳的位觉器等处,接受机体运动和平衡变化时所产生的刺激。

(一)视器

由眼球和眼副器共同构成。

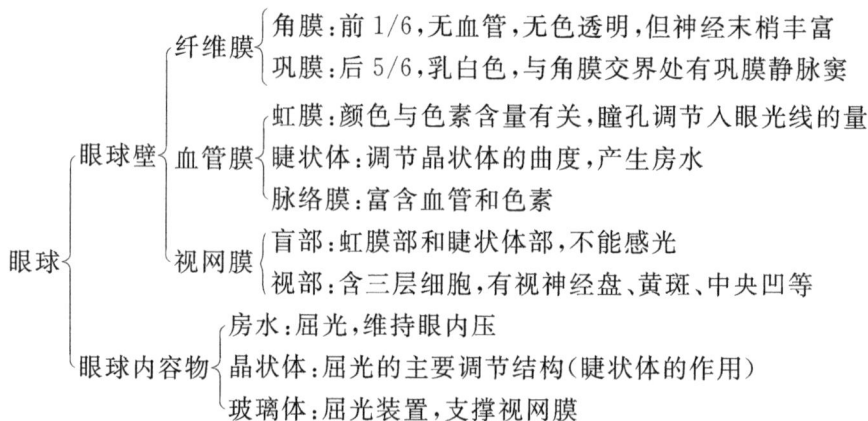

眼球
- 眼球壁
  - 纤维膜
    - 角膜:前 1/6,无血管,无色透明,但神经末梢丰富
    - 巩膜:后 5/6,乳白色,与角膜交界处有巩膜静脉窦
  - 血管膜
    - 虹膜:颜色与色素含量有关,瞳孔调节入眼光线的量
    - 睫状体:调节晶状体的曲度,产生房水
    - 脉络膜:富含血管和色素
  - 视网膜
    - 盲部:虹膜部和睫状体部,不能感光
    - 视部:含三层细胞,有视神经盘、黄斑、中央凹等
- 眼球内容物
  - 房水:屈光,维持眼内压
  - 晶状体:屈光的主要调节结构(睫状体的作用)
  - 玻璃体:屈光装置,支撑视网膜

房水的循环途径:房水由睫状体产生后由后房经瞳孔依次经前房、虹膜角膜角、巩膜静脉窦注入眼静脉。

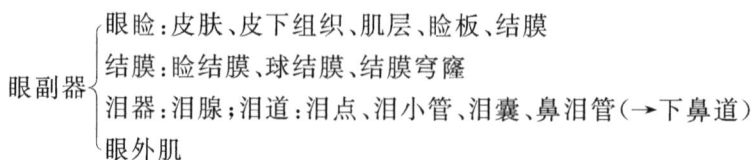

眼副器
- 眼睑:皮肤、皮下组织、肌层、睑板、结膜
- 结膜:睑结膜、球结膜、结膜穹窿
- 泪器:泪腺;泪道:泪点、泪小管、泪囊、鼻泪管(→下鼻道)
- 眼外肌

眼球外肌 {
　上睑提肌：收缩时可上提上睑开大睑裂
　上直肌：收缩时可使瞳孔转向内上
　下直肌：收缩时可使瞳孔转向内下
　内直肌：收缩时可使瞳孔转向内
　外直肌：收缩时可使瞳孔转向外
　上斜肌：收缩时可使瞳孔转向外下
　下斜肌：收缩时可使瞳孔转向外上

(二)前庭蜗器

前庭蜗器俗称耳,可分为外耳、中耳和内耳三部分。外耳和中耳是传导声波的通道,内耳是听觉感受器(听器)和位觉感受器(平衡器)的所在。听器感受声波的刺激,平衡器感受头部位置变动、重力变化和运动速度等的刺激。

(三)声波的传导

声波传入内耳感受器有两条途径,一是空气传导,一是骨传导。正常情况下以空气传导为主。

1. 空气传导　耳廓将收集到的声波经外耳道传到鼓膜,引起鼓膜振动,中耳内的听骨链随之运动,经镫骨底传到前庭窗,引起前庭窗内的外淋巴波动。外淋巴的波动可通过使内淋巴波动,也可直接使基底膜振动,刺激螺旋器使其产生神经冲动,经蜗神经传入中枢,产生听觉。

2. 骨传导　是指声波经颅骨(骨迷路)直接传入内耳的过程。声波的冲击和鼓膜的振动可经颅骨和骨迷路传入,使内耳的内淋巴波动,也可使基底膜上的螺旋器产生神经冲动。骨传导的存在与否是鉴别传导性耳聋和神经性耳聋的有效方法。

二、练习题

(一)选择题

【A1 型题】

1. 有关角膜的下列叙述中错误的是　　　　　　　　　　　　　　　(　　)
   　A. 无色透明　　　　　　　B. 有折光作用　　　　　C. 无血管
   　D. 有神经末梢　　　　　　E. 能进行屈度调节

2. 被称为生理性盲点的结构是　　　　　　　　　　　　　　　　　(　　)
   　A. 黄斑中央凹　　　　　　　　B. 视神经盘
   　C. 视网膜盲部　　　　　　　　D. 视网膜视部
   　E. 神经部

3. 不属于眼球壁的结构是　　　　　　　　　　　　　　　　　　　(　　)
   　A. 虹膜　　　　B. 视网膜　　　　C. 睫状体　　　D. 晶状体　　　E. 角膜

4. 有关瞳孔的描述,错误的是　　　　　　　　　　　　　　　　　(　　)
   　A. 位于虹膜的中央　　　　　B. 沟通前、后房
   　C. 为圆形的小孔　　　　　　D. 能调节进入眼球内的光线
   　E. 大小的变化与睫状肌的收缩有关

5. 房水　　　　　　　　　　　　　　　　　　　　　　　　　　　(　　)

    A. 由晶状体产生　　　　　　　　B. 经玻璃体吸收

    C. 经虹膜角膜角渗入巩膜静脉窦　D. 自前房经瞳孔进入后房

    E. 以上都不正确

6. 视网膜感光最敏锐的部位在　　　　　　　　　　　　　　　　　（　　）

    A. 视神经盘的周围　　　　　　　B. 视盘陷凹

    C. 生理性盲点处　　　　　　　　D. 脉络膜

    E. 中央凹

7. 活体上用眼底镜检查,不能观察到的结构是　　　　　　　　　　（　　）

    A. 血管　　　　B. 视神经盘　　　C. 视神经　　　　D. 中央凹　　　E. 黄斑

8. 沟通前、后房的结构是　　　　　　　　　　　　　　　　　　　（　　）

    A. 泪点　　　　　　　　　　　　B. 瞳孔　　　　　　　　　C. 鼻泪管

    D. 巩膜静脉窦　　　　　　　　　E. 虹膜角膜角

9. 能产生房水的结构是　　　　　　　　　　　　　　　　　　　　（　　）

    A. 泪腺　　　　B. 晶状体　　　　C. 睫状体　　　　D. 玻璃体　　　E. 结膜

10. 具有维持眼内压的结构是　　　　　　　　　　　　　　　　　　（　　）

    A. 玻璃体　　　B. 晶状体　　　　C. 房水　　　　　D. 巩膜　　　　E. 视网膜

11. 下列不属于屈光物质的是　　　　　　　　　　　　　　　　　　（　　）

    A. 角膜　　　　B. 睫状体　　　　C. 房水　　　　　D. 玻璃体　　　E. 晶状体

12. 与改变晶状体的屈度有关的肌是　　　　　　　　　　　　　　　（　　）

    A. 瞳孔括约肌　B. 睫状肌　　　　C. 瞳孔开大肌　　D. 眼轮匝肌　　E. 上斜肌

13. 当看近物时　　　　　　　　　　　　　　　　　　　　　　　　（　　）

    A. 睫状肌收缩,晶状体变扁　　　B. 睫状肌收缩,晶状体变凸

    C. 睫状肌舒张,晶状体变扁　　　D. 睫状肌舒张,晶状体变凸

    E. 睫状肌不参与调节

14. 使眼球转向外下的肌是　　　　　　　　　　　　　　　　　　　（　　）

    A. 外直肌　　　B. 下斜肌　　　　C. 下直肌　　　　D. 上斜肌　　　E. 上直肌

15. 麦粒肿是　　　　　　　　　　　　　　　　　　　　　　　　　（　　）

    A. 睑缘腺炎　　B. 毛囊炎　　　　C. 睑板腺炎　　　D. 汗腺炎　　　E. 泪小管炎

16. 霰粒肿是　　　　　　　　　　　　　　　　　　　　　　　　　（　　）

    A. 泪腺发炎　　B. 皮脂腺发炎　　C. 毛囊炎　　　　D. 睑板腺囊肿　E. 泪囊炎

17. 下列哪种肌肉瘫痪可造成眼内斜视　　　　　　　　　　　　　　（　　）

    A. 内直肌　　　B. 外直肌　　　　C. 上直肌　　　　D. 上斜肌　　　E. 下斜肌

18. 听觉感受器是指　　　　　　　　　　　　　　　　　　　　　　（　　）

    A. 壶腹嵴　　　　　　　　　　　B. 椭圆囊斑　　　　　　　C. 球囊斑

    D. 螺旋器　　　　　　　　　　　E. 以上都不是

19. 与鼓室相通的部位是　　　　　　　　　　　　　　　　　　　　（　　）

    A. 颅中窝　　　　　　　　　　　B. 内耳　　　　　　　　　C. 外耳道

    D. 鼻咽部　　　　　　　　　　　E. 颈内静脉的起始部

20. 鼓膜的松弛部位于鼓膜的　　　　　　　　　　　　　　　　　　（　　）

　　A. 上 1/4 部　　B. 下 3/4 部　　C. 上 3/4 部　　D. 下 1/4 部　　E. 前下部

【B 型题】

备选答案(第 21～22 题)

　　A. 巩膜　　　B. 虹膜　　　C. 角膜　　　D. 视网膜　　　E. 脉络膜

21. 光线进入眼球时,首先通过的结构是　　　　　　　　　　　　　　　(　　)

22. 中央有一圆孔的是　　　　　　　　　　　　　　　　　　　　　　(　　)

备选答案(第 23～24 题)

　　A. 黄斑　　　B. 玻璃体　　　C. 视神经盘　　　D. 中央凹　　　E. 节细胞层

23. 感光最敏锐的部位是　　　　　　　　　　　　　　　　　　　　　(　　)

24. 有视网膜中央血管通过的结构是　　　　　　　　　　　　　　　　(　　)

备选答案(第 25～26 题)

　　A. 玻璃体　　B. 晶状体　　　C. 睫状体　　　D. 房水　　　E. 角膜

25. 为无色透明的胶状物质　　　　　　　　　　　　　　　　　　　　(　　)

26. 不具有屈光作用的结构　　　　　　　　　　　　　　　　　　　　(　　)

备选答案(第 27～28 题)

　　A. 睫状肌　　　　　　　　B. 上直肌　　　　　　　C. 瞳孔括约肌
　　D. 眼轮匝肌　　　　　　　E. 瞳孔开大肌

27. 舒缩可改变晶状体屈度的是　　　　　　　　　　　　　　　　　　(　　)

28. 位于眼睑的肌层是　　　　　　　　　　　　　　　　　　　　　　(　　)

备选答案(第 29～30 题)

　　A. 鼓室上壁　　　　　　　B. 鼓室前壁　　　　　　C. 鼓室外侧壁
　　D. 鼓室后壁　　　　　　　E. 鼓室内侧壁

29. 上部有咽鼓管的开口　　　　　　　　　　　　　　　　　　　　　(　　)

30. 深部有面神经管　　　　　　　　　　　　　　　　　　　　　　　(　　)

备选答案(第 31～32 题)

　　A. 螺旋器　　B. 前庭阶　　　C. 膜半规管　　　D. 壶腹嵴　　　E. 椭圆囊

31. 内有外淋巴　　　　　　　　　　　　　　　　　　　　　　　　　(　　)

32. 位于蜗管的基底膜上　　　　　　　　　　　　　　　　　　　　　(　　)

【X 型题】

33. 有血管分布的结构是　　　　　　　　　　　　　　　　　　　　　(　　)
　　A. 角膜　　　B. 虹膜　　　C. 晶状体　　　D. 视网膜　　　E. 脉络膜

34. 视网膜　　　　　　　　　　　　　　　　　　　　　　　　　　　(　　)
　　A. 分内、外两层　　　　　　B. 紧贴于巩膜的内面
　　C. 有感光作用　　　　　　　D. 包括脉络膜

E. 没有血管分布

35. 角膜 （　　）
    A. 略向前凸　　　　　　　　　B. 不含血管
    C. 有丰富的神经末梢　　　　　D. 中央处颜色最暗
    E. 光线进入眼内首先通过的结构

36. 瞳孔 （　　）
    A. 位于虹膜的中央　　　　　　B. 形态规整
    C. 看远物时缩小　　　　　　　D. 沟通前房与后房
    E. 外界光线强大时开大

37. 睫状体 （　　）
    A. 位于眼球血管膜的最前部　　B. 内含骨骼肌
    C. 是产生房水的部位　　　　　D. 周缘连有睫状小带
    E. 肌的舒缩可调节晶状体的屈度

38. 用肉眼观察活体眼球,可见到 （　　）
    A. 视网膜　　B. 角膜　　C. 虹膜　　D. 巩膜　　E. 睫状体

39. 眼房 （　　）
    A. 位于角膜与玻璃体之间　　　B. 被虹膜分为前、后房
    C. 内有房水　　　　　　　　　D. 前、后房经瞳孔相通
    E. 前房的边缘部称巩膜静脉窦

40. 眼球壁含有平滑肌的结构是 （　　）
    A. 睫状小带　　B. 晶状体囊　　C. 睫状体　　D. 脉络膜　　E. 虹膜

41. 眼向正上方仰视,是下列哪些肌协同收缩完成的 （　　）
    A. 上直肌　　B. 上斜肌　　C. 下斜肌　　D. 下直肌　　E. 外直肌

42. 鼓膜 （　　）
    A. 位于外耳道与鼓室之间　　　B. 垂直于外耳道下部
    C. 松弛部呈灰白色　　　　　　D. 中心向内凹陷
    E. 在活体观察时可见光锥

43. 儿童易因咽部感染而引起中耳炎,是由于 （　　）
    A. 咽腔经咽鼓管连通鼓室　　　B. 咽腔的黏膜与鼓室的黏膜相延续
    C. 咽鼓管较成人短　　　　　　D. 咽鼓管腔相对较宽
    E. 咽鼓管的方向接近水平位

44. 位觉感受器位于 （　　）
    A. 球囊　　B. 鼓阶　　C. 蜗管　　D. 膜壶腹　　E. 鼓室

(二)填空题

1. 眼球壁由外向内依次为_____、_____和_____。

2. 眼球纤维膜可分为前 1/6 部的_____和后 5/6 的_____两部分。前、后部交界处的深面有一环形小管,称为_____。

3. 眼球血管膜由前向后分为_____、_____和_____三部分。

4. 眼的屈光系统包括_____、_____、_____和_____。

5. 虹膜内有两种不同排列方向的平滑肌,一种为_____,一种为_____。睫状体内的平滑肌称为_____。

6. 眼球外肌有_____、_____、_____、_____、_____和_____7 条。

7. 外耳包括_____、_____和_____三部分。中耳包括_____、_____、_____和_____。内耳又称_____,可分为_____和_____两大部分。

8. 鼓膜位于_____,其中心向内凹陷,称为_____。其上 1/4 区为_____部,其余大部分为_____部。鼓膜的前下方有一三角形的反光区,称为_____。

9. 鼓室有六个壁:上壁隔鼓室盖与_____相邻;下壁借一薄骨板与_____相邻;前壁的上部有_____开口;后壁的上部有_____开口;外侧壁主要由_____构成;内侧壁即_____的外侧壁,此壁的后上方有一卵圆形孔,称为_____,该孔的后上方有一弓形隆起,称为_____。

10. 咽鼓管是_____与_____相通的管道,此管可使_____与外界的气压保持平衡。小儿咽鼓管的特点是_____而_____,接近_____位,所以小儿咽部感染容易引起_____。

(三)名词解释

1. 虹膜角膜角　　　　2. 巩膜静脉窦　　　　3. 眼房

4. 中央凹　　　　　　5. 视神经盘　　　　　6. 黄斑

7. 光锥　　　　　　　8. 咽鼓管　　　　　　9. Corti 器

(四)问答题

1. 外界的光线需经过哪些结构的折射才能投射到视网膜上?

2. 简述在活体用眼底镜检查时所能观察到的结构。

3. 说明房水的产生、循环和临床意义。

4. 正常情况下,视近物、视远物时如何调节才能看清物体?

5. 简述声波的传导途径。

6. 小儿鼓室感染引起的中耳炎易引起哪些并发症,各经过什么途径?

三、参考答案

(一)选择题

【A1 型题】

1. E　　2. B　　3. D　　4. E　　5. C　　6. E　　7. C　　8. B　　9. C　　10. C

11. B　　12. B　　13. B　　14. D　　15. A　　16. D　　17. B　　18. D　　19. D　　20. A

【B 型题】

21. C　　22. B　　23. D　　24. C　　25. A　　26. C　　27. A　　28. D　　29. B　　30. E

31. B　　32. A

【X 型题】

33. BDE　　34. AC　　35. ABCE　　36. ABD　　37. CDE　　38. BCD

39. BCD　　40. CE　　41. AC　　42. ADE　　43. ABCDE　　44. AD

(二)填空题

1. 纤维膜　血管膜　视网膜

2. 角膜　巩膜　巩膜静脉窦

3. 虹膜　睫状体　脉络膜

4. 角膜　房水　晶状体　玻璃体

5. 瞳孔括约肌　瞳孔开大肌　睫状肌

6. 内直肌　外直肌　上直肌　下直肌　上斜肌　下斜肌　上睑提肌

7. 耳廓　外耳道　鼓膜　鼓室　咽鼓管　乳突小房　乳突窦　迷路　骨迷路　膜迷路

8. 外耳道与鼓室之间　鼓膜脐　松弛　紧张　光锥

9. 颅中窝　颈内静脉　咽鼓管　乳突窦　鼓膜　迷路　前庭窗　面神经管凸

10. 咽　鼓室　鼓室内气压　宽　短　水平　中耳炎

(三)名词解释

1. 虹膜角膜角:是虹膜与角膜之间的夹角。

2. 巩膜静脉窦:是巩膜与角膜交界处深部的环形细管。

3. 眼房:是位于角膜与晶状体之间的间隙。

4. 中央凹:黄斑的中央凹陷,称中央凹,是视觉最敏锐的部位。

5. 视神经盘:在视网膜内面,视神经集中穿出的部位有白色的圆形隆起,称视神经盘。

6. 黄斑:在视神经盘的颞侧 3.5mm 处稍下方的一黄色小区,称黄斑。

7. 光锥:是在鼓膜脐前下方的三角形反光区。

8. 咽鼓管:是连通咽与鼓室之间的管道,借此可维持鼓室与外界气压的平衡,有利于鼓膜的振动。

9. Corti 器:是蜗管基底膜上突向蜗管内腔的隆起,为听觉感受器,能感受声波的刺激。

(四)问答题

1. 外界的光线需经过角膜、房水、晶状体、玻璃体才能投射到视网膜上。

2. 用眼底镜可观察到视神经盘、黄斑、中央凹、视网膜中央血管和脉络膜血管等。视神经盘位于眼球后极鼻侧 3mm 处。视神经盘的颜色呈淡红色,位于眼球后极稍外侧。黄斑在眼底镜下呈暗红色,中心有小亮点,称中央凹反光点,黄斑周围有环形光晕。视网膜中央血管位于浅层,视网膜中央动脉颜色鲜红,较细而亮,走行较直,分支呈锐角,尖端向视神经盘,没有吻合支;视网膜中央静脉则颜色暗红,较粗,走行比较弯曲,属支的分叉呈钝角。脉络膜血管位于深层,颜色淡,呈纱网状,比视网膜血管粗大,血管不进入视神经盘内。

3. 房水由睫状体产生,自眼后房经瞳孔流入前房,再经虹膜角膜角渗入巩膜静脉窦,汇入眼静脉。房水具有折光、营养角膜、晶状体和维持眼内压的作用,因虹膜与晶状体粘连或前房角狭窄等原因,造成房水循环障碍会引起眼内压增高,压迫视网膜,导致视力减退或失明,称青光眼。

4. 当看近物时,瞳孔括约肌收缩,瞳孔开大肌舒张,瞳孔缩小,同时睫状肌收缩,睫状体向前内移位,睫状小带松弛,晶状体由于其本身的弹性而变凸,屈光度增大,使进入眼内的光线恰好能聚焦于视网膜上。当看远物时,瞳孔括约肌舒张,瞳孔开大肌收缩,瞳孔开大,同时睫状肌舒张,睫状体向后外移位,睫状小带拉紧,向周围牵引晶状体,使晶状体变薄,屈光度减少,使进入眼内的光线恰好能聚焦于视网膜上。

5. 声波的传导:声波传入内耳的感受器有两条途径,一是空气传导,一是骨传导。正常情况下以空气传导为主。

(1)空气传导:耳廓将收集到的声波经外耳道传到鼓膜,引起鼓膜振动,中耳内的听骨链随之运动,经镫骨传到前庭窗,引起前庭窗内的外淋巴波动。在正常情况下,外淋巴的波动先由前庭阶传向蜗孔,再经蜗孔传向鼓阶,最后波动抵达第二鼓膜,使第二鼓膜外凸而波动消失。外淋巴的波动可通过使内淋巴波动,也可直接使基底膜振动,刺激螺旋器使其产生神经冲动,经蜗神经传入中枢,产生听觉。

(2)骨传导:是指声波经颅骨(骨迷路)直接传入内耳的过程。声波的冲击和鼓膜的振动可经颅骨和骨迷路传入,从而使内耳的内淋巴波动,刺激基底膜上的螺旋器而产生神经冲动。

6. 小儿鼓室感染引起中耳炎可侵蚀破坏听小骨及鼓室壁的黏膜、骨膜和骨质,若向邻近结构蔓延可引起各种并发症:侵蚀鼓膜可致鼓膜穿孔;侵蚀内侧壁可致化脓性迷路炎;侵蚀面神经管可损害面神经;向后蔓延到乳突窦和乳突小房,可引起化脓性乳突炎;向上侵蚀鼓室盖,可引起颅内化脓性感染。

(刘文庆)

第十二章　神经系统

一、重、难点解析

(一)概述

1. 神经系统的区分

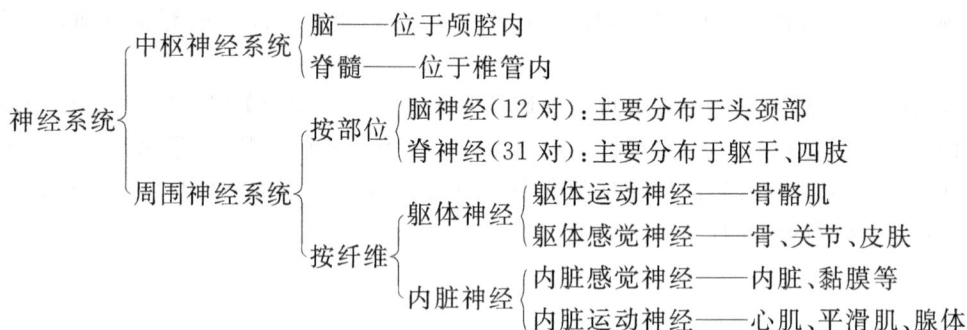

神经系统
- 中枢神经系统
  - 脑——位于颅腔内
  - 脊髓——位于椎管内
- 周围神经系统
  - 按部位
    - 脑神经(12对):主要分布于头颈部
    - 脊神经(31对):主要分布于躯干、四肢
  - 按纤维
    - 躯体神经
      - 躯体运动神经——骨骼肌
      - 躯体感觉神经——骨、关节、皮肤
    - 内脏神经
      - 内脏感觉神经——内脏、黏膜等
      - 内脏运动神经——心肌、平滑肌、腺体

2. 活动方式

反射:接受体内、外环境的刺激,并作出适宜的反应。

反射弧:感受器→传入神经→中枢→传出神经→效应器。

3. 常用术语(表12-1)

表 12-1　神经系统常用术语

中枢神经系统	周围神经系统
灰质(神经元胞体和树突聚集的部位)	
皮质(大、小脑表面的灰质)	
神经核(功能、形态相似的胞体团块)	神经节
网状结构(灰、白质相间的区域)	
白质(神经纤维集聚的部位)	
髓质(大、小脑内部的白质)	
纤维束(功能、起止相同的神经纤维聚集成束)	神经

(二)中枢神经系统

1. 脊髓

(1)脊髓的外形　位于椎管内,呈前后略扁的圆柱状,外包被膜。其上端在枕骨大孔处与延髓相连,下端在成人约平第1腰椎体下缘,其末端变细呈圆锥状,称为脊髓圆锥。成人脊髓长约45cm。自脊髓圆锥向下延伸出一条细丝,称为终丝,是由软膜构成的无神经性结构,止于尾骨的背面,有固定脊髓的作用。

脊髓全长有颈膨大和腰骶膨大。颈膨大由第 5 颈节至第 1 胸节的各脊髓节段构成；腰骶膨大则位于第 2 腰节至第 3 骶节之间。脊髓表面前面正中的深沟称为前正中裂；后面正中的浅沟称为后正中沟。由此二沟裂将脊髓分成大致对称的左、右两半。每一半脊髓的前外侧面和后外侧面上还各有一浅沟，分别称前外侧沟和后外侧沟，有脊神经前、后根进出。脊神经前根由传出纤维组成，属运动性；后根则由传入纤维组成，属感觉性。每一对脊神经均由前根和后根在近椎间孔处合成，其后根在合成前有一个膨大，称为脊神经节，内含假单极神经元的胞体。

（2）脊髓节段及与椎骨的对应关系　脊髓连接 31 对脊神经。每对脊神经对应的那段脊髓，称为一个脊髓节段。脊髓有 8 个颈节，12 个胸节，5 个腰节，5 个骶节和 1 个尾节。

（3）脊髓的内部结构　由灰质和白质构成。在脊髓的横切面上，灰质位于内部，白质位于周围。灰质中央是中央管，它纵贯脊髓全长，向上通第四脑室，向下达脊髓圆锥处，并扩大为终室。

①灰质：呈暗灰色，主要由神经元胞体和树突聚集而成，在横切面上呈"H"形，可分为前角、后角和中间带。中央管前、后方的灰质部分称灰质前、后连合。在前、后角之间的外侧，是灰、白质混杂交织的网状结构，在脊髓颈段明显。

②白质：位于脊髓灰质周围，由纵行排列的长短不等的神经纤维束组成。白质被脊髓表面的纵沟分为三个索，前正中裂与前外侧沟之间为前索，前、后外侧沟之间为外侧索，后外侧沟与后正中沟之间为后索。位于灰质连合前方的白质称为白质前连合。各索中，向上传递神经冲动的纤维束称为上行（感觉）传导束；向下传递神经冲动的纤维束称下行（运动）传导束。紧贴灰质边缘的一层短距离纤维，称为固有束。

2. 脑

脑位于颅腔内，包括端脑、间脑、小脑、中脑、脑桥和延髓，通常将后三者合称脑干。

（1）脑干

①脑干外形（表 12-2）

表 12-2　脑干的外形

部位	腹侧面	背侧面	脑神经
中脑	大脑脚	上丘	Ⅲ、Ⅳ（背侧面）
	脚间窝	下丘	
脑桥	基底部	结合臂	Ⅴ、Ⅵ、Ⅶ、Ⅷ
	脑桥臂		
	脑桥延髓沟	菱形窝上半	
延髓	锥体	菱形窝下半	Ⅸ、Ⅹ、Ⅺ、Ⅻ
	锥体交叉	薄束结节	
	橄榄	楔束结节	

②脑干内部结构

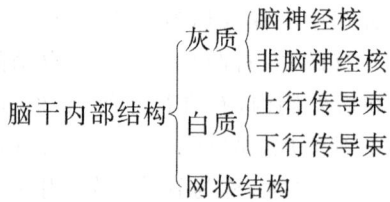

$$
脑干内部结构\begin{cases}
灰质\begin{cases}脑神经核 \\ 非脑神经核\end{cases} \\
白质\begin{cases}上行传导束 \\ 下行传导束\end{cases} \\
网状结构
\end{cases}
$$

脑神经核排列规律：

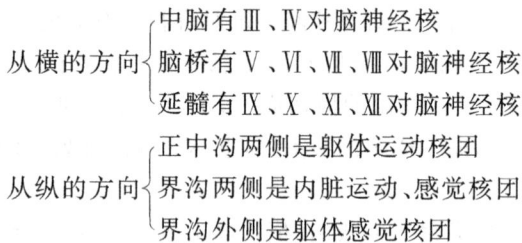

$$
从横的方向\begin{cases}
中脑有Ⅲ、Ⅳ对脑神经核 \\
脑桥有Ⅴ、Ⅵ、Ⅶ、Ⅷ对脑神经核 \\
延髓有Ⅸ、Ⅹ、Ⅺ、Ⅻ对脑神经核
\end{cases}
$$

$$
从纵的方向\begin{cases}
正中沟两侧是躯体运动核团 \\
界沟两侧是内脏运动、感觉核团 \\
界沟外侧是躯体感觉核团
\end{cases}
$$

③脑干神经核排列（表12-3）

表 12-3　脑干神经核排列

	躯体运动核	内脏运动核（副交感核）	内脏感觉核	躯体感觉核
中脑	动眼神经核	动眼神经副核		三叉神经中脑核
	滑车神经核			
脑桥	三叉神经运动核	上泌涎核		三叉神经脑桥核
	展神经核			前庭神经核
	面神经核			蜗神经核
延髓	疑核	下泌涎核	孤束核	三叉神经脊束核
	副神经核	迷走神经背核		
	舌下神经核			

(2)端脑　端脑由左、右两侧大脑半球组成，由外侧沟、中央沟、顶枕沟将其分为五叶，表面凹凸不平，满布深浅不同的沟，称为大脑沟；沟之间的隆起称为回。端脑由大脑皮质、髓质、基底核及侧脑室组成。

端脑的外形和分叶　大脑半球表面凹凸不平，其中凹陷的沟裂，称大脑沟，沟与沟间的隆起称大脑回。每侧半球有三个面，即上外侧面、内侧面和下面。大脑半球表面有3条较为恒定的大脑沟。中央沟起自半球上缘中点稍后方，向前下斜行于半球上外侧面；外侧沟起自半球下面，较深，沿上外侧面行向后上方；顶枕沟位于半球内侧面的后部，自下而上达半球上缘。借以上3条沟将每侧大脑半球分为5个叶：中央沟前方、外侧沟上方的部分是额叶；中央沟后方、外侧沟上方的部分为顶叶；外侧沟下方的部分为颞叶；顶枕沟以后较小的部分为枕叶；岛叶隐于外侧沟的深部，由长短不等的几条脑回构成。

大脑
- 表面沟回
  - 额叶
    - 中央前回(外面)：第Ⅰ躯体运动区,局部定位如倒置的人体
    - 额上回(外面)
    - 额中回(外面)：后1/3为书写中枢,损伤的表现为失写症
    - 额下回(外面)：后1/3为说话中枢,损伤后表现运动性失语症
    - 中央旁小叶(内面)
  - 顶叶
    - 眶回(底面)
    - 中央后回(外面)：第Ⅰ躯体感觉区,局部定位如人体的倒置
    - 顶上小叶(外面)
    - 缘上回(外面)：听话中枢,损伤后出现感觉性失语
    - 角回(外面)：阅读中枢,损伤后出现失读症
    - 楔前叶(内面)
  - 枕叶
    - 外面沟回
    - 楔叶(内面)：视区(视觉中枢,距状沟周围的皮质)
    - 舌回(内面)
  - 颞叶
    - 颞上回(外面)
    - 颞中回(外面)
    - 叶颞下回(外面)
    - 颞横回(卷入大脑外侧裂内)：听区(听觉中枢)
    - 扣带回(内面) ⎫
    - 大脑海马旁回(内面) ⎬ 内脏活动调节中枢
    - 海马回旁、钩(内面)嗅觉中枢
  - 脑岛位于大脑外侧沟深部
- 内部结构
  - 灰质
    - 大脑皮质：为高级中枢所在,由神经细胞和神经胶质构成
    - 基底核：尾状核——
      - 豆状核 ⎰ 壳——⎫新纹状体 ⎫ 属锥体外系结构
      - ⎱ 苍白球——旧纹状体 ⎭
    - 嗅脑：包括嗅球、嗅束、嗅三角、前穿质、海马、齿状回
  - 白质
    - 胼胝体：为连接两侧大脑半球新皮质的纤维
    - 连合纤维：为连接同侧半球不同部位皮质的纤维,有钩束、上、下纵束和扣带束等
    - 投射纤维(内囊)：为上、下行投射纤维集中通过的部位,脑血管出血时压迫此部位,即产生半身瘫(偏瘫)等病状

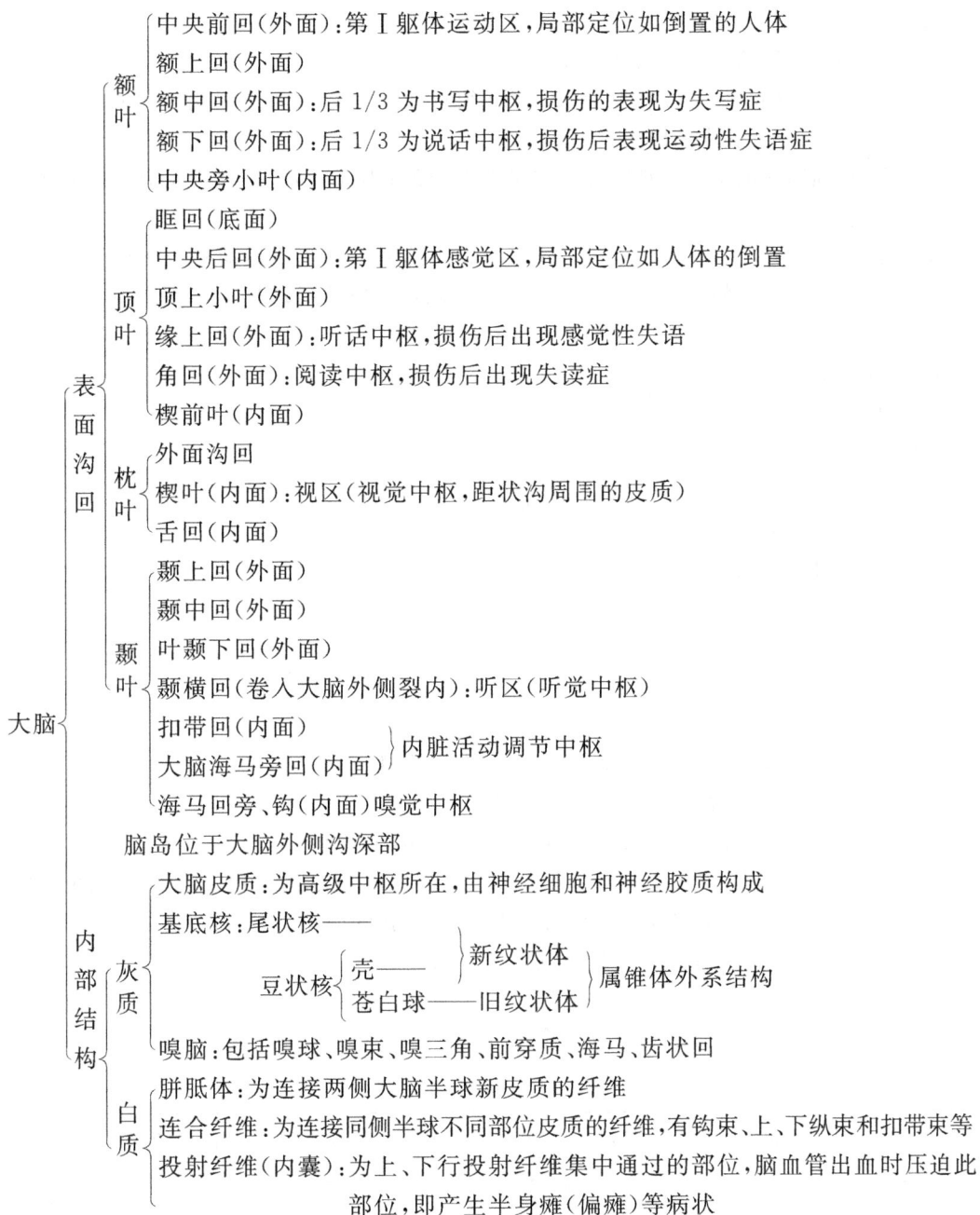

3. 中枢神经的传导通路　传导路是指大脑皮质与感受器、效应器之间的联系通路。由感受器将冲动传至大脑的通路叫感觉(传入)传导路；而由大脑将冲动传至效应器的通路,称运动(传出)传导路。这些传导路都需要两个或两个以上的神经元才能完成,而每一通路都具有特定的功能。

(1)本体感觉和浅感觉　一般把本体感觉也称为深感觉,这是与浅感觉或皮肤感觉相对而言的。浅感觉包括痛觉、触觉和温度觉；深感觉即肌、腱、关节的感觉,包括位置觉、运动觉和振动觉,分为意识性本体觉和非意识性本体觉,意识性本体觉为传入大脑皮质而引起感知的本体觉,非意识性本体觉为传入小脑的本体觉。

(2)感觉传导路的共同特点

①三级：整个传导路包括三级神经元。

②交叉：第二级(联络)神经元发出的纤维必须越过正中线，交叉至对侧。例如躯体左侧的感觉冲动传到右侧大脑皮质的中央后回。

③经内囊：间脑内的第三级神经元发出的纤维，经过内囊后肢，投射到大脑皮质的各感觉中枢。

4.上运动神经元与下运动神经元　临床上将锥体系大脑皮质运动神经元称为上运动神经元，将直接支配骨骼的脊髓前角运动神经元和脑神经躯体运动核神经元称为下运动神经元。正常时，上运动神经元对下运动神经元有抑制作用。上、下运动神经元不论哪一个受损，都能引起骨骼肌瘫痪(麻痹)。

5.周围神经系统

(1)脊神经

①组成 $\begin{cases}\text{前根(运动性)} \\ \text{后根(感觉性)——脊神经}\end{cases}$ 在椎间孔处合成脊神经

②分部 $\begin{cases}\text{颈神经 8 对} \\ \text{胸神经 12 对} \\ \text{腰神经 5 对} \\ \text{骶神经 5 对} \\ \text{尾神经 1 对}\end{cases}$

③分支 $\begin{cases}\text{脊膜支：经椎间孔返回椎管，分布于脊髓被膜} \\ \text{交通支：连于脊神经与交感干之间} \\ \text{脊神经后支：后行分布于项、背、腰和臀部的肌和皮肤} \\ \text{脊神经前支：分布于躯干前外侧和四肢的肌和皮肤；除胸神经前支外，其余分别} \\ \quad\quad\quad\quad\quad\text{交织成丛(颈丛、臂丛、腰丛和骶丛)}\end{cases}$

(2)脑神经　脑神经共 12 对，可按下列口诀记忆：

Ⅰ嗅、Ⅱ视、Ⅲ动眼；Ⅳ滑、Ⅴ叉、Ⅵ外展；

Ⅶ面、Ⅷ听、Ⅸ舌咽、迷、副、舌下神经全。

表 12-4　脑神经简表

名　称	所属核团	连脑部位	出入颅部位	分布范围	损伤后主要表现
Ⅰ.嗅神经		端脑嗅球	筛孔	嗅黏膜	嗅觉障碍
Ⅱ.视神经		间脑视交叉	视神经管	视网膜	视觉障碍
Ⅲ.动眼神经	动眼神经核、动眼神经副核	中脑脚间窝	眶上裂	大部分眼外肌、瞳孔括约肌、睫状肌	眼外下斜视、上睑下垂、对光反射消失
Ⅳ.滑车神经	滑车神经核	中脑下丘下方	眶上裂	上斜肌	眼不能向外下斜视

续表

名　称	所属核团	连脑部位	出入颅部位	分布范围	损伤后主要表现
Ⅴ. 三叉神经	三叉神经感觉核、三叉神经运动核	脑桥基底部与脑桥臂交界处	眼神经—眶上裂 上颌神经—圆孔 下颌神经—卵圆孔	头面部皮肤、鼻腔、口腔黏膜、牙及牙龈、眼球、硬脑膜、咀嚼肌	头面部三叉神经分布区感觉障碍，角膜反射消失，咀嚼肌瘫痪、张口时下颌偏向患侧
Ⅵ. 展神经	展神经核	脑桥延髓沟中部	眶上裂	外直肌	眼内斜视
Ⅶ. 面神经	面神经核、上泌涎核	脑桥延髓沟外侧部	内耳门→茎乳孔	面肌、颈阔肌、泪腺、下颌下腺、舌下腺、鼻腔及腭部腺体、舌前 2/3 味蕾	面肌瘫痪、额横纹消失、眼睑不能闭合、口角偏向健侧，舌前2/3味觉障碍
Ⅷ. 前庭蜗神经	前庭神经核、蜗神经核	脑桥延髓沟外侧端	内耳门	壶腹嵴、椭圆囊斑、球囊斑、螺旋器	眩晕、眼球震颤、、听力障碍
Ⅸ. 舌咽神经	疑核、下泌涎核、孤束核、三叉神经脊束核	延髓橄榄后沟上部	颈静脉孔	咽肌、腮腺、咽壁、鼓室黏膜、颈动脉窦、颈动脉小体、舌后 1/3 黏膜及味蕾、耳后皮肤	咽反射消失、腮腺分泌障碍、咽、舌后 1/3 黏膜及味觉感觉障碍
Ⅹ. 迷走神经	疑核、迷走神经背核、孤束核、三叉神经脊束核	延髓橄榄后沟中部	颈静脉孔	咽喉肌和黏膜、结肠左曲以上胸腹腔器官、硬脑膜、耳廓及外耳道皮肤	发音困难、声音嘶哑、吞咽困难，内脏运动障碍、腺体分泌障碍、外耳道皮肤感觉障碍
Ⅺ. 副神经	疑核、副神经脊髓核	延髓橄榄后沟下部	颈静脉孔	咽喉肌、胸锁乳突肌、斜方肌	面不能转向健侧、不能上提患侧肩胛骨
Ⅻ. 舌下神经	舌下神经核	延髓橄榄前沟	舌下神经管	舌内肌和舌外肌	舌肌瘫痪、萎缩，伸舌时舌尖偏向瘫痪侧

二、练习题

(一)选择题

【A1 型题】

1. 左侧舌下神经损伤的表现是　　　　　　　　　　　　　（　　）
   A. 左侧舌一般感觉丧失　　　　　B. 伸舌时舌尖偏向左侧
   C. 左侧舌味觉丧失　　　　　　　D. 伸舌时舌尖偏向右侧
   E. 以上都不是

2. 在脑干背侧出脑的神经是　　　　　　　　　　　　　　（　　）
   A. 动眼神经　　B. 三叉神经　　C. 舌下神经　　D. 面神经　　E. 滑车神经

3. 双眼视野颞侧偏盲可由下列哪种损伤引起　　　　　　　（　　）
   A. 视交叉中间部　　　　　　　　B. 视束　　　　　　　　C. 视神经
   D. 上丘　　　　　　　　　　　　E. 外侧膝状体

4. 支配上睑提肌的神经是 　　　　　　　　　　　　　　　　　(　)
　　A. 眼神经　　　B. 展神经　　　C. 动眼神经　　　D. 滑车神经　　　E. 三叉神经
5. 外科颈折易损伤的神经是 　　　　　　　　　　　　　　　　　(　)
　　A. 正中神经　　　B. 桡神经　　　C. 腋神经　　　D. 肌皮神经　　　E. 尺神经
6. 支配小腿外侧肌群的神经是 　　　　　　　　　　　　　　　　　(　)
　　A. 腓总神经　　　　　　　B. 腓浅神经　　　　　　　C. 腓深神经
　　D. 胫神经　　　　　　　　E. 坐骨神经本干
7. 受躯体神经支配的是 　　　　　　　　　　　　　　　　　(　)
　　A. 胃的平滑肌　　B. 眼球外肌　　C. 心肌　　D. 腮腺　　E. 泪腺
8. 视觉中枢位于 　　　　　　　　　　　　　　　　　(　)
　　A. 颞横回　　　　　　　　B. 中央后回　　　　　　　C. 中央前回
　　D. 距状沟两侧　　　　　　E. 中央旁小叶
9. 成人脊髓下端平对腰椎序数是 　　　　　　　　　　　　　　　　　(　)
　　A. 第1　　　B. 第2　　　C. 第3　　　D. 第4　　　E. 第5
10. 支配面部表情肌的神经是 　　　　　　　　　　　　　　　　　(　)
　　A. 下颌神经　　B. 面神经　　C. 三叉神经　　D. 上颌神经　　E. 舌咽神经
11. 支配瞳孔括约肌的副交感纤维走行在 　　　　　　　　　　　　　　　　　(　)
　　A. 动眼神经　　B. 面神经　　C. 舌咽神经　　D. 迷走神经　　E. 眼神经
12. 肱骨髁上骨折易损伤的神经是 　　　　　　　　　　　　　　　　　(　)
　　A. 肌皮神经　　B. 尺神经　　C. 桡神经　　D. 正中神经　　E. 腋神经
13. 皮质核束的上运动神经元的胞体在大脑的 　　　　　　　　　　　　　　　　　(　)
　　A. 中央前回上部　　　　　B. 中央前回中部　　　　　C. 中央前回下部
　　D. 中央旁叶前部　　　　　E. 中央后回下部
14. 书写中枢在 　　　　　　　　　　　　　　　　　(　)
　　A. 额中回后部　　　　　　B. 额下回后部　　　　　　C. 角回
　　D. 缘上回　　　　　　　　E. 额上回后部
15. 右眼鼻侧、左眼颞侧同时视野偏盲是由于损伤了 　　　　　　　　　　　　　　　　　(　)
　　A. 右侧视神经　　　　　　B. 右侧视束　　　　　　　C. 左侧视束
　　D. 视交叉中央部　　　　　E. 视交叉周围部
16. 接受对侧皮质核束的神经核是 　　　　　　　　　　　　　　　　　(　)
　　A. 展神经核　　B. 动眼神经核　　C. 舌下神经核　　D. 滑车神经核　　E. 疑核
17. 支配三角肌的神经是 　　　　　　　　　　　　　　　　　(　)
　　A. 腋神经　　B. 肌皮神经　　C. 正中神经　　D. 尺神经　　E. 桡神经
18. 说话中枢位于 　　　　　　　　　　　　　　　　　(　)
　　A. 角回　　　　　　　　　B. 额上回头部　　　　　　C. 额中回头部
　　D. 缘上回　　　　　　　　E. 额下回后部
19. 脊神经节位于 　　　　　　　　　　　　　　　　　(　)
　　A. 脊神经前根上　　　　　B. 脊神经前支上
　　C. 脊神经后根上　　　　　D. 脊神经后支上

E. 脊神经主干上

20. 与躯体四肢的骨骼肌运动有关的纤维束是 （ ）

    A. 内侧丘系   B. 皮质脊髓束   C. 脊髓丘脑束   D. 视束   E. 皮质核束

21. 传导躯体四肢痛温觉的纤维束是 （ ）

    A. 内侧丘系   B. 薄束   C. 脊髓丘脑束

    D. 三叉丘系   E. 皮质脊髓束

22. 第8胸髓节段约平对 （ ）

    A. 第2胸椎   B. 第4胸椎   C. 第5胸椎   D. 第6胸椎   E. 第8胸椎

23. 关于脊髓内部结构的描述,错误的是 （ ）

    A. 脊髓横切面中央部可见中央管

    B. 灰质位于中央管周围,在横切面上呈"H"形或蝶形

    C. 脊髓各段的灰质均可见到前角、后角和侧角

    D. 在 T_4 节段以上,后索被薄束和楔束占据

    E. 中间带位于前、后角之间

24. 在延髓腹侧面上部,前正中裂两侧的隆起叫 （ ）

    A. 锥体   B. 锥体交叉   C. 橄榄   D. 薄束结节   E. 楔束结节

25. 面神经丘深面隐藏的是 （ ）

    A. 面神经核   B. 滑车神经核   C. 展神经核

    D. 迷走神经核   E. 舌下神经核

26. 附着于延髓橄榄后沟的脑神经是 （ ）

    A. 展神经、面神经、前庭蜗神经   B. 滑车神经、展神经、舌神经

    C. 动眼神经、副神经、舌神经   D. 舌咽神经、迷走神经、副神经

    E. 前庭蜗神经、迷走神经、副神经

27. 下列何者不属于脑神经核 （ ）

    A. 动眼神经核   B. 孤束核   C. 疑核   D. 红核   E. 上泌涎核

28. 传递躯干、四肢意识性深感觉和精细触觉的中继核团是 （ ）

    A. 上、下泌涎核   B. 脑桥核

    C. 薄束核、楔束核   D. 红核、黑质

    E. 上、下丘核

29. 有关脑干内白质的描述,错误的是 （ ）

    A. 内侧丘系传递对侧躯干、四肢的意识性深感觉和精细触觉

    B. 脊髓丘系传递对侧躯干、四肢的痛、温、(粗)触觉

    C. 外侧丘系传导听觉

    D. 三叉丘系传导对侧头面部的痛、温、触觉

    E. 皮质脊髓束管理对侧半身骨骼肌运动

30. 止于腹后内侧核的传导束为 （ ）

    A. 内侧丘系   B. 外侧丘系   C. 脊髓丘系

    D. 三叉丘系   E. 脊髓小脑前、后束

31. 关于小脑的描述,错误的是 （ ）

A. 小脑位于脑干的背侧

B. 小脑上面借小脑幕与大脑枕叶下面相贴

C. 小脑受损后,可导致四肢随意运动丧失

D. 小脑按其功能又可分为前庭小脑、脊髓小脑和大脑小脑

E. 绒球小结叶又称古小脑

32. 腹后外侧核接受下列哪个传导束的纤维　　　　　　　　　　　　（　　）

A. 内侧丘系和三叉丘系　　　　　B. 脊髓丘系和外侧丘系

C. 外侧丘系和内侧丘系　　　　　D. 内侧丘系和脊髓丘系

E. 三叉丘系和外侧丘系

33. 左侧角回损伤将导致　　　　　　　　　　　　　　　　　　（　　）

A. 双眼右侧半视野偏盲

B. 左眼全盲

C. 听觉正常,但不能听懂他人讲话的意思

D. 双眼全盲

E. 双眼视觉正常,但不能认识和理解文字

34. 右侧中央前回损伤可引起　　　　　　　　　　　　　　　　（　　）

A. 左侧半身瘫痪　　　　　　　　B. 左侧上肢瘫痪

C. 右侧上肢瘫痪　　　　　　　　D. 左侧面肌瘫痪

E. 右侧下肢瘫痪

35. 硬脊膜外隙　　　　　　　　　　　　　　　　　　　　　　（　　）

A. 与硬脑膜外隙相通　　　　　　B. 充满脑脊液

C. 与蛛网膜下隙相通　　　　　　D. 与脚间池相通

E. 有脊神经通过

36. 小脑幕切迹疝移位的结构是　　　　　　　　　　　　　　　　（　　）

A. 小脑扁桃体　　　　　B. 海马　　　　　C. 大脑枕叶

D. 海马旁回和钩　　　　E. 海马和齿状回

37. 枕骨大孔疝移位的结构是　　　　　　　　　　　　　　　　　（　　）

A. 海马旁回和钩　　　　　　　　B. 小脑扁桃体

C. 绒球　　　　　　　　　　　　D. 小脑前叶

E. 小脑蚓部

38. 颈内动脉系与椎-基底动脉系的吻合支是　　　　　　　　　　　（　　）

A. 脑桥动脉　　　　　　B. 前交通动脉　　　　C. 大脑中动脉

D. 脉络丛前动脉　　　　E. 后交通动脉

39. 供应大脑中央后回下 2/3 的动脉来自　　　　　　　　　　　　（　　）

A. 脑前动脉　　　　　　　　　　B. 大脑中动脉

C. 大脑后动脉　　　　　　　　　D. 后交通动脉

E. 大脑中动脉中央支

40. 属颈内动脉的分支是　　　　　　　　　　　　　　　　　　　（　　）

A. 脑膜中动脉　　　　　　　　　B. 小脑上动脉

　　C. 大脑中动脉　　　　　　　　D. 前交通动脉

　　E. 大脑后动脉

41. 切断下列哪些结构,可导致对侧躯干和上、下肢的感觉消失　　　　　（　　）

　　A. 内侧丘系　　B. 内囊后肢　　　C. 脊髓丘脑侧束　D. 脊髓丘系　E. 上述都对

【B 型题】

备选答案（第 42～45 题）

　　A. 内侧丘系纤维　　　　　　　B. 外侧丘系纤维　　　　　C. 三叉丘系纤维

　　D. 视束纤维　　　　　　　　　E. 齿状核纤维

42. 丘脑腹后外侧核接受　　　　　　　　　　　　　　　　　　　　（　　）

43. 丘脑腹后内侧核接受　　　　　　　　　　　　　　　　　　　　（　　）

44. 外侧膝状体接受　　　　　　　　　　　　　　　　　　　　　　（　　）

45. 内侧膝状体接受　　　　　　　　　　　　　　　　　　　　　　（　　）

备选答案（第 46～49 题）

　　A. 额下回后部（44、45 区）又称 Broca 区

　　B. 颞上回后部（22 区）

　　C. 额中回后部（8 区）

　　D. 角回（39 区）

　　E. 颞横回（41、42 区）

46. 听觉性语言中枢　　　　　　　　　　　　　　　　　　　　　　（　　）

47. 运动性语言中枢　　　　　　　　　　　　　　　　　　　　　　（　　）

48. 视觉性语言中枢　　　　　　　　　　　　　　　　　　　　　　（　　）

49. 书写中枢　　　　　　　　　　　　　　　　　　　　　　　　　（　　）

备选答案（第 50～54 题）

　　A. 角回　　　　B. 舌回　　　C. 钩　　　　　D. 缘上回　　　E. 楔叶

50. 距状沟与顶枕沟之间是　　　　　　　　　　　　　　　　　　　（　　）

51. 海马旁回前端是　　　　　　　　　　　　　　　　　　　　　　（　　）

52. 围绕颞上沟末端的是　　　　　　　　　　　　　　　　　　　　（　　）

53. 围绕外侧沟末端的是　　　　　　　　　　　　　　　　　　　　（　　）

54. 距状沟下方为　　　　　　　　　　　　　　　　　　　　　　　（　　）

备选答案（第 55～56 题）

　　A. 颞横回　　　　　　　　　　B. 角回　　　　　　　　　C. 距状沟两侧

　　D. 缘上回　　　　　　　　　　E. 海马旁回和钩

55. 视区　　　　　　　　　　　　　　　　　　　　　　　　　　　（　　）

56. 听区　　　　　　　　　　　　　　　　　　　　　　　　　　　（　　）

备选答案（第 57～61 题）

A. 上矢状窦　　B. 下矢状窦　　C. 直窦　　　　D. 横窦　　　　E. 海绵窦

57. 位于大脑镰上缘,自前向后注入窦汇　　　　　　　　　　　　（　　）

58. 位于大脑镰下缘,较小,自前向后汇入直窦　　　　　　　　　（　　）

59. 位于垂体窝两侧,为硬脑膜两层间的不规则腔隙　　　　　　　（　　）

60. 起窦汇,沿横窦沟走行　　　　　　　　　　　　　　　　　　（　　）

61. 位于大脑镰和小脑幕结合处,大脑大静脉和下矢状窦汇合而成　（　　）

备选答案（第62～66题）

A. 供应尾状核,内囊前肢等处　　　B. 形成颈内动脉系-基底动脉系吻合

C. 终止于侧脑室络丛　　　　　　　D. 又称出血动脉

E. 供应大脑半球上外侧面大部及岛叶

62. 后交通动脉　　　　　　　　　　　　　　　　　　　　　　　（　　）

63. 大脑前动脉　　　　　　　　　　　　　　　　　　　　　　　（　　）

64. 脉络丛前动脉　　　　　　　　　　　　　　　　　　　　　　（　　）

65. 豆状核-纹状体动脉　　　　　　　　　　　　　　　　　　　　（　　）

66. 大脑中动脉　　　　　　　　　　　　　　　　　　　　　　　（　　）

【X型题】

67. 作为大脑分叶标志的沟是　　　　　　　　　　　　　　　　　（　　）

A. 外侧沟　　B. 扣带沟　　C. 中央沟　　D. 顶枕沟　　E. 额上沟

68. 与脑桥相连的脑神经有　　　　　　　　　　　　　　　　　　（　　）

A. 三叉神经　　B. 滑车神经　　C. 面神经　　D. 舌咽神经　　E. 展神经

69. 分布于手的神经有　　　　　　　　　　　　　　　　　　　　（　　）

A. 肌皮神经　　B. 正中神经　　C. 腋神经　　D. 尺神经　　E. 桡神经

70. 含有内脏运动纤维的脑神经有　　　　　　　　　　　　　　　（　　）

A. 滑车神经　　B. 动眼神经　　C. 面神经　　D. 舌咽神经　　E. 副神经

71. 与躯体四肢深感觉传导直接相关的是　　　　　　　　　　　　（　　）

A. 脊髓丘脑束　　　　　　　B. 薄束　　　　　　　C. 内侧丘系

D. 脊髓后角　　　　　　　　E. 丘脑中央辐射

72. 属于混合性的脑神经是　　　　　　　　　　　　　　　　　　（　　）

A. 动眼神经　　B. 三叉神经　　C. 面神经　　D. 舌咽神经　　E. 舌下神经

73. 关于脊髓节段的描述,正确的是　　　　　　　　　　　　　　（　　）

A. 脊髓共有31个节段

B. 颈髓有7节、胸髓有12节,与相应的椎骨数目一致

C. 第3颈髓节段约平第3颈椎高度

D. 第6胸髓节段约平第4胸椎高度

E. 第10胸髓节段第7胸椎高度

74. 皮质核束　　　　　　　　　　　　　　　　　　　　　　　　（　　）

A. 纤维起自对侧大脑皮质中央前回的下1/3部

B. 经内囊膝部下行进入脑干

　　C. 面神经核只受对侧皮质核束支配

　　D. 舌下神经核只受对侧皮质核束的支配

　　E. 损伤后,伸舌时,舌尖偏向病灶的对侧

75. 连于延髓的脑神经有 　　　　　　　　　　　　　　　　　　　　（　　）

　　A. Ⅴ　　　　　　B. Ⅶ　　　　　　C. Ⅸ　　　　　　D. Ⅹ　　　　　　E. Ⅺ

76. 连于脑桥的脑神经有 　　　　　　　　　　　　　　　　　　　　（　　）

　　A. Ⅳ　　　　　　B. Ⅴ　　　　　　C. Ⅵ　　　　　　D. Ⅶ　　　　　　E. Ⅷ

77. 连于中脑的神经有 　　　　　　　　　　　　　　　　　　　　　（　　）

　　A. Ⅱ　　　　　　B. Ⅲ　　　　　　C. Ⅳ　　　　　　D. Ⅴ　　　　　　E. Ⅵ

78. 背侧丘脑腹后外侧核接受 　　　　　　　　　　　　　　　　　　（　　）

　　A. 内侧丘系　　B. 外侧丘系　　C. 三叉丘系　　D. 脊髓丘系　　E. 味觉纤维

79. 硬脊膜外隙内含 　　　　　　　　　　　　　　　　　　　　　　（　　）

　　A. 椎内静脉丛　　　　　　　　B. 脑脊液　　　　　　　　C. 疏松结缔组织

　　D. 脂肪组织　　　　　　　　　E. 脊神经根

80. 供应大脑半球外侧面的动脉有 　　　　　　　　　　　　　　　　（　　）

　　A. 大脑前动脉　　　　　　　　B. 大脑后动脉　　　　　　C. 大脑中动脉

　　D. 脉络丛前动脉　　　　　　　E. 后交通动脉

81. 参与构成大脑动脉环的是 　　　　　　　　　　　　　　　　　　（　　）

　　A. 大脑中动脉　　　　　　　　B. 大脑前动脉

　　C. 基底动脉　　　　　　　　　D. 前后交通动脉

　　E. 颈内动脉末段

(二)填空题

1. 脊髓位于＿＿＿＿＿＿内,其上端在＿＿＿＿＿＿＿＿＿＿＿处与延髓相连,下端在成人约平＿＿＿＿＿＿
＿＿＿＿＿＿＿＿下缘,其末端变细呈圆锥状,称为＿＿＿＿＿＿＿＿＿＿＿＿＿＿＿。

2. 脊髓表面有数条纵行的沟或裂,它们分别是位于前面正中的深沟称＿＿＿＿＿＿＿＿＿,后
面正中的浅沟为＿＿＿＿＿＿＿＿以及前后外侧面上的＿＿＿＿＿＿＿＿和＿＿＿＿＿＿＿＿,分别连有＿＿＿＿＿＿＿＿
和＿＿＿＿＿＿＿。

3. 脊髓连接＿＿＿＿＿＿＿＿对脊神经。因此,脊髓包含＿＿＿＿＿＿＿＿个＿＿＿＿＿＿＿,即＿＿＿＿＿＿＿＿＿、
＿＿＿＿＿＿＿＿、＿＿＿＿＿＿＿＿、＿＿＿＿＿＿＿和＿＿＿＿＿＿＿。

4. 在脊髓(胸髓)的横切面上灰质向前、后和外突出的部分分别称＿＿＿＿＿＿＿＿、＿＿＿＿＿＿＿＿
和＿＿＿＿＿＿＿＿,分别是＿＿＿＿＿＿＿、＿＿＿＿＿＿＿和＿＿＿＿＿＿＿神经元胞体的所在地。

5. 白质围绕在灰质的周围,借脊髓表面的纵沟分为三个索,即＿＿＿＿＿＿＿＿、＿＿＿＿＿＿＿＿和
＿＿＿＿＿＿＿索,三个索中有长距离的上、下行的纤维束。

6. 薄、楔束的纤维是分别来自同侧＿＿＿＿＿＿＿＿以下和＿＿＿＿＿＿＿以上的传导深部感觉的脊
神经节细胞的＿＿＿＿＿＿＿＿＿＿突进入脊髓转而上行的纤维,薄、楔束上行分别终止于延髓的＿＿＿＿
＿＿＿和＿＿＿＿＿＿＿＿＿。

7. 脑干包括＿＿＿＿＿＿＿＿、＿＿＿＿＿＿＿＿和＿＿＿＿＿＿＿＿三部分,其中＿＿＿＿＿＿＿和＿＿＿＿＿＿＿＿参与菱
形窝的构成。

8. 脑神经有1～4种纤维成分,脑干内有与其相对应的神经核(柱),即:①躯体运动核

(柱)有_____、_____、_____、_____、_____、_____和_____；②内脏运动核(柱)有_____、_____、_____和_____；③内脏感觉核(柱)为_____；④躯体感觉核(柱)为_____、_____、_____和_____。

9. 由薄束核和楔束核发出的纤维,呈弓形绕过中央管的腹外侧,此纤维叫做_____,该纤维在中央管腹侧左、右交叉,称为_____,交叉后的纤维上行,叫做_____,上行终止于背侧丘脑的_____。

10. 依据小脑的发生、功能和纤维联系可将小脑分为三个叶,出现最早的是_____叶,其纤维主要与_____发生联系,故又称_____;较晚发生的是_____,又叫做_____,主要与_____发生联系;发生最晚的是_____,又叫做_____,主要与_____发生联系。

11. 间脑可分为_____、_____、_____、_____和_____五部分,其中_____体积最大。

12. 背侧丘脑的内部有一自外上斜向内下的"Y"形的_____,将背侧丘脑分为_____、_____和丘脑外侧核三部分。外侧核又可分为背、腹两部分,腹侧部分又可再分为_____、_____和腹后核三部分,其中腹后核再分为_____和_____,前者接受_____和_____纤维,后者接受_____和_____纤维。

13. 中枢神经系统的上行传导束中,在脊髓内完全交叉的为_____,在延髓内完全交叉的为_____、_____;下行传导束在延髓大部分交叉的有_____,不交叉的有_____。

14. 内囊位于_____、_____和_____之间,其中内囊前肢位于_____和_____之间,内囊后肢位于_____和_____之间,内囊膝位于_____和_____交汇处。

15. 大脑半球以_____、_____和_____三条叶间沟为界分为_____、_____、_____、_____和_____。

16. 上运动神经元损伤时,除引起所支配的肌肉瘫痪外,肌张力_____,腱反射_____,病理反射_____,肌肉_____。

17. 硬膜外隙是位于_____和_____及_____之间的潜在间隙,内含_____和_____,并有_____通过,是临床_____的部位。

18. 硬脑膜窦包括_____、_____、_____、_____和_____。

19. 颈内动脉分布于脑的主要分支有_____、_____、_____和_____四部分。

20. 脊神经所含的四种纤维是_____、_____、_____和_____。

21. 脊神经前支形成的神经丛有_____、_____、_____和_____。

22. 胸神经前支的节段性分布 T_2 相当于_____, T_4 相当于_____, T_6 相当于_____, T_8 相当于_____, T_{10} 相当于_____, T_{12} 相当于_____。

23. 肱骨外科颈骨折易损伤_____神经,损伤后可形成_____肩;肱骨中、下端骨折易损伤_____神经,损伤后可导致_____征;肱骨髁上骨折易损伤_____神经,损伤后可导致_____手。

24. 舌的神经支配有_____、_____、_____和_____。

25. 脑神经按性质分：第_____对为感觉性神经，第_____为运动性神经，第_____对为混合性神经；第_____对含副交感神经。

(三)名词解释

1. 网状结构　　　2. 锥体交叉　　　3. 小脑扁桃体

4. 内囊　　　　　5. 纹状体　　　　6. 边缘系统

7. 上运动神经元　8. 瞳孔对光反射　9. 蛛网膜下隙

10. 硬脑膜窦　　　11. 蛛网膜粒　　12. 海绵窦

13. 椎-基底动脉　14. 大脑动脉环　　15. 灰质

16. 神经纤维束　　17. 神经核　　　18. 神经节

19. 垂腕征　　　　20. 鼓索　　　　21. 交感干

(四)问答题

1. 简述脑脊液的循环途径。

2. 脊髓半横断后，哪些重要的传导束被损伤？出现哪些主要临床症状？其原因如何？

3. 内囊分几部分？有哪些重要纤维束通过？损伤后出现哪些临床症状？

4. 试比较、总结躯干、四肢浅、深感觉(意识性)传导路的异同点。

5. 试述海绵窦的位置、交通，并指出哪些结构通过海绵窦。

6. 患者男性，46 岁，半年前背部曾受外伤，检查发现：

(1)右腿瘫痪，肌张力增高，无肌萎缩；

(2)右膝腱反射亢进，病理性反射阳性；

(3)右腿意识性本体感觉消失；

(4)右半身自乳头以下精细触觉消失；

(5)左半身自剑突以下痛、温度觉消失；

(6)其他未见异常。

试分析病变发生在哪一侧，损伤了哪些结构，并解释产生上述症状的原因。

7. 何谓舌下神经的核上瘫、核下瘫？有何临床表现？

8. 男性患者，65 岁，入院检查发现：

(1)左侧上、下肢痉挛性瘫痪，肌张力增高，腱反射亢进；

(2)左半身浅、深感觉消失；

(3)双眼左侧半视野偏盲；

(4)发笑时口角偏向右侧，伸舌时舌尖偏向左侧。

试分析患者病变部位、病变波及的范围，并解释出现上述症状的原因。

9. 患者女性，24 岁，18 岁时曾患过亚急性细菌性心内膜炎，用大量青霉素治疗后 6 周痊愈。8 天前，在工作中，忽然晕倒，神智不清约 1 小时；意识恢复后，仍神智模糊，不能说话。检查发现：

(1)右上肢痉挛性瘫痪，随意运动消失，无肌萎缩；

(2)右眼裂以下面肌麻痹；

(3)伸舌时舌尖偏向右侧，舌肌无萎缩；

(4)右下肢和左上、下肢无改变，无视、听觉和躯体感觉障碍；

(5)唇、舌能够运动,但吐字不清,不能说出完整的句子,问话时只能回答简单的几个字,如"行"或"不行"。

试分析患者的病变部位,并解释出现上述症状的原因。

10. 试述大脑皮质躯体运动、躯体感觉、视觉、听觉及语言中枢的位置,损伤后的症状。

11. 以下肌受何神经支配?

眼轮匝肌——	颞肌——	瞳孔括约肌——
上睑提肌——	三角肌——	胸锁乳突肌——
肱二头肌——	背阔肌——	尺侧腕屈肌——
肱三头肌——	前锯肌——	桡侧腕屈肌——
股四头肌——	臀大肌——	股二头肌——
胫骨前肌——	臀中肌——	小腿三头肌——

三、参考答案

(一)选择题

【A1 型题】

1. B	2. E	3. A	4. C	5. C	6. B	7. B	8. D	9. A	10. B
11. A	12. B	13. C	14. A	15. B	16. C	17. A	18. E	19. C	20. B
21. C	22. D	23. C	24. A	25. C	26. D	27. D	28. C	29. E	30. D
31. C	32. D	33. E	34. B	35. E	36. D	37. B	38. E	39. B	40. C
41. B									

【B 型题】

42. A	43. C	44. D	45. B	46. B	47. A	48. D	49. C	50. E	51. C
52. A	53. D	54. B	55. C	56. A	57. A	58. B	59. E	60. D	61. C
62. B	63. A	64. C	65. D	66. E					

【X 型题】

67. ACD	68. ACE	69. BDE	70. BCD	71. BCE	72. BCD
73. ACDE	74. BDE	75. CDE	76. BCDE	77. BC	78. AD
79. ACE	80. ABC	81. BDE			

(二)填空题

1. 椎管　枕骨大孔　第1腰椎　脊髓圆锥

2. 前正中裂　后正中沟　前外侧沟　后外侧沟　脊神经前根　脊神经后根

3. 31　31　脊髓节段　颈髓8节　胸髓12节　腰髓5节　骶髓5节　尾髓1节

4. 前角　后角　侧角　躯体运动　联络　内脏运动

5. 前索　外侧索　后索

6. 第五胸节　第四胸节　中枢　薄束核　楔束核

7. 中脑　脑桥　延髓　延髓　脑桥

8. 动眼神经核　滑车神经核　展神经核　三叉神经运动核　面神经核　疑核　舌下神经核　副神经核　动眼神经副核　上泌涎核　下泌涎核　迷走神经背核　孤束核　三叉神经中脑核　三叉神经脑桥核　三叉神经脊束核　前庭神经核　蜗神经核

9. 内弓状纤维　内侧丘系交叉　内侧丘系　腹后外侧核

10. 绒球小结　前庭神经核　前庭小脑　前叶　脊髓小脑　脊髓　后叶　大脑小脑　大脑

11. 上丘脑　下丘脑　底丘脑　后丘脑　背侧丘脑　背侧丘脑

12. 白质板（内髓板）　丘脑前核　丘脑内侧核　腹前核　腹外侧核　腹后内侧核　腹后外侧核　三叉丘系　味觉　内侧丘系　脊髓丘系

13. 脊髓丘脑束　薄束　楔束　皮质脊髓侧束　皮质脊髓前束

14. 尾状核　豆核核　背侧丘脑　豆状核　尾状核　豆状核　背侧丘脑　内囊前肢　内囊后肢

15. 外侧沟　中央沟　顶枕沟　额叶　顶叶　颞叶　枕叶　岛叶

16. 增强　亢进　存在　早期不萎缩

17. 硬脊膜　椎管内面骨膜　黄韧带　疏松结缔组织　椎静脉丛　脊神经　硬膜外麻醉

18. 上矢状窦　下矢状窦　横窦　直窦　乙状窦

19. 大脑前动脉　大脑中动脉　脉络丛前动脉　后交通动脉

20. 躯体运动纤维　躯体感觉纤维　内脏运动纤维　内脏感觉纤维

21. 颈丛　臂丛　腰丛　骶丛

22. 胸骨角平面　乳头平面　剑突平面　肋弓平面　脐平面　脐与耻骨联合中点平面

23. 腋　方形　桡　垂腕　尺　爪形

24. 三叉神经　面神经　舌咽神经　舌下神经

25. Ⅰ、Ⅱ、Ⅷ　　Ⅲ、Ⅳ、Ⅵ、Ⅺ、Ⅻ　　Ⅴ、Ⅶ、Ⅸ、Ⅹ　　Ⅲ、Ⅶ、Ⅸ、Ⅹ

（三）名词解释

1. 网状结构：在中枢神经系统的某些部位，灰质和白质混杂交织的区域。

2. 锥体交叉：延髓腹侧上部的膨大为锥体，锥体内的锥体束纤维大部分于锥体的下方左、右交叉，称锥体交叉。

3. 小脑扁桃体：小脑半球的下部向前内膨出，称小脑扁桃体，位于枕骨大孔上方。

4. 内囊：位于尾状核、背侧丘脑与豆状核之间，由上行、下行的纤维所形成的宽厚白质板，称内囊，分为内囊前肢、内囊后肢和内囊膝。

5. 纹状体：豆状核与尾状核合称为纹状体，包括豆状核与壳形成的新纹状体以及苍白球形成的旧纹状体。

6. 边缘系统：边缘叶及其邻近的皮质及皮质下结构形成边缘系统，是脑发生过程中比较古老的部分。

7. 上运动神经元：为中央前回和中央旁小叶前部的锥体细胞，其轴突组成锥体系。

8. 瞳孔对光反射：光照一侧瞳孔，引起两眼瞳孔缩小的反射，光照侧为直接对光反射，对侧为间接对光反射。

9. 蛛网膜下隙：脊髓蛛网膜与软脊膜之间的较宽的间隙称蛛网膜下隙，隙内充满脑脊液。

10. 硬脑膜窦：硬脑膜在某些部位两层分开，内衬以内皮细胞，构成硬脑膜窦，是颅内的静脉管道。

11. 蛛网膜粒:蛛网膜在靠近上矢状窦处形成许多绒毛状突起,突入上矢状窦,称蛛网膜粒,是脑脊液的回流部位。

12. 海绵窦:蝶鞍两侧,硬脑膜两层之间形成的不规则腔隙,呈海绵状,称海绵窦。

13. 椎-基底动脉:左、右椎动脉在脑桥延髓沟处汇合,形成一条椎-基底动脉。

14. 大脑动脉环:由两侧大脑前动脉起始段,两侧颈内动脉末端,两侧大脑后动脉借前、后交通动脉连通而共同组成,使颈内动脉系与椎-基底动脉系形成吻合。

15. 灰质:在中枢神经系统内,神经元胞体及树突连贯分布之处,在新鲜标本上呈灰色。

16. 神经纤维束:起止、行程和功能相同的纤维,称为神经纤维束(传导束)。

17. 神经核:在中枢神经系统内,形态和功能相似的神经元胞体集聚成的团块。

18. 神经节:在周围神经系统内,形态和功能相似的神经元胞体集聚成的团块。

19. 垂腕征:桡神经损伤后,出现前臂伸肌瘫痪,不能伸腕、伸指,抬前臂时呈"垂腕征"。

20. 鼓索:是面神经的重要分支,含内脏运动纤维和内脏感觉纤维。在面神经出茎乳孔前发出,穿过鼓室至颞下窝,并以锐角从后方进入舌神经,其内脏感觉纤维管理舌前 2/3 味觉,内脏运动纤维支配下颌下腺和舌下腺的分泌。

21. 交感干:由椎旁节和节间支相连而成,呈串珠状,上达颅底,下至尾骨前方,左、右各一,两干下端在尾骨前方相连,汇合于单一的奇神经节。

(四)问答题

1. 侧脑室→室间孔→第三脑室→中脑水管→第四脑室→正中孔、外侧孔→蛛网膜下隙→蛛网膜粒→上矢状窦。

2.(1)同侧皮质脊髓束损伤:横断面以下脊髓前角细胞失去了大脑皮质运动神经元对其的控制,表现为脱抑制后的功能释放,即出现同侧损伤节段以下肌肉痉挛性瘫痪,随意运动丧失,肌张力增高,腱反射亢进,出现病理反射,如 Babinski 征阳性,但肌不萎缩。

(2)同侧后索内的薄束、楔束损伤:来自同侧肌肉、肌腱、关节的本体感觉及来自皮肤的精细触觉冲动传导通路被阻断,导致同侧损伤平面以下的意识性深感觉及精细触觉障碍。

(3)同侧的脊髓丘脑侧、前束损伤:表现为对侧损伤平面以下 1~2 个节段以下温痛觉、粗触觉丧失,但由于对侧精细触觉正常,粗触觉的障碍不易被察觉。

(4)脊髓小脑前、后束损伤:表现为平衡、协调运动障碍。

3. 内囊前肢位于尾状核头与豆状核之间,主要有额桥束和丘脑前辐射通过;内囊后肢位于背侧丘脑与豆状核之间,主要有皮质脊髓束、皮质红核束、丘脑中央辐射及听、视辐射通过,内囊膝有皮质核束通过。

一侧内囊损伤,病人出现对侧半身深、浅感觉障碍,对侧上、下肢痉挛性瘫痪(硬瘫),对侧眼裂以下表情肌、对侧舌肌瘫痪,两眼视野对侧半偏盲,临床称做"三偏综合征"。另外,两耳听力下降,但以对侧明显。

4. 不同点:

(1)第一级感觉神经元的中枢突进入脊髓后走行的位置不同,传导躯干、四肢浅感觉的第一级神经元的中枢突进入脊髓在背外束内上升 1~2 节段,主要止于后角固有核(第二级神经元);而传导意识性深感觉的一级神经元的中枢突进入后索后在同侧转而上行,形成薄束和楔束。

(2)第二级神经元胞体的位置不同:传导躯干、四肢浅感觉的第二级神经元位于后角边缘核和后角固有核(或Ⅰ、Ⅳ、Ⅴ、Ⅶ、Ⅷ层);而传导躯干、四肢意识性深感觉第二级神经元的胞体位于薄束核和楔束核。

(3)第二级神经元轴突的交叉位置不同:管理躯干、四肢浅感觉的第二级神经元的轴突于脊髓各个节段经白质前连合进行左、右交叉;而传导躯干、四肢意识性深感觉的第二级神经元,即薄束核和楔束核内的神经元发出纤维则集中于延髓的腹外侧,绕中央管进行左、右交叉。

(4)第三级神经元轴突投射的中枢部位有差异:管理躯干四肢浅感觉的第三级神经元的轴突最终投射到大脑皮质中央后回中、上部和旁中央小叶后部;躯干、四肢意识性深感觉的第三级神经元的轴突则最终投射到大脑皮质中央前、后回的中、上部和旁中央小叶的前、后部。

(5)传导感觉的性质不同:躯干、四肢浅感觉传导路传导皮肤、黏膜的痛、温觉和粗触觉;而躯干、四肢意识性深感觉传导路则传导肌肉、肌腱和关节的位置觉、运动觉、振动觉和精细触觉。

(6)第一级神经元的周围突分布的部位不同:躯干、四肢浅感觉第一级神经元的周围突分布于皮肤和黏膜内的外感受器;而传导躯干、四肢意识性深感觉的第一级神经元的周围突则分布于肌、肌腱、关节本体(深)感受器和手、脚掌侧和指(趾)的皮肤。

相同点:

(1)躯干、四肢浅、深感觉都有三级神经元,第一级神经元的胞体都位于脊神经节内;第二级神经元的中枢突都左、右交叉;都有纤维投射到中央后回的中上部和旁中央小叶的后部。

(2)躯干、四肢浅、深感觉的第三级神经元都位于背侧丘脑的腹后外侧核。

(3)躯干、四肢浅、深感觉第三级神经元发出的轴突都由丘脑中央辐经内囊后肢投射到感觉中枢。

5. 位置:海绵窦位于蝶鞍的两侧,由两层硬脑膜及其之间互相交织的结缔组织小梁构成,形似海绵状,故得名。它容纳和导流颅内的静脉血。

海绵窦的交通:借眼静脉与面部浅静脉交通;借卵圆孔的导血管与翼静脉丛相通;向后与斜坡上的基底静脉丛相通;借岩上窦与横窦相通;借岩下窦与颈内静脉相通。

通过海绵窦的结构:在海绵内侧壁有颈内动脉和展神经穿过,在窦的外侧壁自上而下有动眼神经、滑车神经、眼神经和上颌神经通过。

6. 该患者第三胸椎右侧半受损,伤及胸髓第四节段右侧半。由于损伤了该侧脊髓内的皮质脊髓束、薄束和楔束,故出现上述(1)、(2)、(3)、(4)表述的症状;脊髓丘脑束的损伤,出现损伤平面(T_4脊髓节段)1~2个节段以下对侧的一般躯体感觉(温、痛觉)障碍,出现(5)表述的症状。

7. 核上瘫是指位于大脑皮质中央前回下部内管理头面部肌肉运动的神经元及其轴突的损伤;核下瘫则是指舌下神经核内的运动神经元及其轴突的损伤。因舌下神经核与面神经核的下半只受对侧皮质核束的控制,故当中央前回下部管理舌下神经核的神经元(上位神经元)及其轴突损伤时,对侧舌下神经核失去了上位神经元的控制,舌下神经核所支配的同侧半舌肌瘫痪,伸舌时舌尖偏向病灶对侧(单侧颏舌肌收缩,舌尖被拉向对侧)。核下瘫是舌下神经核内的运动神经元及其轴突的损伤,舌下神经核所控制的同侧半舌肌瘫痪,伸舌时舌尖自然偏向病灶同侧。

8. 右侧内囊损伤,且范围较大,伤及皮质脊髓束、皮质脑干束、丘脑中央辐射和视辐射。

原因分析:①通过右侧内囊的皮质脊髓束受损,使皮质脊髓束支配的对侧脊髓前角细胞失去了上运动神经元的控制,表现为病灶对侧的上、下肢肌出现痉挛性瘫痪,肌张力增高,腱反射亢进。②内侧丘系、脊髓丘系在丘脑腹后外侧核换第三级神经元后,参与形成丘脑中央辐射,并经内囊后肢投射到中央后回第一躯体感觉中枢。由于内侧丘系、脊髓丘系均为交叉后的纤维,故右侧内囊损伤会导致左半身深、浅感觉障碍。③右眼颞侧半视网膜节细胞的轴突直接(不交叉)进入右侧视束;左眼鼻侧半视网膜节细胞的轴突于视交叉处交叉后亦进入右侧的视束,故右侧视束内含有来自双眼右侧半视网膜节细胞的轴突,与两眼左侧半视野均有关。右侧内囊受损,使右侧视辐射纤维受损;右侧视辐射发自外侧膝状体,外侧膝状体又接受右侧视束的纤维,故进入外侧膝状体,换元后形成右侧视辐射,经右侧内囊后部投射到右侧视觉中枢;内囊损伤,该传导路中断,故双眼左侧半视野偏盲。④右侧内囊膝部损伤导致通过内囊膝部的皮质核束损伤,左侧的面神经核下部、舌下神经核失去了对侧(右侧)皮质核束的控制,表现为左侧眼裂以下的表情肌、左侧舌肌瘫痪,口角受健侧表情肌的牵拉而偏向右侧,舌由于受颏舌肌的牵拉,伸舌时舌尖偏向左侧。

9. 左侧大脑中动脉的一分支血栓形成,此分支恰好分布于中央前回中、下部管理右上肢及右侧半头面部肌肉运动的中枢,导致该中枢缺血、营养和功能障碍;血栓形成还累及额下回后部即运动性语言中枢(供血障碍)。由于中央前回的中、下部是分别管理对侧上肢和头面部肌肉运动的中枢,该区域受累,致对侧上肢和对侧眼裂以下表情肌、对侧舌肌瘫痪;因舌下神经核和面神经核下半只受对侧皮质核束的支配,故左侧中央前回中、下部的损伤,表现为右侧半舌肌瘫痪,伸舌时,舌尖偏向右侧;由于位于额下回后部的运动性语言中枢受损,唇、舌虽能活动,但丧失了说话的能力。

10. 躯体运动中枢:中央前回和中央旁小叶的前部;损伤后出现对侧肢体硬瘫、眼裂以下面瘫和舌瘫。

躯体感觉:中央后回和中央旁小叶的后部,损伤后出现对侧半身浅、深感觉障碍。

视觉:距状沟上、下的皮质损伤后出现对侧视野同向性偏盲。

听觉:颞横回,一侧损伤不会导致明显的听觉障碍。

语言中枢:运动性语言中枢在额下回后 1/3 区,又称 Broca 区,损伤后出现运动性失语症;书写中枢在额中回的后部,损伤后出现失写症;听觉性语言中枢在颞上回的后部,损伤后出现感觉性失语症;视觉性语言中枢在角回,损伤后出现失读症。

11. 眼轮匝肌——面神经　　　　颞肌——三叉神经　　　　瞳孔括约肌——动眼神经

上睑提肌——动眼神经　　　三角肌——腋神经　　　　胸锁乳突肌——副神经

肱二头肌——肌皮神经　　　背阔肌——胸背神经　　　尺侧腕屈肌——尺神经

肱三头肌——桡神经　　　　前锯肌——胸长神经　　　桡侧腕屈肌——正中神经

股四头肌——股神经　　　　臀大肌——臀下神经　　　股二头肌——坐骨神经

胫骨前肌——胫神经　　　　臀中肌——臀上神经　　　小腿三头肌——腓深神经

(刘文庆)

第十三章　内分泌系统

一、重、难点解析

组成:内分泌系统由内分泌腺、内分泌细胞团和内分泌细胞组成。

内分泌腺的组织结构特点:①无导管,又称无管腺;②腺细胞常排成索条状、网状、团块状或囊泡状;③内分泌细胞之间有丰富的有孔毛细血管。

激素:内分泌细胞的分泌物称激素。激素通过血液循环作用于远处的特定细胞,少部分直接作用于邻近的细胞,此为旁分泌。

靶器官、靶组织或靶细胞:某种激素作用的特定效应器官、组织或细胞。

含氮激素分泌细胞的超微结构特征:胞质内含丰富的粗面内质网和高尔基复合体及有膜包被的分泌颗粒等。

类固醇激素分泌细胞的超微结构特征:胞质内含丰富的滑面内质网、管状嵴的线粒体、较多的脂滴。

(一)甲状腺

1. 位置和形态　甲状腺是人体内最大的内分泌腺,略呈"H"形,由左、右两个侧叶和甲状腺峡组成。甲状腺侧叶呈锥体形,贴于喉和气管上段的前外侧面,上端可达甲状软骨中部,下端可达第 6 气管软骨环高度。

2. 结构

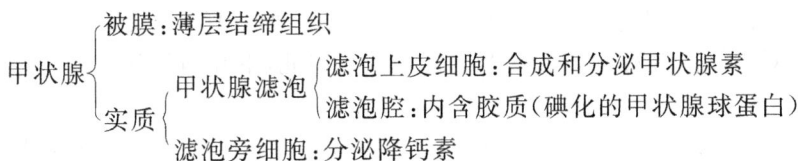

(二)肾上腺

1. 位置和形态　肾上腺左、右各一,左侧呈半月形,右侧近似三角形,左侧比右侧略大。肾上腺和肾一起包在肾筋膜内,但它有独立的被膜,故不会随肾下垂而下降。

2. 结构

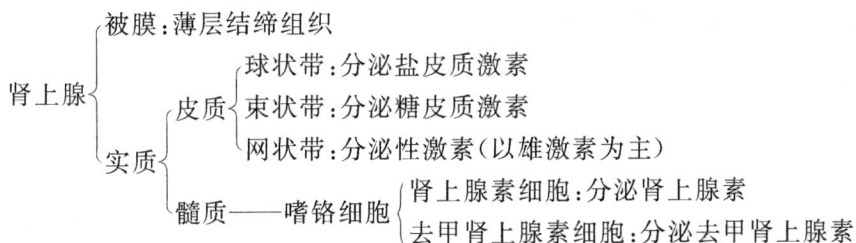

(三)垂体

1. 位置和形态　位于颅中窝蝶骨体上的垂体窝内,上端借漏斗与下丘脑相连,前上方与视交叉相邻。色灰红。垂体体积很小,呈横椭圆形,但它是人体内最复杂的内分泌腺,对人体的生命活动十分重要。

2. 结构

$$
垂体
\begin{cases}
腺垂体
\begin{cases}
远侧部
\begin{cases}
嗜酸性细胞
\begin{cases}
生长激素细胞:分泌生长激素\\
催乳激素细胞:分泌催乳激素
\end{cases}\\
嗜碱性细胞
\begin{cases}
促甲状腺激素细胞:分泌促甲状腺激素\\
促肾上腺皮质激素细胞:分泌促肾上腺皮质激素\\
促性腺激素细胞:分泌卵泡刺激素和黄体生成素
\end{cases}\\
嫌色细胞
\end{cases}\\
结节部\\
中间部
\end{cases}\\
神经垂体
\begin{cases}
神经部:由无髓神经纤维、神经胶质细胞(垂体细胞)和丰富的有孔毛细血管组成\\
漏斗
\begin{cases}
漏斗柄\\
正中隆起
\end{cases}
\end{cases}
\end{cases}
$$

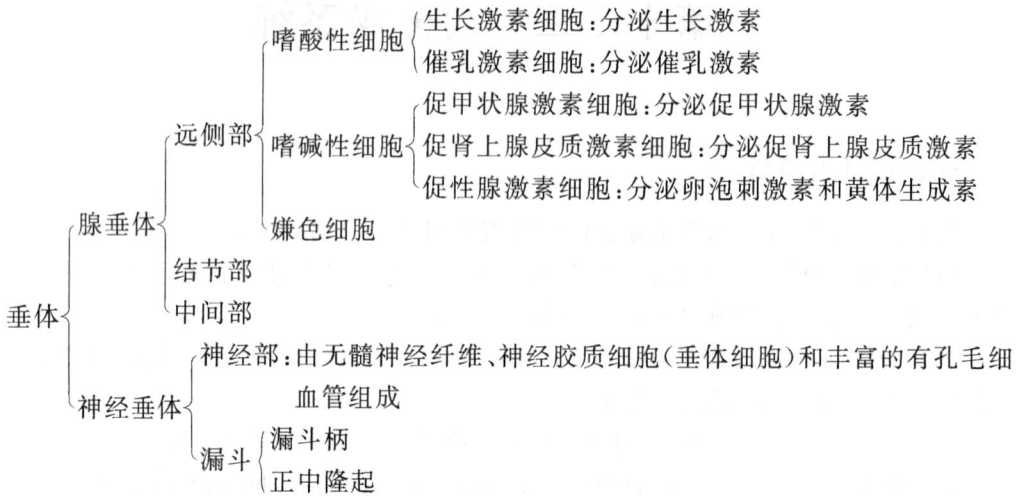

3. **垂体门脉系统**　　垂体上动脉从结节部上端进入神经垂体的漏斗形成第一级毛细血管网,下行到结节部汇集形成数条垂体门微静脉,下行至远侧部形成第二级毛细血管网。垂体门微静脉及其两端的毛细血管网共同构成垂体门脉系统。

4. **下丘脑与腺垂体的关系**　　下丘脑的弓状核等的神经内分泌细胞,其轴突伸至漏斗构成下丘脑腺垂体束,激素沿此在漏斗进入第一级毛细血管网,继而经垂体门微静脉输送至远侧部的第二级毛细血管网,调节远侧部各种腺细胞的分泌活动。其中对腺细胞分泌起促进作用的激素,称释放激素;对腺细胞分泌起抑制作用的激素称释放抑制激素。下丘脑通过所产生的释放激素和释放抑制激素,调节腺垂体内各种细胞的分泌活动;而腺垂体嗜碱性细胞分泌的各种促激素又可调节甲状腺、肾上腺和性腺的内分泌活动,这样神经系统和内分泌系统便统一起来,完成对机体的多种物质代谢及功能调节。因此,下丘脑与腺垂体为一功能整体。

5. **下丘脑与神经垂体的关系**　　下丘脑的视上核和室旁核内的神经内分泌细胞,其轴突经漏斗终止于神经部构成下丘脑神经垂体束,也是神经部无髓神经纤维的来源。神经内分泌细胞的分泌颗粒沿轴突运输到神经部,分泌颗粒在轴突沿途和终末聚集呈串珠状膨大,称赫令体,于轴突末端释放入毛细血管。视上核、室旁核合成和分泌的抗利尿激素和催产素,在垂体神经部贮存和释放入血窦。因此,下丘脑与神经垂体在结构和功能上是一个整体,神经垂体本身无内分泌功能,只是储存和释放下丘脑视上核和室旁核所分泌的激素。

二、练习题

(一)选择题

【A1 型题】

1. 下列哪项不属于内分泌腺　　　　　　　　　　　　　　　　　　　　　　（　　）
　　A. 胸腺　　　　　　B. 肾上腺　　　　　C. 甲状腺　　　　　D. 垂体　　　　　E. 甲状旁腺
2. 与类固醇激素分泌细胞无关的是　　　　　　　　　　　　　　　　　　　（　　）
　　A. 丰富的滑面内质网　　　　　　　　B. 管状嵴的线粒体

C. 含较多的脂滴　　　　　　　　　　D. 无分泌颗粒

E. 肾上腺髓质和性腺的内分泌细胞

3. 关于甲状腺的描述，正确的是　　　　　　　　　　　　　　　　（　　）

A. 侧叶顶部伸出锥体叶

B. 侧叶贴于喉和气管的两侧，下端抵第 6 颈椎下缘

C. 甲状腺峡位于第 4～6 气管软骨环的前面

D. 表面无被膜包裹

E. 吞咽时可随喉上、下移动

4. 关于甲状腺滤泡的描述，错误的是　　　　　　　　　　　　　　（　　）

A. 由单层立方的滤泡上皮细胞围成

B. 滤泡可因功能状态不同而有形态差异

C. 滤泡腔内含甲状腺素

D. 滤泡上皮细胞内有发达的粗面内质网和较多线粒体

E. 滤泡上皮基底面有完整的基膜

5. 与滤泡旁细胞分泌物无关的是　　　　　　　　　　　　　　　　（　　）

A. 降低血钙　　　　　　　　　　　　B. 抑制肾小管吸收钙

C. 增强破骨细胞的活动　　　　　　　D. 抑制胃肠道吸收钙

E. 使钙盐沉着于类骨质

6. 有关甲状旁腺的描述，错误的是　　　　　　　　　　　　　　　（　　）

A. 以主细胞为主要成分　　　　　　　B. 嗜酸性细胞从青春期开始出现

C. 细胞排列成索、团状　　　　　　　D. 嗜酸性细胞内的嗜酸性颗粒为分泌颗粒

E. 细胞索、团之间富含有孔毛细血管

7. 关于肾上腺的描述，错误的是　　　　　　　　　　　　　　　　（　　）

A. 左侧呈半月形　　　　　　　　　　B. 右侧近似三角形

C. 实质分皮质与髓质　　　　　　　　D. 与肾一起包在肾筋膜内，故无独立被膜

E. 不随肾的下垂而下降

8. 不属于肾上腺皮质细胞分泌的激素　　　　　　　　　　　　　　（　　）

A. 皮质醇　　　B. 醛固酮　　　C. 雄激素　　　D. 肾素　　　E. 雌激素

9. 有关盐皮质激素的描述，错误的是　　　　　　　　　　　　　　（　　）

A. 促进肾远曲小管重吸收 Na^+　　　B. 促进肾集合管重吸收 Na^+

C. 维持血容量　　　　　　　　　　　D. 使血 K^+ 浓度降低

E. 其分泌受 ACTH 调节

10. 有关肾上腺髓质的描述，错误的是　　　　　　　　　　　　　　（　　）

A. 位于肾上腺的中央　　　　　　　　B. 细胞排列成索或团

C. 髓质细胞又称嗜铬细胞　　　　　　D. 来源于内胚层

E. 嗜铬细胞的分泌活动受交感神经支配

11. 有关垂体的描述，错误的是　　　　　　　　　　　　　　　　　（　　）

A. 位于蝶骨体上面的垂体窝内　　　　B. 借漏斗与下丘脑相连

C. 实质由腺垂体与神经垂体组成　　　D. 腺垂体分为远侧部和中间部

E. 神经垂体分为神经部和漏斗

12. 腺垂体嗜碱性细胞可分泌　　　　　　　　　　　　　　（　　）

A. 促甲状腺素、促肾上腺皮质激素、黄体生成素

B. 促甲状腺素、催乳激素、卵泡刺激素

C. 促甲状腺素、促肾上腺皮质激素、促性腺激素

D. 催乳素、抗利尿激素、生长激素

E. 促甲状腺素、催产素、卵泡刺激素

13. 不属于腺垂体细胞分泌的激素　　　　　　　　　　　　（　　）

A. FSH　　　　　B. TSH　　　　　C. GH　　　　　D. ADH　　　　　E. ACTH

14. 神经垂体的功能是　　　　　　　　　　　　　　　　　（　　）

A. 分泌抗利尿激素和催产素

B. 支持和营养腺垂体

C. 神经内分泌功能

D. 贮存并释放下丘脑神经内分泌细胞产生的激素

E. 调节腺垂体的功能

15. 有关神经垂体无髓神经纤维的描述，错误的是　　　　　（　　）

A. 由视上核、室旁核神经内分泌细胞的轴突构成

B. 传导神经冲动到神经垂体

C. 神经内分泌细胞的分泌物沿无髓神经纤维运输到终末

D. 也称为下丘脑神经垂体束

E. 其沿途聚集成团的分泌颗粒为光镜下的赫令体

16. 垂体门微静脉经过什么结构进入远侧部　　　　　　　　（　　）

A. 正中隆起　　　B. 漏斗柄　　　C. 结节部　　　D. 中间部　　　E. 神经部

17. 分泌抗利尿素和催产素的细胞是　　　　　　　　　　　（　　）

A. 垂体细胞　　　　　　　　　B. 嗜碱性细胞

C. 嫌色细胞　　　　　　　　　D. 下丘脑视上核、室旁核的神经细胞

E. 下丘脑弓状核的神经细胞

【B 型题】

备选答案（第 18～22 题）

A. 甲状腺素　　　　　　　　　B. 降钙素

C. 催乳激素　　　　　　　　　D. 糖皮质激素

E. 甲状旁腺激素

18. 滤泡旁细胞　　　　　　　　　　　　　　　　　　　　（　　）

19. 甲状旁腺主细胞　　　　　　　　　　　　　　　　　　（　　）

20. 甲状腺滤泡上皮细胞　　　　　　　　　　　　　　　　（　　）

21. 垂体嗜酸性细胞　　　　　　　　　　　　　　　　　　（　　）

22. 束状带细胞　　　　　　　　　　　　　　　　　　　　（　　）

备选答案（第 23～27 题）

A. 升高血钙

B. 促进睾丸间质细胞分泌雄性激素

C. 降低血钙

D. 使血 Na^+ 浓度升高、血 K^+ 浓度降低、维持血容量

E. 为儿茶酚胺类物质

23. 球状带细胞分泌的激素　　　　　　　　　　　　　　　　（　　）

24. 嗜铬细胞分泌的激素　　　　　　　　　　　　　　　　　（　　）

25. 滤泡旁细胞分泌的激素　　　　　　　　　　　　　　　　（　　）

26. 垂体嗜碱性细胞分泌的激素　　　　　　　　　　　　　　（　　）

27. 甲状旁腺主细胞分泌的激素　　　　　　　　　　　　　　（　　）

备选答案（第 28～32 题）

A. 呆小症　　　B. 肢端肥大症　　C. 侏儒症　　　D. 巨人症　　　E. 尿崩症

28. 幼年生长激素分泌过少　　　　　　　　　　　　　　　　（　　）

29. 幼年生长激素分泌过多　　　　　　　　　　　　　　　　（　　）

30. 抗利尿激素分泌减少　　　　　　　　　　　　　　　　　（　　）

31. 幼年甲状腺素分泌过少　　　　　　　　　　　　　　　　（　　）

32. 成年生长激素分泌过多　　　　　　　　　　　　　　　　（　　）

备选答案（第 33～37 题）

A. 类固醇激素分泌细胞　　　　B. 含氮激素分泌细胞

C. 垂体细胞　　　　　　　　　D. 嗜铬细胞

E. 滤泡旁细胞

33. 肾上腺皮质的细胞属于　　　　　　　　　　　　　　　　（　　）

34. 镀银染色胞质内含嗜银颗粒　　　　　　　　　　　　　　（　　）

35. 神经垂体内的胶质细胞　　　　　　　　　　　　　　　　（　　）

36. 细胞质内的分泌颗粒含肾上腺素和去甲肾上腺素　　　　　（　　）

37. 垂体远侧部的嗜色细胞属于　　　　　　　　　　　　　　（　　）

备选答案（第 38～42 题）

A. 促使蛋白质和脂肪分解并转变成糖

B. 调节腺垂体内各种细胞的分泌活动

C. 促进机体新陈代谢和生长发育,提高神经系统的兴奋性

D. 促进甲状腺素的形成和释放

E. 促进精子发生

38. 甲状腺素　　　　　　　　　　　　　　　　　　　　　　（　　）

39. 卵泡刺激素　　　　　　　　　　　　　　　　　　　　　（　　）

40. 糖皮质激素　　　　　　　　　　　　　　　　　　　　　（　　）

41. 释放激素和释放抑制激素　　　　　　　　　　　　　　　（　　）

42. 促甲状腺激素　　　　　　　　　　　　　　　　　　　　（　　）

【X 型题】

43. 内分泌系统包括　　　　　　　　　　　　　　　　　　　（　　）
　　A. 甲状腺　　　　　　　　　B. 胸腺　　　　　　C. 胰岛
　　D. 睾丸间质细胞　　　　　　E. 垂体

44. 有关含氮激素和含氮激素分泌细胞的描述,正确的是　　　　（　　）
　　A. 包括氨基酸衍生物、胺类、肽类和蛋白质类
　　B. 胞质内含丰富的粗面内质网
　　C. 有膜包被的分泌颗粒
　　D. 含丰富的滑面内质网
　　E. 含大量脂滴

45. 有关类固醇激素分泌细胞的描述,正确的是　　　　　　　　（　　）
　　A. 包括肾上腺皮质和性腺的内分泌细胞
　　B. 含大量滑面内质网
　　C. 管状嵴线粒体
　　D. 含分泌颗粒
　　E. 含较多的脂滴

46. 关于甲状腺的描述,正确的是　　　　　　　　　　　　　　（　　）
　　A. 是人体内最大的内分泌腺
　　B. 由左、右两个侧叶和中间的甲状腺峡组成
　　C. 甲状腺滤泡上皮细胞分泌的甲状腺素贮存于滤泡腔内
　　D. 幼儿甲状腺功能低下时,可引起侏儒症
　　E. 甲状腺功能亢进时,可导致突眼性甲状腺肿

47. 关于滤泡旁细胞的描述,正确的是　　　　　　　　　　　　（　　）
　　A. 胞质内可见嗜铬颗粒　　　B. 位于滤泡上皮之间或滤泡之间
　　C. 分泌颗粒中含降钙素　　　D. 为含氮激素分泌细胞
　　E. HE 染色切片中着色深

48. 下丘脑神经内分泌细胞分泌的激素包括　　　　　　　　　　（　　）
　　A. 催乳激素　　　　　　　　B. 抗利尿激素
　　C. 释放激素和释放抑制激素　D. 催产素
　　E. 黑素细胞刺激素

49. 有关肾上腺皮质束状带的描述,正确的是　　　　　　　　　（　　）
　　A. 腺细胞排列成单行或双行细胞索,与表面平行
　　B. 腺细胞体积大、多边形
　　C. 是皮质中最厚的带
　　D. 胞质中含大量分泌颗粒
　　E. 分泌糖皮质激素

50. 与腺垂体远侧部有关的选项是　　　　　　　　　　　　　　（　　）
　　A. HE 切片中分为嗜色细胞和嫌色细胞

B. 细胞间有丰富的有孔毛细血管

C. 嗜酸性细胞分为三种

D. 其中的毛细血管属于垂体门脉系统

E. 其分泌活动受下丘脑产生的释放激素和释放抑制激素的调节

(二)填空题

1. 内分泌系统由＿＿＿＿＿＿、＿＿＿＿＿＿和＿＿＿＿＿＿组成。内分泌细胞的分泌物称＿＿＿＿＿。

2. 每种激素作用的特定效应器官或细胞,称为该激素的＿＿＿＿＿或＿＿＿＿＿。

3. 激素按其化学性质分为＿＿＿＿＿＿和＿＿＿＿＿＿两大类。

4. 甲状腺峡位于第＿＿＿＿气管软骨环的前面。

5. 甲状腺滤泡由单层立方的＿＿＿＿＿＿＿围成,滤泡腔内充满透明的＿＿＿＿＿,＿＿＿＿＿是滤泡上皮细胞的分泌物,即＿＿＿＿＿。

6. 滤泡上皮细胞从＿＿＿＿中摄取＿＿＿＿,在＿＿＿＿＿合成甲状腺球蛋白前体,继而在＿＿＿＿＿加糖并浓缩形成分泌颗粒,再以＿＿＿＿方式排放到滤泡腔内贮存。

7. 甲状腺滤泡旁细胞的分泌颗粒内含＿＿＿＿,能使＿＿＿＿降低。

8. 肾上腺皮质由浅入深依次分为＿＿＿＿、＿＿＿＿和＿＿＿＿。对应的功能分别是分泌＿＿＿＿、＿＿＿＿和＿＿＿＿。

9. 肾上腺髓质细胞又称＿＿＿＿＿,其中数量多、占 80% 以上的为＿＿＿＿＿,数量少的是＿＿＿＿＿,两种细胞产生的激素均为＿＿＿＿＿类物质。

10. 垂体由＿＿＿＿和＿＿＿＿两部分组成。其中腺垂体的＿＿＿＿又称＿＿＿＿；＿＿＿＿＿和＿＿＿＿合称垂体后叶。

11. 腺垂体嗜碱性细胞分为三种,即＿＿＿＿＿＿＿、＿＿＿＿＿＿＿、＿＿＿＿＿＿＿。

12. ＿＿＿＿＿＿＿及其两端的＿＿＿＿＿＿＿共同构成垂体门脉系统。

(三)名词解释

1. 激素　　　　2. 靶器官或靶细胞　　3. 嗜铬细胞

4. 赫令体　　　5. 垂体门脉系统　　　6. 旁分泌

(四)问答题

1. 试述肾上腺皮质束状带的光镜结构和功能。

2. 试述腺垂体远侧部各种细胞的名称和功能,以及下丘脑与腺垂体之间的关系。

3. 为什么说下丘脑和神经垂体实为一整体?

三、参考答案

(一)选择题

【A1 型题】

1. A　　2. E　　3. E　　4. C　　5. C　　6. D　　7. D　　8. D　　9. E　　10. D

11. D　　12. C　　13. D　　14. D　　15. B　　16. C　　17. D

【B 型题】

18. B　　19. E　　20. A　　21. C　　22. D　　23. D　　24. E　　25. C　　26. B　　27. A

28. C　　29. D　　30. E　　31. A　　32. B　　33. A　　34. E　　35. C　　36. D　　37. B

38. C　　39. E　　40. A　　41. B　　42. D

【X 型题】

43. ACDE　　44. ABC　　45. ABCE　　46. ABE　　47. BCD　　48. BCD

49. BCE　　50. ADE

(二)填空题

1. 内分泌腺　内分泌细胞团　内分泌细胞　激素

2. 靶器官　靶细胞

3. 含氮激素　类固醇激素

4. 2～4

5. 滤泡上皮细胞　胶质　胶质　碘化的甲状腺球蛋白

6. 血　氨基酸　粗面内质网　高尔基复合体　胞吐

7. 降钙素　血钙浓度

8. 球状带　束状带　网状带　盐皮质激素　糖皮质激素　性激素

9. 嗜铬细胞　肾上腺素细胞　去甲肾上腺素细胞　儿茶酚胺类物质

10. 腺垂体　神经垂体　远侧部　垂体前叶　中间部　神经部

11. 促甲状腺激素细胞　促肾上腺皮质激素细胞　促性腺激素细胞

12. 垂体门微静脉　毛细血管网

(三)名词解释

1. 激素:内分泌细胞的分泌物称为激素。

2. 靶器官或靶细胞:每种激素作用的特定效应器官或细胞,称为该激素的靶器官或靶细胞。

3. 嗜铬细胞:肾上腺髓质的细胞如用含铬盐的固定液固定,胞质内可见黄褐色的嗜铬颗粒,因而髓质细胞称嗜铬细胞。

4. 赫令体:丘脑下部视上核和室旁核内的神经内分泌细胞产生的分泌颗粒,沿轴突被运输到神经部,在轴突沿途和终末聚集成团,使轴突呈串珠样膨大,于光镜下呈现为大小不等的嗜酸性团块。

5. 垂体门脉系统:垂体门微静脉及其两端的毛细血管网共同构成垂体门脉系统。下丘脑弓状核等的神经内分泌细胞产生的激素通过垂体门脉系统进入远侧部,调节其腺细胞的分泌活动。

6. 旁分泌:少部分内分泌细胞分泌的激素,可直接作用于邻近的细胞,称旁分泌。

(四)问答题

1. 肾上腺皮质束状带是皮质中最厚的带,细胞排列成单行或双行的细胞索。光镜下细胞较大,呈多边形;核圆形、较大、染色浅;胞质内含大量脂滴,因脂滴被溶解而呈泡沫状。其功能是分泌糖皮质激素,主要为皮质醇;可促使蛋白质、脂肪分解并转变成糖,抑制免疫应答和抗炎症。

2. 腺垂体远侧部的腺细胞排列成团索状,少数围成滤泡,细胞间有丰富的血窦、少量结缔组织。依据细胞着色的差异,可分为嗜色细胞和嫌色细胞;嗜色细胞又分为嗜酸性细胞和嗜碱性细胞,均具有分泌含氮激素细胞的特征。

(1)嗜酸性细胞　分两种。

生长激素细胞:分泌生长激素。

催乳激素细胞:分泌催乳激素。

(2)嗜碱性细胞　分三种。

促甲状腺激素细胞:分泌促甲状腺激素。

促肾上腺皮质激素细胞:分泌促肾上腺皮质激素。

促性腺激素细胞:分泌卵泡刺激素和黄体生成素。

(3)嫌色细胞　部分为脱颗粒的嗜色细胞或嗜色细胞的初级阶段;部分起支持作用。

下丘脑与腺垂体的关系:下丘脑的弓状核等的神经内分泌细胞,其轴突伸至漏斗构成下丘脑腺垂体束,激素沿此在漏斗进入第一级毛细血管网,继而经垂体门微静脉输送至远侧部的第二级毛细血管网,调节远侧部各种腺细胞的分泌活动。对腺细胞分泌起促进作用的激素,称释放激素;对腺细胞分泌起抑制作用的激素称释放抑制激素。下丘脑通过所产生的释放激素和释放抑制激素,调节腺垂体内各种细胞的分泌活动;而腺垂体嗜碱性细胞分泌的各种促激素又可调节甲状腺、肾上腺和性腺的内分泌活动,这样神经系统和内分泌系统便统一起来,完成对机体的多种物质代谢及功能调节。因此,下丘脑与腺垂体为一功能整体。

3. 神经垂体主要由无髓神经纤维、神经胶质细胞和窦状毛细血管构成。下丘脑的视上核和室旁核内的神经内分泌细胞,其轴突经漏斗终止于神经部构成下丘脑神经垂体束,也是神经部无髓神经纤维的来源。神经内分泌细胞的分泌颗粒沿轴突运输到神经部,分泌颗粒在轴突沿途和终末聚集呈串珠状膨大,称赫令体,于轴突末端释放入毛细血管。视上核、室旁核合成和分泌的抗利尿激素和催产素,在垂体神经部贮存和释放入血窦。因此,下丘脑与神经垂体在结构和功能上是一个整体,神经垂体本身无内分泌功能,只是储存和释放下丘脑视上核和室旁核所分泌的激素。

(张金萍)

第十四章　人体胚胎学概论

一、重、难点解析

胚胎发育分为两个时期,即胚期和胎期。胚期是指从受精卵形成至第8周末,此期末,胚的各器官、系统与外形发育初具雏形。胎期是指第9周至胎儿出生,此期胎儿逐渐长大,各器官、系统逐渐发育完善。

(一)人胚的早期发育

1. 生殖细胞和受精

(1)生殖细胞　包括精子和卵子,它们是高度分化的单倍体细胞。

①精子获能:精子进入女性生殖管道后,精子头部的糖蛋白被降解,从而使精子获得与卵子结合的能力,此过程称为获能。

②卵子成熟:卵子成熟于受精过程。停滞于第二次成熟分裂中期的次级卵母细胞与精子结合才完成第二次成熟分裂。

(2)受精　获能的精子与卵子结合形成受精卵的过程。

①时间:一般发生于排卵后12小时内。

②部位:一般在输卵管壶腹部。

③条件:获能的精子与卵细胞在限定的时间相遇是受精的基本条件;精子的数目和活动能力是保证受精的重要条件;生殖管道的通畅是精子与卵细胞相遇的必要条件。

④意义:恢复二倍体;具有双亲的遗传物质;决定遗传性别,46,XY为男性,46,XX为女性;标志着新生命的开始。

2. 卵裂与胚泡形成

(1)卵裂　受精卵的有丝分裂称卵裂。卵裂形成的子细胞称卵裂球。

(2)桑椹胚　受精后第3天,形成12~16个卵裂球构成的实心胚,称桑椹胚。

(3)胚泡形成　受精后第5天,形成一个囊泡状的胚,称胚泡。胚泡壁的单层细胞称滋养层;胚泡内的腔称胚泡腔;位于胚泡腔一侧的一群细胞称内细胞群。内细胞群附着处的滋养层称极端滋养层。

3. 植入与蜕膜

(1)植入　胚泡埋入子宫内膜的过程,称植入或着床。

①时间:始于受精后第5~6天,于第11~12天完成。

②部位:子宫体或子宫底。

③异常:若植入在子宫颈内口附近,将形成前置胎盘。若植入在子宫以外部位,称宫外孕,以输卵管壶腹部或峡部多见。

④条件:母体雌激素和孕激素的正常分泌使子宫内膜处于分泌期是植入的首要条件;透明带的准时消失、胚泡适时进入子宫腔和正常的子宫腔内环境等是植入的必要条件。

(2)蜕膜　植入后的子宫内膜称蜕膜。根据蜕膜与胚泡的位置关系,可将蜕膜分为基蜕膜、包蜕膜和壁蜕膜。

4. 胚层的形成

(1)二胚层胚盘及相关结构的形成(第2周)

①二胚层胚盘的形成:面向胚泡腔的内细胞群的细胞增殖分化,形成一层立方形细胞,称内胚层。内胚层背侧为一层柱状细胞,称外胚层。外、内胚层的细胞紧密相贴形成一个圆盘状的结构,称胚盘,它是胚体发生的原基。

②膜腔与卵黄囊的形成:外胚层和滋养层间出现一腔,称羊膜腔,腔内含羊水。外胚层即为羊膜腔的底,腔壁为羊膜上皮。内胚层周缘的细胞增生向下迁移围成一个囊,称卵黄囊,其顶为内胚层。

③胚外中胚层的形成:滋养层向胚泡腔内增殖形成一些星状细胞,填充于滋养层与羊膜腔和卵黄囊之间,形成胚外中胚层。随即胚外中胚层细胞间出现腔隙,逐渐融合形成一个大腔,称胚外体腔。胚外中胚层分别附着于滋养层内面、羊膜和卵黄囊的外面,胚盘尾端与滋养层之间的胚外中胚层,称体蒂,它是脐带发育的原基。

(2)三胚层胚盘及相关结构的形成(第3周)

①原条的形成:第3周初,外胚层细胞增殖向胚盘尾侧的中轴线迁移,形成了一条增厚的细胞索,称原条。原条的形成,决定了胚体的头尾方向,原条出现的一端为尾端,相对的一端为头端。原条逐渐退化消失。若原条细胞残留,在人体骶尾部可形成畸胎瘤。

②胚内中胚层的形成:原条中央出现的浅沟,称原沟。原沟深部的细胞继续向深部迁移,在内、外胚层之间,向头、尾及左右两侧增殖扩展形成一层细胞,即中胚层。第3周末,胚盘由内、中、外胚层构成,称三胚层胚盘。

③脊索的形成:原条的头端隆起呈结节状,称原结。原结中央的深窝称原凹。原结的细胞增殖,经原凹向深部迁移,在内、外胚层之间向胚盘头端延伸,形成一条细胞索,叫脊索。在脊索的头端和原条的尾端各有一小区域无中胚层,分别称口咽膜和泄殖腔膜。脊索最后退化为椎间盘的髓核。

5. 三胚层的分化(第4～8周)

(1)外胚层的分化　第4周,脊索诱导其背侧中线的外胚层增厚形成神经板,神经板的中轴部分凹陷成神经沟,两侧隆起成神经褶。神经褶从神经沟中段开始愈合形成神经管,并逐渐向头、尾两端延伸,最后在头、尾两端各有一个孔,分别称前神经孔和后神经孔,第4周末两个孔相继闭合。神经管是中枢神经系统的原基,将分化为脑、脊髓、松果体、神经垂体和视网膜等。若前、后神经孔未愈合,将会分别导致无脑畸形和脊柱裂或脊髓脊柱裂。

体表外胚层分化为皮肤的表皮和附属器、内耳及腺垂体等。

(2)中胚层分化　中胚层形成后,在脊索两侧由内向外依次分化为以下三部分:

①轴旁中胚层:脊索两侧的中胚层细胞增殖较快,形成两条纵列的细胞索即为轴旁中胚层。随即断裂形成体节,第5周时,体节全部形成(42～44对)。体节主要分化为背侧的皮肤真皮、中轴骨骼和骨骼肌。

②间介中胚层:位于轴旁中胚层和侧中胚层之间,分化为泌尿生殖系统的主要器官。

③侧中胚层:位于间介中胚层的外侧。与外胚层相贴的为体壁中胚层,与内胚层相贴的为脏壁中胚层,两层之间的腔为胚内体腔。体壁中胚层分化为体壁的骨骼、肌肉和结缔组织等,脏壁中胚层分化为内脏平滑肌和结缔组织。胚内体腔分化为心包腔、胸膜腔和腹膜腔。

(3)内胚层的分化　随着胚盘卷折,内胚层被包入胚体形成原始消化管,分化为咽以下的消化管、消化腺、下呼吸道和肺的上皮、甲状腺、甲状旁腺和胸腺等。

(二)胎膜与胎盘

1. 胎膜

胎膜
├ 绒毛膜:由滋养层和胚外中胚层组成 ┤平滑绒毛膜
│　　　　　　　　　　　　　　　　　└丛密绒毛膜
├ 卵黄囊:位于原始消化管腹侧,由内胚层和胚外中胚层构成。卵黄囊壁的胚外中胚层形成造血干细胞;卵黄囊的内胚层形成原始生殖细胞
├ 尿囊:卵黄囊尾侧向体蒂内伸出的一个盲管
├ 羊膜:由羊膜上皮和胚外中胚层组成。羊膜腔内充满羊水,羊水主要由羊膜细胞分泌和胎儿尿液组成
└ 脐带:连于胚胎脐部与胎盘间的索条状结构,由羊膜包绕体蒂、尿囊和卵黄囊而成,其内有2条脐动脉和1条脐静脉

2. 胎盘

(1)组成　由母体的基蜕膜和胎儿的丛密绒毛膜组成。

(2)胎盘的血液循环　有母体和胎儿两套血液循环系统。

①母体的动脉血:子宫螺旋动脉→绒毛间隙(与绒毛内毛细血管的胎儿血进行物质交换)→子宫静脉→母体

②胎儿的静脉血:脐动脉→绒毛毛细血管(与绒毛间隙的母血进行物质交换成为含有氧和营养物质的动脉血)→脐静脉→胎儿

(3)胎盘膜　胎儿血与母体血在胎盘内进行物质交换所通过的结构称胎盘屏障或胎盘膜。早期胎盘屏障由合体滋养层、细胞滋养层及基膜、绒毛内结缔组织、毛细血管基膜及内皮构成。发育后期,母血与胎血仅隔合体滋养层、毛细血管内皮细胞及两者的基膜,故通透性很强,更有利于胎血与母血间的物质交换。

(4)胎盘的功能

功能
├ 物质交换
├ 屏障作用
└ 内分泌功能 ┤人绒毛膜促性腺激素(HCG):受精后第3周可从孕妇尿中检出,可作为早期妊娠诊断的指标之一
　　　　　　　├ 孕激素和雌激素
　　　　　　　└ 人胎盘催乳素

(三)胎儿血液循环及出生后的变化

1. 胎儿血液循环的途径　来自胎盘富含氧和营养物质的血液,经脐静脉流入肝脏,大部分经静脉导管直接注入下腔静脉,小部分经肝血窦与肝门静脉的血相混,经肝静脉注入下腔静脉。下腔静脉还汇集来自下肢、盆腔和腹腔器官来的静脉血,下腔静脉将混合血(主要是含氧量高和营养物质丰富的血)送入右心房,大部分经卵圆孔流入左心房,与肺静脉来的少量血液混合后流入左心室。左心室的血液大部分经主动脉弓的分支流入头、颈和上肢,以充分供应胎儿脑发育所需的氧和营养;小部分血液流入降主动脉。从头、颈和上肢回流的静脉血经上腔静脉流入右心房,与少量来自下腔静脉的血液混合后经右心室进入肺动脉。因

胎儿肺尚无呼吸功能,故肺动脉的血液小部分进入肺,由肺静脉回流入左心房;大部分经动脉导管流入降主动脉。降主动脉的血液一部分供应盆腔、腹腔器官和下肢,另一部分经脐动脉运送至胎盘,与母血进行气体和物质交换后,再经脐静脉返回胎儿体内。

2. 胎儿血液循环的特点

(1)通向胎盘的两条脐动脉和一条脐静脉。

(2)连接脐静脉与下腔静脉的静脉导管,使大部分动脉血进入下腔静脉。

(3)连接肺动脉和主动脉的动脉导管,使大部分静脉血进入降主动脉。

(4)沟通左、右心房的卵圆孔,使下腔静脉来的动脉血经卵圆孔进入左心房,再入左心室,最后注入主动脉。

3. 胎儿出生后血液循环的变化　胎儿出生后,胎盘血循环停止,肺开始呼吸,使血液循环发生如下变化:

(1)脐静脉闭锁形成肝圆韧带。

(2)脐动脉大部分闭锁形成脐外侧韧带,近侧段保留形成膀胱上动脉。

(3)静脉导管闭锁形成静脉韧带。

(4)动脉导管闭锁形成动脉韧带。

(5)卵圆孔关闭成卵圆窝。出生后约一年,卵圆孔完全关闭。

二、练习题

(一)选择题

【A1 型题】

1. 胚期是指 　　　　　　　　　　　　　　　　　　　　　　　　(　)

   A. 从受精卵形成～第 2 周末　　　　B. 从受精后第 3 周～第 8 周末

   C. 从受精卵形成～第 8 周末　　　　D. 从受精后第 3 周～出生

   E. 从受精后第 9 周～出生

2. 受精的部位一般在 　　　　　　　　　　　　　　　　　　　(　)

   A. 输卵管峡部　　　　　　　　　　B. 输卵管壶腹部

   C. 输卵管漏斗部　　　　　　　　　D. 子宫体部或底部

   E. 腹腔内

3. 透明带溶解消失发生于 　　　　　　　　　　　　　　　　　(　)

   A. 受精时　　　B. 卵裂时　　　C.8 个细胞期　　　D. 桑椹胚期　　　E. 胚泡期

4. 受精卵的细胞分裂称 　　　　　　　　　　　　　　　　　　(　)

   A. 卵裂　　　　　　　　　B. 无丝分裂　　　　　　　C. 第一次成熟分裂

   D. 第二次成熟分裂　　　　E. 以上都不是

5. 有关胚泡的描述,错误的是 　　　　　　　　　　　　　　　(　)

   A. 又称囊胚

   B. 表面是单层细胞,称滋养层

   C. 胚泡内为含液体的胚泡腔

   D. 胚泡一端内面的细胞称极端滋养层

   E. 胚泡一端内面的细胞称内细胞群

6. 植入后的子宫内膜称 　　　　　　　　　　　　　　　（　　）

  A. 胎膜 　　　B. 蜕膜 　　　C. 基蜕膜 　　　D. 基膜 　　　E. 黏膜

7. 关于合体滋养层的描述,错误的是 　　　　　　　　　（　　）

  A. 由胚泡滋养层发育而成 　　　　B. 细胞界限不清楚

  C. 能直接分化形成胚外中胚层 　　D. 合体滋养层的内面有细胞滋养层

  E. 能产生人绒毛膜促性腺激素

8. 形成脊索的结构是 　　　　　　　　　　　　　　　　（　　）

  A. 原条 　　　B. 原结 　　　C. 原凹 　　　D. 原沟 　　　E. 神经沟

9. 二胚层胚盘的结构是 　　　　　　　　　　　　　　　（　　）

  A. 上层为外胚层,下层为中胚层

  B. 上层为中胚层,下层为内胚层

  C. 上层为卵黄囊的底,下层为羊膜腔的顶

  D. 上层为羊膜腔的底,下层为卵黄囊的顶

  E. 上层来自细胞滋养层,下层来自合体滋养层

10. 诱导神经管形成的结构是 　　　　　　　　　　　　（　　）

  A. 原条 　　　B. 原结 　　　C. 原凹 　　　D. 脊索 　　　E. 体节

11. 后神经孔未闭合可引起 　　　　　　　　　　　　　（　　）

  A. 无脑畸形 　　　　　　　　B. 独眼畸形

  C. 无眼 　　　　　　　　　　D. 无耳

  E. 脊髓裂或脊髓脊柱裂

12. 胚内中胚层形成后,在脊索两侧,由内向外依次为 　（　　）

  A. 间介中胚层、轴旁中胚层、侧中胚层

  B. 轴旁中胚层、间介中胚层、侧中胚层

  C. 轴旁中胚层、侧中胚层、间介中胚层

  D. 间介中胚层、侧中胚层、轴旁中胚层

  E. 侧中胚层、轴旁中胚层、间介中胚层

13. 胎膜包括 　　　　　　　　　　　　　　　　　　　（　　）

  A. 绒毛膜、羊膜、卵黄囊、尿囊和脐带

  B. 绒毛膜、羊膜、卵黄囊、尿囊和基蜕膜

  C. 绒毛膜、羊膜、卵黄囊、体蒂和脐带

  D. 绒毛膜、羊膜、包蜕膜、尿囊和脐带

  E. 绒毛膜、壁蜕膜、卵黄囊、尿囊和脐带

14. 人胚脐带形成时,下列哪项结构未被羊膜包卷 　　　（　　）

  A. 脐血管 　　B. 卵黄囊 　　C. 尿囊 　　D. 体蒂 　　E. 绒毛干

15. 下述哪项结构不是由受精卵发育而来 　　　　　　　（　　）

  A. 胚盘 　　　B. 脐带 　　　C. 羊膜 　　　D. 蜕膜 　　　E. 绒毛膜

16. 胎盘的组成是 　　　　　　　　　　　　　　　　　（　　）

  A. 胎儿平滑绒毛膜与母体包蜕膜

  B. 胎儿平滑绒毛膜与母体基蜕膜

  C. 胎儿丛密绒毛膜与母体基蜕膜

  D. 胎儿丛密绒毛膜与母体包蜕膜

  E. 胎儿丛密绒毛膜与母体壁蜕膜

17. 临床上做早期妊娠诊断时,通常是测孕妇尿中的　　　　　　　　　　（　　）

  A. 雌激素   B. 孕激素

  C. 人绒毛膜促性腺激素   D. 人绒毛膜促乳腺生长激素

  E. 以上均不对

18. 胎儿血液循环中含氧量最高的血管是　　　　　　　　　　　　　　（　　）

  A. 脐静脉 B. 下腔静脉 C. 主动脉 D. 脐动脉 E. 肺静脉

19. 胎儿血液循环中含氧量最低的血管是　　　　　　　　　　　　　　（　　）

  A. 脐静脉 B. 上腔静脉 C. 静脉导管 D. 下腔静脉 E. 肺动脉

20. 胎儿诞生时,剪断脐带后从切口流出的血液是　　　　　　　　　　（　　）

  A. 胎儿的动、静脉血   B. 母体的动脉血和胎儿的静脉血

  C. 胎儿的动脉血和母体的静脉血 D. 胎儿和母体的动、静脉血

  E. 母体的动、静脉血

21. 胎儿出生后血液循环改变的主要原因是　　　　　　　　　　　　　（　　）

  A. 胎盘血液循环中断,卵圆孔关闭 B. 卵圆孔关闭,肺开始呼吸

  C. 肺开始呼吸,动脉导管关闭   D. 胎盘血液循环中断,肺开始呼吸

  E. 卵圆孔关闭,动脉导管关闭

22. 胎儿出生后,脐静脉闭锁成为　　　　　　　　　　　　　　　　　（　　）

  A. 静脉韧带 B. 脐中韧带 C. 脐外侧韧带 D. 肝圆韧带 E. 引带

【B 型题】

备选答案(第 23～25 题)

  A. 胚前期   B. 胚期   C. 胎期   D. 围生期   E. 婴儿期

23. 受精后第 7 天　　　　　　　　　　　　　　　　　　　　　　　　（　　）

24. 受精后第 26 天　　　　　　　　　　　　　　　　　　　　　　　（　　）

25. 受精后第 10 周　　　　　　　　　　　　　　　　　　　　　　　（　　）

备选答案(第 26～31 题)

  A. 卵裂   B. 胚泡   C. 桑椹胚   D. 滋养层   E. 内细胞群

26. 卵裂球达 12～16 个时的胚为　　　　　　　　　　　　　　　　　（　　）

27. 胚形成一个囊泡状的结构时称　　　　　　　　　　　　　　　　　（　　）

28. 胚泡内附着的结构是　　　　　　　　　　　　　　　　　　　　　（　　）

29. 将要发育成人胚原基的是　　　　　　　　　　　　　　　　　　　（　　）

30. 受精卵的细胞分裂称　　　　　　　　　　　　　　　　　　　　　（　　）

31. 胚胎发育中将形成绒毛膜的是　　　　　　　　　　　　　　　　　（　　）

备选答案(第 32～35 题)

  A. 包蜕膜   B. 壁蜕膜   C. 基蜕膜

　　　　D. 平滑绒毛膜　　　　　　　　E. 丛密绒毛膜

32. 先与羊膜合并的是 （　　）

33. 与壁蜕膜融合的是 （　　）

34. 形成胎盘胎儿部分的是 （　　）

35. 形成胎盘母体部分的是 （　　）

备选答案（第 36～40 题）

　　　　A. 外胚层　　　　　　　　　　B. 中胚层　　　　　　C. 内胚层

　　　　D. 内胚层和外胚层　　　　　　E. 外胚层和中胚层

36. 形成泄殖腔膜的是 （　　）

37. 脑和脊髓来源于 （　　）

38. 皮肤来源于 （　　）

39. 皮脂腺和汗腺来源于 （　　）

40. 分化为卵巢、睾丸和肾脏的是 （　　）

【X 型题】

41. 胚胎学的研究内容包括 （　　）

　　　　A. 生殖细胞发生　　　　　　　B. 受精　　　　　　　C. 胚胎发育

　　　　D. 胚胎与母体关系　　　　　　E. 先天性畸形

42. 精子入卵后 （　　）

　　　　A. 精子完成第二次成熟分裂, 形成雄原核

　　　　B. 精子发生顶体反应

　　　　C. 激发透明带反应

　　　　D. 卵子完成第二次成熟分裂, 形成雌原核

　　　　E. 雌、雄原核靠拢融合, 透明带随即消失

43. 受精的意义 （　　）

　　　　A. 启动细胞分裂　　　　　　　B. 具有双亲的遗传特性

　　　　C. 具有与亲代不完全相同的性状　　　D. 恢复二倍体

　　　　E. 决定遗传性别

44. 胚泡植入时 （　　）

　　　　A. 透明带消失

　　　　B. 内细胞群侧的滋养层首先与子宫内膜接触

　　　　C. 滋养层细胞分泌蛋白水解酶溶蚀子宫内膜

　　　　D. 埋于子宫内膜的基底层

　　　　E. 子宫内膜处于增生晚期

45. 蜕膜反应 （　　）

　　　　A. 子宫内膜处于增生期　　　　B. 血液供应更丰富

　　　　C. 子宫腺分泌更旺盛　　　　　D. 基质细胞形成蜕膜细胞

　　　　E. 子宫内膜进一步增厚

46. 含有胚外中胚层的结构有 （　　）

    A. 羊膜　　　　　B. 卵黄囊　　　　C. 尿囊　　　　D. 脐带　　　　E. 绒毛膜

47. 来源于外胚层的有 （　　）

    A. 角膜上皮　　B. 表皮　　　　C. 内皮　　　　D. 神经细胞　　E. 血细胞

48. 关于体节的描述,正确的是 （　　）

    A. 位于脊索两侧的中胚层　　　　B. 从颈部向头尾延伸

    C. 共 42～44 对　　　　　　　　D. 分化为皮肤

    E. 分化为中轴骨骼

49. 三级绒毛干由下列结构组成 （　　）

    A. 合体滋养层　　　　　　　　B. 细胞滋养层

    C. 胚外中胚层　　　　　　　　D. 血管

    E. 基蜕膜

50. 胎盘产生的激素 （　　）

    A. 人绒毛膜促性腺激素　　　　B. 雌激素

    C. 孕激素　　　　　　　　　　D. 催乳素

    E. 人胎盘催乳素

51. 胎儿血液循环中富含氧和营养物质的血管是 （　　）

    A. 肺静脉　　　B. 主动脉　　　C. 脐动脉　　　D. 脐静脉　　　E. 下腔静脉

52. 动脉导管 （　　）

    A. 是肺动脉与主动脉弓之间的血管

    B. 主动脉弓内的血大部分经动脉导管入肺动脉

    C. 内含混合性血液

    D. 出生后 2～3 个月关闭

    E. 形成动脉韧带

53. 胎儿血液循环的特点是 （　　）

    A. 一条脐动脉和两条脐静脉通向胎盘

    B. 脐静脉血含氧和营养最丰富

    C. 脐静脉血输入肝内

    D. 右心房血经卵圆孔入左心房

    E. 右心室血经室间孔入左心室

54. 胎儿含混合性血的血管是 （　　）

    A. 动脉导管　　B. 肺动脉　　　C. 上腔静脉　　D. 脐动脉　　　E. 主动脉弓

(二)填空题

1. 受精卵的有丝分裂,称_____,所产生的子细胞称_____,后者构成的实心胚称_____。

2. 胚泡埋入子宫内膜的过程称_____,又称_____。其部位通常是在_____或_____。

3. 根据蜕膜与胚的位置关系,可将蜕膜分为三部分:_____、_____、_____。随着胚胎的发育增长,_____和_____融合,子宫腔消失。

4. 胎膜包括_____、_____、_____、_____和_____。

5. 胎盘是由胎儿的_____和母体的_____共同组成的圆盘形结构。

6. 在胎盘内_____中的胎儿血与_____中的母体血间的物质交换要通过:_____,_____及_____,_____,_____及_____,该四层结构称_____或_____。

7. 来自胎盘的富含氧和营养物质的血液,经_____流入肝脏后,大部分经_____直接注入下腔静脉,小部分经_____后再入下腔静脉。

8. 下腔静脉将混合血送入右心房后,除少量与来自上腔静脉的血液混合外,大部分通过_____进入左心房。

9. 上腔静脉的静脉血与下腔静脉来的小部分血液混合后,经_____进入_____。由于胎儿的肺不呼吸,其中90%以上经_____注入降主动脉,再经_____运送至胎盘,在胎盘内与母体血液进行气体和物质交换后,再由_____返回胎儿体内。

10. 胎儿血循环与成人血循环的不同点:胎儿有通向胎盘的2条_____和1条_____;肝内有1条_____;房间隔上有_____,血液可以由_____直接流向_____;肺动脉和主动脉之间有1条_____相连。

11. 胎儿出生后,其血循环发生了下列相应的变化:脐动脉、脐静脉和静脉导管闭锁,分别形成_____、_____和_____。

12. 胎儿出生后,肺循环建立,这时_____内压力大于_____,于是第一房间隔和第二房间隔紧贴,使卵圆孔关闭。出生后约一年,_____完全关闭。

(三)名词解释

1. 受精	2. 精子获能	3. 桑椹胚
4. 胚泡	5. 植入	6. 蜕膜
7. 胚盘	8. 分化	9. 绒毛膜
10. 胎盘膜		

(四)问答题

1. 试述胚泡植入的定义、时间、部位、条件及植入后蜕膜的分部。

2. 试述中胚层形成过程及相关结构的形成与变化。

3. 试述绒毛膜的形成以及绒毛膜的演变。

4. 试述胎盘及胎盘膜的组成。

5. 胎儿血液循环途径、特点及出生后的变化。

三、参考答案

(一)选择题

【A1 型题】

1. C 2. B 3. E 4. A 5. D 6. B 7. C 8. C 9. D 10. D

11. E 12. B 13. A 14. E 15. D 16. C 17. C 18. A 19. B 20. A

21. D 22. D

【B 型题】

23. A 24. B 25. C 26. C 27. B 28. E 29. E 30. A 31. D 32. D

33. A 34. E 35. C 36. D 37. A 38. E 39. A 40. B

【X型题】

41. ABCDE　42. CD　43. ABCDE　44. ABC　45. BCDE　46. ABCDE
47. ABD　48. ACE　49. ABCD　50. ABCE　51. DE　52. ACDE
53. BCD　54. ABDE

(二)填空题

1. 卵裂　卵裂球　桑椹胚
2. 植入　着床　子宫体　子宫底
3. 基蜕膜　包蜕膜　壁蜕膜　包蜕膜　壁蜕膜
4. 绒毛膜　羊膜　卵黄囊　尿囊　脐带
5. 丛密绒毛膜　基蜕膜
6. 绒毛毛细血管　绒毛间隙　合体滋养层　细胞滋养层　基膜　绒毛内结缔组织　绒毛毛细血管基膜　内皮　胎盘膜　胎盘屏障
7. 脐静脉　静脉导管　肝血窦
8. 卵圆孔
9. 右心室　肺动脉　动脉导管　脐动脉　脐静脉
10. 脐动脉　脐静脉　静脉导管　卵圆孔　右心房　左心房　动脉导管
11. 脐外侧韧带和膀胱上动脉　肝圆韧带　静脉韧带
12. 左心房　右心房　卵圆孔

(三)名词解释

1. 受精:精子与卵子结合形成受精卵(合子)的过程称受精。
2. 精子获能:精子进入女性生殖管道后,精子头部表面的糖蛋白被女性生殖管道分泌的酶降解,从而获得了与卵结合的能力,此过程称获能。
3. 桑椹胚:受精后第3天,形成一个由12～16个卵裂球构成的实心胚,称桑椹胚。
4. 胚泡:约受精后第5天,桑椹胚进入子宫腔并继续分裂,此时细胞间出现含有液体的裂隙,裂隙逐渐融合形成一个囊泡状的胚,称胚泡或囊胚。
5. 植入:胚泡埋入子宫内膜的过程称植入。
6. 蜕膜:胚泡植入后的子宫内膜称蜕膜。根据蜕膜与胚的位置关系,将其分为基蜕膜、包蜕膜和壁蜕膜。
7. 胚盘:胚发育第2周,由外、内胚层的细胞紧密相贴形成一个圆盘状的结构,称胚盘。胚发育第3周末,胚盘由内、中、外胚层组成。胚盘是胚体发育的原基。
8. 分化:在胚胎发育过程中,结构和功能相同的细胞,分裂增殖形成结构和功能不同的细胞,称分化。
9. 绒毛膜:绒毛膜包在胚胎的最外面,直接与子宫蜕膜接触,由滋养层和胚外中胚层组成。
10. 胎盘膜:胎儿血与母体血在胎盘内进行物质交换所通过的结构称胎盘膜或胎盘屏障。胎盘膜自绒毛表面向内由以下结构组成:合体滋养层、细胞滋养层及其基膜、薄层结缔组织、毛细血管基膜及内皮。至胎儿发育后期,胎盘膜仅由合体滋养层、共同的基膜和毛细血管内皮组成,更有利于胎血与母血之间在胎盘内进行物质交换。

(四)问答题

1.(1)植入:胚泡埋入子宫内膜的过程称植入,又称着床。

(2)时间:从受精后第5~6天开始,第11~12天完成。

(3)部位:正常植入部位通常是在子宫体或子宫底,最多见于后壁。

(4)条件:母体雌激素和孕激素的精细调节;子宫内膜处于分泌期;子宫内膜周期性变化与胚泡发育同步。

(5)植入后子宫内膜发生蜕膜反应,此时的子宫内膜改称蜕膜,根据蜕膜与胚的位置关系,分为基蜕膜、包蜕膜、壁蜕膜。

2.(1)原条的形成:第3周初,外胚层细胞增殖向胚盘尾侧的中轴线迁移,形成了一条增厚的细胞索,称原条。原条的形成,决定了胚体的头尾方向,原条出现的一端为尾端,相对的一端为头端。原条逐渐退化消失。若原条细胞残留,在人体骶尾部可形成畸胎瘤。

(2)胚内中胚层的形成:原条中央出现的浅沟,称原沟。原沟深部的细胞继续向深部迁移,在内、外胚层之间,向头、尾及左右两侧增殖扩展形成一层细胞,即中胚层。第3周末,胚盘由内、中、外胚层构成,称三胚层胚盘。

(3)脊索的形成:原条的头端隆起呈结节状,称原结。原结中央的深窝称原凹。原结的细胞增殖,经原凹向深部迁移,在内、外胚层之间向胚盘头端延伸,形成一条细胞索,叫脊索。在脊索的头端和原条的尾端各有一小区域无中胚层,分别称口咽膜和泄殖腔膜。脊索最后退化为椎间盘的髓核。

3.(1)绒毛膜的形成:由滋养层和衬于其内面的胚外中胚层组成。胚发育第2周时,合体滋养层和细胞滋养层共同向外形成突起,称初级绒毛干。胚第3周时,胚外中胚层长入初级绒毛干内,改称次级绒毛干。此后绒毛干内的胚外中胚层出现结缔组织和血管,形成三级绒毛干,绒毛干借细胞滋养层壳固定于基蜕膜上,绒毛干上伸出的游离绒毛浸浴在绒毛间隙的母血中。

(2)绒毛膜演变:胚胎早期,整个绒毛膜表面的绒毛均匀分布。之后,由于包蜕膜侧的血供匮乏,绒毛逐渐退化消失,形成平滑绒毛膜;基蜕膜侧的血供充足,绒毛反复分支,生长茂密,形成丛密绒毛膜,与基蜕膜一起组成胎盘。随着胚胎的发育,羊膜腔的扩大,羊膜、平滑绒毛膜、包蜕膜和壁蜕膜逐渐融合,使胚外体腔和子宫腔逐渐消失。

4.(1)胎盘的组成:胎盘由胎儿的丛密绒毛膜与母体的基蜕膜共同构成。

(2)胎盘膜:胎儿血与母体血在胎盘内进行物质交换所通过的结构称胎盘膜或胎盘屏障。胎盘膜自绒毛表面向内由以下结构组成:合体滋养层、细胞滋养层及其基膜、薄层结缔组织、毛细血管基膜及内皮。至胎儿发育后期,胎盘膜仅由合体滋养层、共同的基膜和毛细血管内皮组成,更有利于胎血与母血之间在胎盘内进行物质交换。

5.(1)胎儿血液循环途径:来自胎盘的富含氧和营养物质的血液,经脐静脉流入肝脏后,大部分经静脉导管直接注入下腔静脉,小部分经肝血窦后再入下腔静脉。下腔静脉血注入右心房,由于其入口正对卵圆孔,大部分血液通过卵圆孔进入左心房,然后进入左心室。左心室的血液大部分经主动脉弓上的三大分支分布到头、颈和上肢,以充分保证胎儿头部发育,小部分血液流入降主动脉。上腔静脉血进入右心房,与下腔静脉来的小部分血液混合后,经右心室进入肺动脉,其中90%以上经动脉导管注入降主动脉,仅很小一部分进入肺。降主动脉的血液分布到盆腔、腹腔器官和下肢,还经脐动脉运送至胎盘,与母血进行气体和物质交换后,再由脐静脉返回胎儿体内。

(2)胎儿血循环特点:①胎儿有通向胎盘的两条脐动脉和一条脐静脉,脐动脉将胎儿的静脉血运送至胎盘,经物质交换后,又经脐静脉将动脉血送回胚体内。②肝内有一条连接脐静脉和下腔静脉的静脉导管,使一部分动脉血进入下腔静脉。③房间隔上有卵圆孔,使下腔静脉来的动脉血可以由右心房直接流向左心房,然后注入主动脉。④肺动脉和主动脉之间有一条动脉导管相连,使大部分静脉血进入降主动脉。

(3)胎儿出生后,胎盘血循环中断,肺开始呼吸,其血循环的变化:①脐静脉闭锁,成为由脐部至肝的肝圆韧带,脐动脉大部分闭锁成为脐外侧韧带,仅近侧段保留成为膀胱上动脉。②静脉导管闭锁形成静脉韧带。③胎儿出生后,脐静脉闭锁,从下腔静脉注入右心房的血液减少,右心房压力降低,同时肺开始呼吸,肺静脉回心血量增多,左心房内压力高于右心房,使第一房间隔和第二房间隔紧贴,卵圆孔封闭形成卵圆窝。出生后约一年,卵圆孔完全关闭。④由于肺开始呼吸,肺循环血流量增大,动脉导管因平滑肌收缩而呈关闭状态;2～3个月后由于内膜增生,动脉导管闭锁成为动脉韧带。

(张金萍)

主要参考书目

[1] 张金萍.人体形态学.杭州:浙江大学出版社,2012.

[2] 张金萍.人体形态学习题集.第 2 版.内部资料,2011.

[3] 刘文庆.系统解剖学与组织胚胎学学习指导及习题集.北京:人民卫生出版社,2010.

[4] 张金萍,李玉林,齐云飞.组织学与胚胎学学习指导.第 2 版.天津:天津科学技术出版社,2002.

[5] 申丽娟,张雅洁.病理学学习指导.北京:科学出版社,2009.